医学影像实训与考核

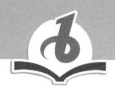

# 超声医学实训与考核

CHAOSHENG YIXUE SHIXUN YU KAOHE

主编　郑艳芬　刘红霞

郑州大学出版社

郑州

**图书在版编目(CIP)数据**

超声医学实训与考核/郑艳芬,刘红霞主编. —郑州:郑州大学
出版社,2018.10
ISBN 978-7-5645-5734-8

Ⅰ.①超… Ⅱ.①郑… ②刘… Ⅲ.①超声波诊断-高等
职业教育-教材 Ⅳ.①R445.1 ②R454.3

中国版本图书馆 CIP 数据核字(2018)第 182603 号

郑州大学出版社出版发行

郑州市大学路40号　　　　　　　　　　邮政编码:450052
出版人:张功员　　　　　　　　　　　　发行部电话:0371-66966070
全国新华书店经销
河南文华印务有限公司印制
开本:787 mm×1 092 mm　1/16
印张:30.5
字数:724 千字
版次:2018 年 10 月第 1 版　　　　　　印次:2018 年 10 月第 1 次印刷

书号:ISBN 978-7-5645-5734-8　　　　　　定价:98.00 元

本书如有印装质量问题,由本社负责调换

# 编审委员会

**顾　问**

李　萌

**主 任 委 员**

范　真

**副主任委员**（按姓氏笔画排列）

刘林祥　李相中　武跃明　易慧智

郑艳芬　陶　春

**委　员**（按姓氏笔画排列）

王　帅　王毅迪　石继飞　刘林祥

刘宝治　李　拓　李少民　李相中

武跃明　范　真　易慧智　郑艳芬

陶　春　曹允希　崔军胜　梁新武

蒋　蕾

# 编委名单

**主 编**

郑艳芬 刘红霞

**副主编**

梁丽萍 李 拓

**编 委** （以姓氏笔画为序）

付 饶 安阳市人民医院

付遵峰 泰山医学院附属医院

邬彩虹 内蒙古科技大学包头医学院第二附属医院

刘 扬 内蒙古科技大学包头医学院第一附属医院

刘红霞 安阳职业技术学院

李 刚 内蒙古科技大学包头医学院第二附属医院

李 拓 南阳医学高等专科学校第一附属医院

郑艳芬 内蒙古科技大学包头医学院

胡 勇 毕节医学高等专科学校

梁丽萍 内蒙古科技大学包头医学院第二附属医院

董 莹 南阳医学高等专科学校

濮宏积 曲靖医学高等专科学校

# 编写说明

《医学影像实训与考核》第2版是在第1版实训教材的基础上，根据高职高专的教学特点认真调研、论证进行的修订。第2版实训教材紧密结合医学影像技术专业人才培养目标及课程标准，紧紧围绕提高学生实践操作能力的教学目标，在实训项目的设计上以现行的"十二五"职业教育国家规划教材为参考，突出了实用性，并尝试进行立体化建设，力求体现高职高专教育特色，同时结合医学影像技术专业的临床发展方向，体现先进教学理念、教学方法、教学设备，并与职业资格考试对接，旨在提高学生的职业技能素养和实际工作能力。

第2版实训教材通过在书中加入二维码的形式，与医学影像技术专业教学资源库进行了链接，学生可通过扫描二维码登录资源库网站，浏览视频、音频、动画、仿真等资源，以线上线下的互动学习方式，系统学习各专业课实训操作项目，以达到理论知识与实践能力的共同提高。

本套实训教材的编写工作得到郑州大学出版社编辑的指导和帮助，并得到全国各参编院校、医院、专家的大力支持，在此一并表示感谢！

鉴于编者水平有限,书中不足之处,恳请读者多提宝贵意见,以便改正。

编者

2018.05

现阶段医疗行业发展迅速,超声检查涉及的范围越来越广,随着各级医院超声诊断仪器、设备的不断更新,以及各种新的诊断技术如超声造影、超声介入等迅速发展,相应地对超声医师的实践操作及诊断水平提出了更高的要求。目前,大多数高等院校超声医学专业的学生理论课时多,实践演练少,而超声医学又是一门实践性较强的学科,加强实践技能训练是提高人才培养质量的重要环节,也是培养实用型人才的重要途径。很多超声医学专业学生毕业后出现"眼高手低"从而难以适应临床工作的尴尬局面,因此,出版一本可以真正指导超声医学专业学生实践能力训练的教材势在必行。

《超声医学实训与考核》是根据高职高专教育的特点,按照医学影像技术专业教学计划及教学大纲对课程的要求,参照全国高等高职高专院校医学影像技术专业规划教材《超声诊断学》编写而成,增加了新生儿颅脑超声诊断、胃肠与急腹症超声诊断、超声造影与超声介入等内容。在教材编写过程中我们遵照任务驱动、项目导向的原则设置课程体系,通过理论知识的学习和实践技能的培训培养出实践能力强的实用型人才。

本实训教程以学生实践教学为主,注重学生的职业素养、实践能力和专业技能的培养。教程有四大特点:其一,对部分扫查部位标准切面及扫查手法配有典型示意图、图片、动态图、视频等以加强直观印象;其二,在章节的实训内容之后给出网址链接、微信扫描、相关书籍介绍、鉴别诊断等丰富多彩的延伸学习,以求学生能充分利用碎片化时间,进一步拓宽视野,拓展临床诊断思维能力;其三,章节之后的实训效果考核表紧扣实训内容与目标,完全按照评分细则实操演练,大大提升学生实践操作技能;其四,在章节的实训内容之后给出名词解释、单选、多选、简答题、识图题、病例分析等理论考核题,在夯实理论基础的同时,力求理论指导实践。

参加本实训教材编写的单位有:内蒙古科技大学包头医学院、安阳职业技术学院、内蒙古科技大学包头医学院第二附属医院、南阳医学高等专科学校第一附属医院、内蒙古科技大学包头医学院第一附属医院、曲靖医学高等专科学校、泰山医学院、毕节医学高等专科学校、安阳市人民医院。编写工作得到各参编单位的大力支持,在此深表感谢!

本实训教程内容简单实用,阐述简洁准确,可以作为超声医学专业学生、初学者、临床医生及基层医学工作者手头必备的一本指导用书。

本教程编写中参考了国内外部分专家、教授的著作,在此一并表示衷心的感谢!

编者

2018.08

# 目录

# 第一章

# 绪 论

【实训目标】

1. 知识目标　超声诊断学的特点及临床应用价值。

2. 能力目标　掌握超声诊断学的学习方法。

3. 素质目标　培养学生理论与实践相结合,思维独立和科学严谨的工作作风,培养团队协作能力。

【实训器材】

超声诊断仪、各类探头、耦合剂、检查床。

【实训步骤】

1. 教师示教实训内容及方法

(1)讲解法　讲解超声诊断学习方法及临床应用价值。超声探头的选择和保养原则有以下几点。①根据检查部位和检查方法不同而选择不同的探头;②根据声衰减和探测部位的不同而选择不同频率的探头;③探头的保养要点(防碰撞、防磨损、防浸泡、禁止用粗糙物品清擦、装卸探头须先关闭电源)。

(2)操作法　注意超声诊断仪的功能使用和操作规程。

2. 学生分组上机操作实践

(1)熟悉超声诊断实验室各项规程,熟知超声诊断的安全性和注意事项。

(2)熟悉超声诊断仪的各个重要组成部分,掌握超声诊断仪操作面板的主要常用控制按钮。

(3)掌握超声探头的选择和保养原则。

(4)了解室温、湿度、防尘、光线、电磁信号干扰对超声诊断仪工作环境的影响。

【实训内容】

超声诊断学是以超声医学工程学和人体解剖学、病理学等形态学为基础,与临床医学紧密结合,可实时无创地获得组织、器官的不同角度断层图像,达到诊断疾病的目的。超声波是机械振动波,超声图像可反映介质中声学参数的差异,对人体组织有良好的分

1

辨能力,有利于识别组织的细微变化。

超声诊断临床应用:第一,形态学检查,可得到组织、器官的断层图像,行定位、定性判断。第二,功能学检查,通过二维、M型、多普勒超声等方法,反映组织、器官的形态学改变。第三,介入超声诊疗,在超声引导下进行诊断和治疗。第四,医学超声治疗,包括传统超声理疗及高强度聚焦超声治疗疾病等。

超声诊断学发展很快,涉及解剖学、病理学、生理学、组织胚胎学、超声医学工程学等,因此学习超声诊断学要打好理论基础。同时超声诊断学主要是对组织、器官进行形态学、功能学检诊,检诊结果一定要结合临床综合分析判断,因此系统的内、外、妇、儿等临床学科学习也十分重要。

超声诊断的有效性和正确性在很大程度上取决于技术人员的操作水平,同时坚持临床和术后追踪随访有利于提高诊断水平。正确的超声诊断又依赖于客观的、真实的、可重复的标准切面图像资料的分析。标准切面超声图像来源于技术人员规范而熟练的图像采集,对此需要经历无数次的实践。

1. 超声诊断实验室操作规程

(1)操作者必须熟悉仪器性能,不得随便使用高档超声仪,学习者须在老师的允许指导下进行。

(2)开机前应认真检查电源、电压、插头、地线、地板上各旋钮位置及探头连接等是否符合要求后方能开启。

(3)操作时必须小心谨慎,认真仔细,爱护探头及各种操作旋钮,手脚要轻,用力适度。不得随意变更仪器条件。检查间隙应停帧,减少损耗。

(4)仪器使用完毕,应注意切断电源,恢复各旋钮位置,注意防尘、防潮,不随意搬动。不得在短时间内反复开关电源。

(5)专人负责,定期检查,保养设备,并做好记录,注意保持其清洁卫生及适宜的环境、条件。避免冲撞、粗野行为及污染。

超声检查室所需空间:$(25\pm3)$ m²。

环境条件:温度 10~40 ℃;相对湿度 30%~70%;应避免在易燃物、污染源附近使用。

电源条件:电压 115/120/220/240V±10%;功率 100~2 000 W;应使用自动稳压电源。

(6)出现故障应及时报告老师及有关领导,并与专业部门取得联系,以求得帮助,不得擅自拆卸任何部件。

2. 超声诊断仪的基本构造(图 1-1)

(1)时间/主控电路 控制超声诊断仪的发射超声和接收回声信号的时间。通常 B型超声进行"发射-接受"的频率为 4 kHz。

(2)发射电路 各振元激励定时,依次用脉冲电压激励各振元(也就是我们熟称的"振源")。

(3)探头 其前端排列有许多振元,通过脉冲电压的激励,向人体发射超声波,并接受从人体返回的回声。

(4)接收电路 分别计算每个振元所有的接收信号(回声),对其进行聚焦控制、滤波处理、放大增益、灵敏度时间控制、时间增益控制等的调节。

（5）数字扫描转换器电路　将上述接收电路所处理的信号保存到存储器,并进行多级聚焦、伽马矫正等图像处理。

（6）显示器　显示数字扫描转换器电路所形成的图像。

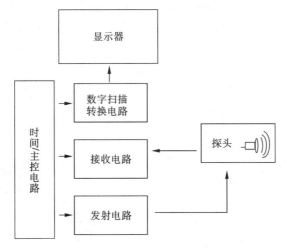

**图1-1　超声诊断仪的基本构造**

3. 探头的基本构造和探头的类型

（1）探头的基本构造（图1-2）

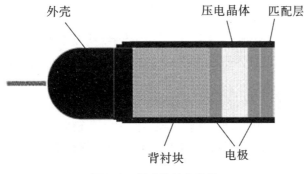

**图1-2　探头的基本构造**

1）压电振子　振子（换能器）相互转换电能和声能,具有压电效应。超声诊断仪发射规则的脉冲电压,转换成声能发射到人体内（电能转变为声能称为逆压电效应）；人体内的回声信号转换成电信号（声能转变为电能称为正压电效应）。

2）声学匹配层　由于振子与人体之间存在较大的声阻抗,不能有效地把超声能量射入人体,声学匹配层具有的声阻抗介于振子与人体之间,使后两者的声阻抗差缩小,以便能有效地传导声能。

3）背衬块　背衬块被设计在振子的背侧,能吸收后方的声能,抑制多余的振动,使脉冲变窄。类似情况见于敲击音叉时声音的延长,如用手指触摸音叉,声音会立即变短。

（2）超声探头的分类（图1-3，图1-4）　根据超声束扫查方式分为电子探头和机械探头。目前常用超声束的扫查方式有电子扫查方式和机械扫查方式。其中电子扫查方式应用最为广泛，电子扫查方式是在探头前端阵元排列成短栅栏状，用电子开关控制阵元的激励，以定向的波束合成法形成超声束进行扫查的方式。它包括电子线阵扫查探头、电子扇形扫查探头、电子凸阵扫查探头。机械扫查方式是在探头前端只安装单个振子，用电机驱动，探头的位置和角度靠编码器来判断，使探头的移动和在图像中的移动相一致。目前主要应用于特殊领域的检查。它包括机械式线阵扫查探头、机械式扇形扫查探头、机械式弧形扫查探头、机械式环形扫查探头。与电子扫查探头相比，机械扫查探头设备结构简单，多采用高频性能材料，制作较容易，且体积小，视野广。

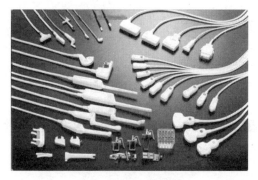

图1-3　探头的种类

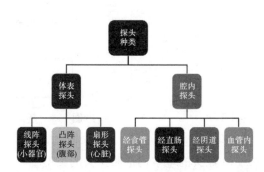

图1-4　探头种类的示意

特殊用途探头有以下几类。

1）术中探头　它是在手术过程中用来显示体内结构及手术器械位置的，属于高频探头，频率在7 MHz左右，具有体积小、分辨率高的特点，它有机械扫描式、凸阵式和线阵式3种。

2）穿刺探头　它是介入性超声学的重要工具，其主要作用是在实时超声图像的监视引导下，完成各种活检、穿刺、抽液、置管引流、造影、注药输血等操作，可取代某些外科手术，并能达到与外科手术相同的效果。常用的有专用线阵扫描穿刺探头和附加导向器的穿刺探头2种。

3）经腔内探头　它通过相应的腔体，避开肺气、胃肠气和骨组织，以接近被检的深部组织，提高可检查性和分辨力。目前已经有直肠探头、经尿道探头、经阴道探头、经食管探头、胃镜探头和腹腔镜探头。这些探头有机械式、凸阵式和线阵式；有不同的扇形角；有单平面式和多平面式。其频率都比较高，一般在6 MHz左右。近年还发展了口径小于2 mm，频率在30 MHz以上的经血管探头。

4. 超声耦合剂　耦合剂的主要成分是水。为了防止流淌，加入了适当的黏稠剂，此外为了防止干燥还加入了保湿剂。特殊部位检查时（如术中探查），使用灭菌耦合剂。耦合剂的作用不可忽视，当超声诊断仪向生物体内发射和接收超声信号时，探头和体表之间的空气会引起强烈的反射，难以形成有效的发射-接收。所以检查时把耦合剂涂抹于体表使得探头和体表充分契合排出空气，有效地发射-接收。同时耦合剂还具有润滑作用,可使探头容易滑动。

5.注意事项

(1)仪器维护环保要注意"三防、三洁、三看",三防包括防震、防尘、防潮;三洁包括地板清洁、探头面洁、零附件整洁;三看包括开机看标准电压、看地线接头、看控钮位置。

(2)持握探头要放松腕部,在体表滑动探头要匀速、轻柔。

(3)耦合剂涂抹在探头上时要注意挤牙膏式涂抹到探头表面,请勿对着探头甩动耦合剂瓶,防止耦合剂瓶尖头损害探头外层声学匹配层。

(4)仪器使用后必须擦拭探头上的耦合剂。

【延伸学习】

医学超声起源于20世纪40年代,1942年精神科医师Dussik用A型超声探测颅脑。1949年Howry首次将二维超声用于检诊疾病。1954年Edler等相继用M型超声诊断多种疾病。20世纪60年代中期,开始研究机械式或电子快速实时成像法。1973年机械和电子相控阵扇形实时法得以应用。20世纪80年代,彩色多普勒超声用于探测心脏、大血管疾病。20世纪90年代后,三维超声成像(3D)、实时三维成像、彩色多普勒能量图、组织多普勒成像技术、腔内超声、超声造影、介入超声、超声组织定征、组织弹性成像、斑点追踪等技术相继出现。

我国1958年进行了超声诊断仪研制。1961年上海市第六人民医院周永昌等和汕头超声仪器研究所姚锦钟等研制、应用了国产脉冲式A型超声仪检诊。1961年上海中山医院徐智章等研制了国产M型超声仪。20世纪80年代,华中科技大学同济医学院附属协和医院王新房等应用过氧化氢开展了心腔内造影。超声治疗亦发展迅速,超声止血刀、超声理疗等已用于临床。20世纪末,重庆医科大学附属第二医院王志彪等研制了高强度聚焦超声肿瘤治疗系统应用于临床。

【实训考核】

理论考核。

# 理论考核题

## (一)名词解释

1. 超声诊断学

2. 压电效应

## (二)单选题

1. 超声波是指人耳听不到的机械波,是指其频率超过(　　)
   A. 1 kHz　　　　　　　B. 2 kHz　　　　　　　C. 5 kHz
   D. 10 kHz　　　　　　 E. 20 kHz

2. 国外超声起源于20世纪(　　)
   A. 20年代　　　　　　B. 30年代　　　　　　C. 40年代
   D. 50年代　　　　　　E. 60年代

3. 中国超声起源于20世纪(　　)
   A. 20年代　　　　　　B. 30年代　　　　　　C. 40年代
   D. 50年代　　　　　　E. 60年代

4. 超声弹性成像技术可以判断组织的硬度,有助于(　　)
   A. 良恶性肿瘤的判断　　　B. 心脏瓣膜病的判断　　　C. 胎儿畸形的判断
   D. 心血管畸形的判断　　　E. 血流速度的判断

5. 超声波是如何发生的(　　)
   A. 换能器的逆压电效应　　　B. 换能器的压电效应
   C. 换能器向人体发送电信号
   D. 换能器的热效应
   E. 换能器的磁效应

## (三)多选题

1. 超声诊断临床可用于(　　)
   A. 形态学检查　　　　B. 功能性检查　　　　C. 介入性超声
   D. 病理学检查　　　　E. 细胞学检查

2. 三维成像技术可以获得立体空间结构图,有助于判断下列选项中的(　　)
   A. 组织弹性　　　　　B. 心脏结构　　　　　C. 胎儿畸形
   D. 心血管畸形　　　　E. 血流速度

3. 连续波多普勒的技术特点是(　　)
   A. 出现信号混迭　　　　B. 间歇发射超声
   C. 选择接收不同深度的回声　　D. 不间断发射超声
   E. 检测高速血流

4.用彩色多普勒怎么样区别动脉与静脉血流(　　)

A.动脉血流信号呈闪动显现　　　B.收缩期动脉血流信号强度最高

C.静脉血流信号可持续出现　　　D.舒张期动脉可无血流信号

E.呼吸可影响静脉血流速度

5.用频谱多普勒检测室间隔缺损的左向右高速分流的调节方法是(　　)

A.高通滤波　　　　　　　B.低速标尺　　　　　　C.高频超声

D.脉冲波多普勒　　　　　E.连续波多普勒

### (四)简答题

简述超声诊断的临床应用价值。

# 理论考核题答案

### (一)名词解释

1.超声诊断学是以超声医学工程学和人体解剖学、病理学等形态学为基础,与临床医学紧密结合,可实时无创地获得组织、器官的不同角度断层图像,达到诊断疾病的目的。超声波是机械振动波,超声图像可反映介质中声学参数的差异,对人体组织有良好的分辨能力,有利于识别组织的细微变化。

2.某些电压材料介质,当沿着一定方向对其施力而使其变形时,内部产生极化现象,同时在它的两个表面产生符号相反的电荷;当外力去掉后,又会重新恢复到不带电的状态,这种现象称为压电效应。超声诊断仪发射规则的脉冲电压,转换成声能发射到人体内(电能转变为声能称为逆压电效应);人体内的回声信号转换成电信号(声能转变为电能称为正压电效应)。

### (二)单选题

1.E　2.C　3.D　4.A　5.A

### (三)多选题

1.ABC　2.BCD　3.CDE　4.ABCDE　5.AE

### (四)简答题

超声诊断临床应用:第一,形态学检查,可得到组织、器官的断层图像,行定位、定性判断。第二,功能学检查,通过二维、M型、多普勒超声等方法,反映组织、器官的形态学改变。第三,介入超声诊疗,在超声引导下进行诊断和治疗。第四,医学超声治疗,包括传统超声理疗及高强度聚焦超声治疗疾病等。

(刘　扬　濮宏积)

# 第二章

# 超声成像的物理原理

【实训目标】

1. 知识目标　超声波的定义及超声成像的物理基础、脉冲反射法的基本原理；超声与人体之间的相互作用。

2. 能力目标　认识超声波的物理特性和脉冲反射法的基本原理，熟知人体对超声的反射、折射、散射、绕射等，以及超声对人体的机械效应、空化效应、热效应。

3. 素质目标　培养学生理论与实践相结合，思维独立和科学严谨的工作作风，培养团队协作能力。

【实训器材】

超声诊断仪、各类探头、耦合剂、检查床。

【实训步骤】

1. 教师示教实训内容及方法　讲解法：讲解超声波的定义和脉冲反射法的基本原理；人体对超声的反射、折射、散射、绕射等，以及超声对人体的机械效应、空化效应、热效应。

2. 学生分组上机操作实践　体会超声波的物理特性和脉冲反射法的基本原理，熟悉人体对超声的反射、折射、散射、绕射等，以及超声对人体的机械效应、空化效应、热效应。

【实训内容】

1. 超声波定义　超声波是一种机械波，人耳可听到的频率范围为 20～20 000 Hz，高于此频率称为超声，低于此频率称为次声。超声以人体作为介质进行传播，功率控制在一定范围内，对人体无损伤。人体不同的组织有不同的声学特性，在不同的组织界面会产生反射回声。通常超声振动仪的超声频率为 2～14 MHz，根据检查部位和用途不同进行选择。

2. 波的物理基础

(1) 波　波分为横波和纵波。横波和纵波都不是传递波的介质在移动，介质只是在原位进行振动。振动依次形成波，是波在传播。波传播的速度称为波速。超声波也有纵波与横波之分。横波在人体内的传播衰减太大,纵波是医学超声中常用的波形。①横波:波的传播方向与振源的振动方向相互垂直,也称为剪切波。②纵波:波的传播方向与振源的振动方向相一致,也称为疏密波。

（2）波的周期($T$)和频率($f$)　周期是指弹性媒质质点完成一次全振动所需要的时间。频率是指在1 s内通过任意指定点的波的周期数。

（3）波长($\lambda$)和声速($c$)　波长是指具有同样移位的相邻两点间的距离。声速是指声波在媒介中传播的速度。即使在不同声速的介质中传播的声波,其频率也是恒定的。由公式$\lambda$(波长)$=c$(声速)$/f$(频率)得出,声速越快波长越长,声速越慢波长越短。

（4）波的种类　①连续波:周期和振幅都固定的波;②脉冲波:波有时间间隔;③调制波:振幅发生变化的波。

3. 脉冲反射法的基本原理(图2-1)　超声诊断仪中,设定人体内部的声速为1 540 m/s。假设人体中声速为1 540 m/s,声波前进1 cm所需时间为1(cm)/1 540(m/s)≈6.5 μs,假如探头至反射体A距离为10 cm,声波到达A所需时间为10×6.5 μs=65 μs。那么反射体A所产生的回声返回到阵元探头所需时间为65 μs×2=130 μs。检查20 cm深度的部位,从发射声波到接收回声所需(20×6.5 μs)×2=260 μs,即发射声波后等待260 μs。发射声波至人体,并立即接收回声信号,其间接收了不同深度的回声,如持续260 μs,则可以接收到声束方向、深至20 cm部位的回声信号。如测定出接收回声的时间,就能判断出此回声信号的深度。据此每次发射超声波最多或最长间隔为260 μs,故1 s期间发射超声波次数为1(s)/260(μs)≈3 800次。普通超声诊断仪一般能够探测到20~25 cm的深度,如同上述1 s期间,"发射–接收"超声信号3 800~4 000次(以发射重复频率表示则为3~4 kHz)。

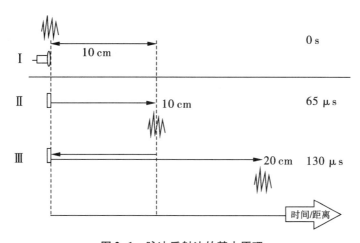

图2-1　脉冲反射法的基本原理

4. 人体组织对超声的作用　当超声波进入人体组织的时候,超声波与组织间会产生反射、折射、散射、绕射(衍射)、吸收。每种相互作用都能在不同程度上引起声波的强度持续减少,这也称为衰减(图2-2)。

（1）反射　是超声成像的一种主要来源。当声束垂直入射到一个大的界面时,超声波会部分投射进入界面,另一部分则将反射回声源。超声成像主要利用的是反射原理,超声图像主要由人体内各种组织界面反射回来的声波构成。

超声在组织界面反射的比例取决于声速入射的角度和构成界面的不同组织的声阻抗差。当超声束发生镜面反射时,反射角和入射角相等。为了使超声换能器接收到最大的反射回波信号,超声医师必须调整探头方向使得超声波能尽可能垂直入射到界面上。在临床超声诊断中,当入射角超过3°时,已经很难接收到回波信号了。当超声束垂直入射到镜像反射界面时,反射波的强度取决于界面两侧组织的声阻抗差。声阻抗差值越大,反射回换能器的声强越多,反之,如果界面两侧组织的声阻抗相同,那么所有入射波强度会全部透射过去,而没有任何反射信号。通常两种组织之间声阻抗存在差别大于1/1 000时才会产生反射。

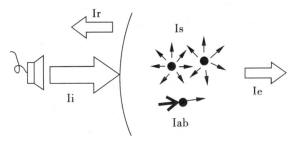

**图2-2　声能衰减**

Ii:进入组织的声能;Ir:大界面反射的声能;Is:小界面散射的声能;Iab:组织吸收的声能;Ie:衰减后的声能

(2)折射　是当超声经过一个界面时改变其传播方向。大家可能都观察过一根斜放在水杯的筷子看起来像发生弯折的现象,这就是在空气/水界面发生折射的典型例子。超声折射的程度取决于两种组织中声速的差别。当声速差别增大时,折射角度也会增大。发生折射时,超声频率保持不变,波长会随声速同比改变。当超声束垂直入射组织界面时不会发生折射。

由于软组织中的声速几乎是相同的,因此在超声成像时折射通常不会产生大的问题,但是折射会使物体看起来偏离它真实的位置,或者在成像时形状发生错误的变化,称为折射伪像。折射度增加将导致衰减加剧,因为折射波传播的路径长度比未发生折射时要长。

(3)散射　是当超声波入射到小于其波长的界面时,其能量将向空间各个方向分散辐射。散射同样发生在非常粗糙的界面表面,称为非镜面反射。这种表面散射回来的声能也被称为反向散射。非镜面反射也将增加声速的衰减。

(4)衍射　也称为绕射,实质是当超声远离其声源时,声速向外伸展的现象。衍射的角度与声源的尺寸相关。小的声源将导致大的衍射。当声速通过一个小的缝隙时同样会发生衍射。小的缝隙相当于一个小的声源,声束经过之后将迅速衍射开来。衍射将严重影响超声的侧向分辨力,大的衍射将增加衰减。

(5)吸收　是由与组织内部分子振动反向的内部摩擦力引起的。质点运动引起的摩擦将超声能量转化为热能。吸收使超声中能量减少,其他的相互作用则是通过改变声波方向来减少超声的强度。

衰减是超声波从媒质传播经过时所减少的声强。超声的衰减与发射频率有关。频率越高,衰减系数越大,穿透深度也就越小。

5. 超声对人体组织的作用　超声波是一种波动形式,它可以被用于探测人体的生理和病理信息,这便是超声诊断。超声波同时又是一种能量形式,当达到一定剂量的超声波在生物体系内传播时,通过它们之间一定的相互作用,可能引起生物体系的功能、结构或状态的变化,这就是超声生物效应。超声与生物组织的作用有热效应、机械效应、空化效应。

前面我们已讲道,人体组织对超声能量有吸收的本领,因此当超声波在人体组织中传播时,其能量不断地被组织吸收而变成热量,其结果是组织的自身温度升高,称为热效应。更为不可忽视的还有,当超声波声强较高时,声场中能出现各种非线性物理现象,可发生一系列生物效应,如细胞溶解、细胞功能改变、DNA 大分子降解及酶变等,统称为机械效应。

超声空化是指超声致气泡各种形式的活性状态,通常按气泡不同的动力学表现行为,分为稳态空化和瞬态空化。稳态空化是指当液体媒质内的声场中存在有适当大小的气泡时,它会在声波的交变声压作用下进入振动的状态。当声波频率接近气泡共振频率时,气泡的振动就会进入共振状态,使脉动的幅度达到极大。气泡的这种动力学表现成为稳态空化。当用强度较高的超声波辐照液体时,声场中气泡的动力学过程变得更为复杂和激烈。在声波的作用下微小气泡迅速膨胀后又被压缩至崩溃,这一过程称为瞬态空化。

6. 注意事项　由于超声波频率很高,波长很短,故在介质中呈直线传播,具有良好的束射性或指向性。从声源发出的超声波最近的一段声束几乎平行,这段区域为近场区。远离此区后,声束向前稍有扩散,为远场区。扩散的声束与平行声束间形成的夹角叫作扩散角。因此超声成像中多使用聚焦式声束,以提高成像质量。

超声医学从机制而言,主要是将超声辐射到人体组织,利用两者之间的相互作用,达到医疗上的目的。一是利用组织细胞的反作用,即反射、散射及衍射等规律,提取其超声信号,加以显示,而成为各种超声诊断法;二是利用辐射到组织细胞而产生的生物效应作用,又称为主动应用,达到保健、治疗的目的。

人体不同组织回声强度顺序:肾脏中央区(肾窦)>胰腺>肝、脾实质>肾皮质>肾髓质(肾锥体)>血液>胆汁和尿液。病理组织中,结石、钙化最强;纤维化、纤维平滑肌瘤次之;典型的淋巴瘤回声最低,甚至接近无回声。

【延伸学习】

## 超声安全性

声强是声束在单位时间内通过单位面积的超声能量,单位为 $mW/m^2$ 或 $mW/cm^2$。声强的表示方式分为在声束横截面上进行空间平均声强的时间平均值(ISATA)、声场中或指定范围中最大声强的时间平均值(ISPTA)、在声束横截面上进行平均声强的时间峰值(ISATP)、声场中或指定范围中最大声强的时间峰值(ISPTP)、声场中一个脉冲最大声强平均值(ISPPA)。

超声对人体可产生空化效应和热效应,分别用机械指数(MI)表示空化程度,用温度指数(TI)表示产生热效应的程度。

1.1977 年美国医用超声学会发表"到目前为止,空间峰值时间平均值(SPTA)低于 $100\ mW/cm^2$ 的超声对哺乳动物组织无明显生物效应"的报道。

2.1984 年日本医学超声学会提出"不引起生物效应的最小 SPTA 为 $240\ mW/cm^2$"。

3.根据美国食品药品管理局发布的规定值:仪器的声强值应在表 2-1 规定范围内。

表 2-1　仪器的声强规定值

| 部位 | ISPPA($mW/cm^2$) | MI |
| --- | --- | --- |
| 胎儿以及其他部位 | 94 | 1.9 |
| 心脏 | 430 | 1.9 |
| 末梢血管 | 720 | 1.9 |
| 眼部 | 17 | 0.23 |

考虑到超声对人体的影响,检查原则是:充分检查的同时,使用最小的超声声强,尽量缩短检查时间。MI/TI 的安全使用范围均在 1.0 以下。

【实训考核】

理论考核。

## 理论考核题

**（一）名词解释**

1. 超声波

2. 超声生物效应

**（二）单选题**

1. 超声基本物理量频率($f$)、波长($\lambda$)和声速($c$)三者之间的关系应是(　　)

    A. $\lambda = 1/2\ c \cdot f$　　　　　　　　B. $\lambda = c/f$　　　　　　　　C. $c = 1/2\lambda \cdot f$

    D. $c = 2\lambda \cdot f$　　　　　　　　E. $f = c \cdot \lambda$

2. 根据美国 FDA 对产科胎儿超声照射强度规定,应将空间峰值时间平均声强

    (ISPTA)控制在(　　)

    A. <20 mW/cm$^2$　　　　　　　B. <100 mW/cm$^2$　　　　　C. <200 mW/cm$^2$

    D. <300 mW/cm$^2$　　　　　　　E. <400 mW/cm$^2$

3. 当超声束从一介质穿到另一个弹性和密度都不同于前者的介质时,声束方向将发

    生变化。该变化称为(　　)

    A. 折射　　　　　　　　　　B. 稀疏　　　　　　　　　　C. 多普勒效应

    D. 反射　　　　　　　　　　E. 衍射

4. 人体组织内引起超声波反射的条件是(　　)

    A. 相邻两种物质的声阻抗相等

    B. 两种物质之间声阻抗存在差别(>1/1 000)

    C. 声波与界面平行

    D. 界面径线小于波长的 1/2

    E. 以上均不是

5. 人体软组织平均声速是(　　).

    A. 3 540 m/s　　　　　　　　B. 2 540 m/s　　　　　　　C. 2 040 m/s

    D. 1 540 m/s　　　　　　　　E. 1 440 m/s

**（三）多选题**

1. 超声波在人体组织传播过程的衰减与下列哪些有关(　　)

    A. 声能转换成热能被"吸收"

    B. 声束在传播中逐渐扩散

    C. 超声波被不同声阻抗界面反射

    D. 运动目标使超声波产生频移

    E. 声波被介质散射

2. 超声波在传播过程中有纵波、横波、表面波 3 种振态,下列对超声传播的描述哪些

是正确的(　　　)

A. 在固体中纵波、横波、表面波

B. 在液体和气体中有纵波

C. 在真空中有横波和表面波

D. 在生物组织中有纵波

E. 在钢材中有横波和纵波

3. 超声生物学效应中包括(　　　)

A. 致热效应　　　　　　B. 空化效应　　　　　　C. 电离效应

D. 机械效应　　　　　　E. 化学效应

4. 以下何项属于大界面(　　　)

A. 心包膜与心包腔内薄层心包液体(心理性)界面

B. 心外膜与心室肌层界面

C. 心室内膜面(被肌小梁分成无数小孔)与心腔内血液界面

D. 乳头肌腱(细线状与瓣膜相连)与心腔血液界面

E. 血液中的红细胞

5. 比较以下液体的衰减程度,错误的是(　　　)

A. 血液<胆汁(含胆汁酸盐)

B. 血液<尿液(含尿酸盐)

C. 血液<囊肿内液(含少量红细胞)

D. 血液<漏出性腹水(蛋白含量较少)

E. 血液>渗出性腹水(蛋白含量较多)

**(四)简答题**

1. 生物组织对入射超声有哪些主要作用?

2. 超声对生物组织有什么作用?

# 理论考核题答案

**(一)名词解释**

1. 超声波是一种机械波,人耳可听到的频率范围为20~20 000 Hz,高于此频率称为超声。

2. 当达到一定剂量的超声波在生物体内传播时,通过它们之间一定的相互作用,可能引起生物体的功能、结构或状态的变化,这就是超声生物效应。

**(二)单选题**

1. B　2. B　3. A　4. B　5. D

（三）多选题

1. ABCE　2. ABDE　3. ABDE　4. ABCD　5. ABCD

（四）简答题

1. 当超声波进入人体组织的时候,生物组织会对入射超声波产生反射、折射、散射、绕射(衍射)、吸收等作用。

2. 超声对生物组织的主要作用有热效应、机械效应、空化效应。

（刘　扬　濮宏积）

# 第三章

# 超声成像技术及伪差

【实训目标】

1. 知识目标　掌握常规超声成像显示方式,超声成像基本调节,超声成像中的常见伪差。

2. 能力目标　掌握超声成像技术的基本调节及识别常见超声成像伪差。

3. 素质目标　培养学生理论与实践相结合,思维独立和科学严谨的工作作风,培养团队协作能力。

【实训器材】

超声诊断仪、各类探头、耦合剂、检查床。

【实训步骤】

1. 教师示教实训内容及方法　操作法:讲解并操作常规超声成像显示方式,超声成像基本调节,超声成像中的常见伪差。

2. 学生分组上机操作实践　熟悉常规超声成像显示方式,超声成像基本调节,超声成像中的常见伪差。

【实训内容】

1. 超声显示方法(图3-1)

(1)A型模式(图3-2)　对人体反复发射声波、接收不同深度的回声,发射到接收信号的时间随深度而延长,并以坐标图来表示回声强度(振幅,amplitude),故称为 A 型模式。

A 型模式中通常横轴代表深度(时间换算),纵轴代表回声强度;A 型模式只能反映回声的深度和强度。A 型模式超声中的"A"来自于 amplitude 的第一个字母。

(2)B 型模式(图3-3)　也是接收不同深度的回声,在声像图中用辉度(brightness)变化表示回声强度变化,只有产生回声的部位(深度)才有辉度点。发射-接收1次信号,辉度点连成一线,即辉度线(扫描线)。1次发射-接收信号后,探头阵元略微移动位置,再次进行发射-接收信号,重复相同过程,随探头阵元移动,相应形成新的辉度线,如此反复形成一个面,回声源的位置和形态就在声像图中得到显示。B 型模式超声中的"B"来自 brightness 的第一个字母。

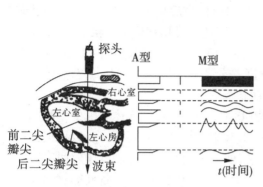

图 3-1　超声显示方法示意

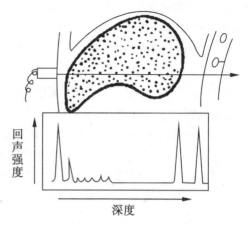

图 3-2　A 型模式示意

（3）M 型模式（图 3-4）　也是接收不同深度的回声信号。在图像中,用辉度变化表示回声强度变化。与 B 型模式不同,1 次发射-接收超声信号后,无须移动探头阵元,而是在同一辉度线上反复进行发射-接收信号。如此反复,对于静止回声源回声,在图像中以相同深度的横向直线来表示,而运动（motion）的回声源信号,因其深度出现变化,在图像中对应的不同位置深度,即同一辉度线上信号随时间的移动,从而形成图像。M 型模式用于观察运动物体的时间变化及变化类型。M 型模式超声中的"M"来自于 motion 的第一个字母。

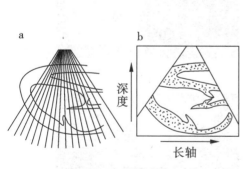

图 3-3　B 型模式示意

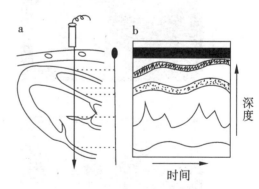

图 3-4　M 型模式示意

2. 仪器的调节

（1）对数放大器（LOG）　超声仪器发射信号后立即收到近距离强烈的回声信号,远距离回声信号因受衰减的影响变得很微弱。比如,弱信号的振幅为 0.1 mV,强信号的振幅为 1 V,相差 10 000 倍,如果直接在显示器上显示,将无法显示弱信号,所以用对数表示可以显示弱信号亮度的微弱变化,而且通过调节增益和动态范围,能更好地显示靶目标亮度的细微变化。

增益调节

动态范围调节

增益补偿调节

（2）增益　超声仪器接收的信号中含有不同强度的回声信号。经对数处理放大的回声中，某种程度的弱回声被噪声而切掉。而且过强的回声也会被切掉。从而选择对检查必需的回声部分。如此，在输入信号中，选择合适的信号部分显示在显示器上，并调节至最佳状态。

（3）动态范围（DR）　依据"增益"的表述，切掉信号后显示的窗宽宽度称为动态范围。如果动态范围较大，从弱回声到强回声，大范围的信号均被显示。相反，显示器辉度差变小，即所谓的图像"柔和"，无法显示细微的回声变化。如果动态范围缩小，即所谓的图像"硬"，较小范围的部分回声被较大的辉度差来显示。新的仪器中，动态范围多与其他的参数组合在一起来调节，而不单独设置动态范围。

（4）时间增益补偿（TGC）/深度增益补偿（DGC）（图3-5）　人体内即使是相同的声源，当其处于不同深度时，受衰减因素的影响，其反射回声强度也不同。所以根据部位的深度（发射信号后时间的长短），适当补偿衰减，使其表现相同的亮度。体内回声的衰减与其距离和频率成正比关系，同样，接收信号的时间与距离也成正比，依此能够判断回声的深度。另外，发射信号后即降低灵敏度，随着时间增加又逐渐提高灵敏度，使得图像得以补偿。新的仪器虽然针对部位能够准确地自动补偿，但对不同的被检者，有必要再进行一些微调。STC调节键可对多段深度的灵敏度进行微调。

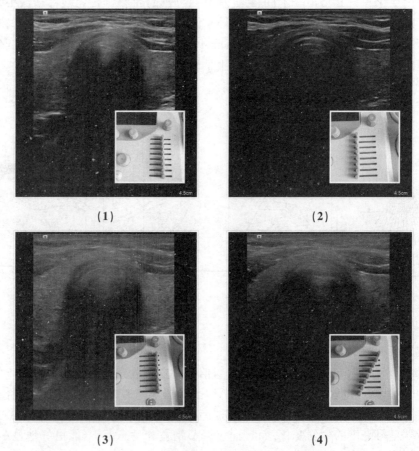

（1）　　　　　　　　　　　（2）

（3）　　　　　　　　　　　（4）

图3-5　增益补偿

3. 超声伪差又称为伪像的识别

（1）混响效应（图 3-6） 声束在平滑大界面多次回声的总和效果，属于多次反射形成的多重回声伪像。常见于膀胱前壁、胆囊底部及大囊肿前壁，易被误认为壁的增厚、分泌物或肿瘤。

（2）振铃效应（图 3-7） 软组织内声束往返多次振荡产生的伪像。常见于胃肠道及肺部等含气部位的检查中。胃肠道内气体的变动会使振铃影像快速变换，光亮带发生快速闪动。

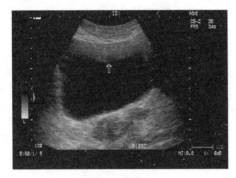

图 3-6 混响效应

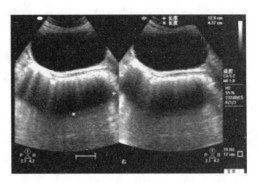

图 3-7 振铃效应

（3）镜像效应（图 3-8） 光滑大界面对声束的反射产生的伪像。常见于横膈附近，误将膈下病变误认为膈上病变。

（4）侧壁失落效应（图 3-9） 入射角大造成反射声束不能返回探头所产生的伪像。常见于囊肿和血管的侧壁，声像图上可清晰显示细薄的前、后壁，但侧壁不能显示。

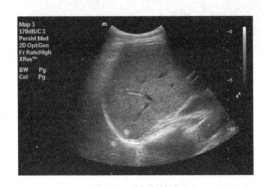

图 3-8 镜像效应

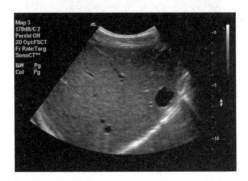

图 3-9 侧壁失落效应

（5）后壁增强效应（图 3-10） TGC"过补偿"造成组织器官后壁声强过大产生的伪像。常见于囊腔、脓肿及其他液区的后壁后方。

（6）声影（图 3-11） 在 TGC 正补偿后，某一组织或病灶后方呈现的完全或部分无回声、低回声的暗区。常出现于强反射体的后方，如结石、骨骼、金属植入物后方。

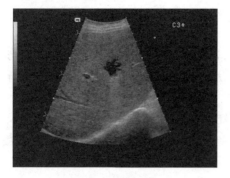

图 3-10 后壁增强效应

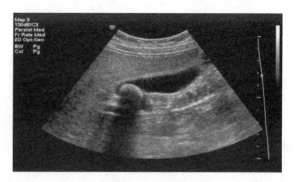

图 3-11 声影

（7）旁瓣效应（图 3-12） 第一旁瓣成像重叠效应所产生的伪像。常出现于子宫、胆囊、横膈等的检查中，如检查充盈膀胱下方的子宫时在后缘面上方出现的淡淡浅弧状线条，以及胆囊暗区内的斜形细小点状回声分布。

（8）部分容积效应（图 3-13） 也称为切面厚度伪像，因声束宽度引起，也就是超声断层图的切片厚度较宽，造成靶目标与周围组织的声像信号叠加，即产生部分容积效应，造成声像图显示的失真。常出现于腹部大血管和肝、肾小囊肿的扫查过程中，部分容积效应会显示靶目标内出现周围组织的回声。

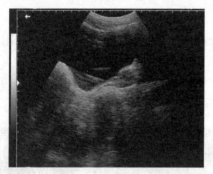

图 3-12 旁瓣效应

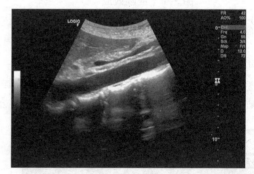

图 3-13 部分容积效应

（9）衰减伪差（图 3-14） 组织器官的衰减造成的深部声像图的显示失真，造成衰减伪像。常出现于胆囊、韧带等。

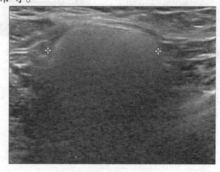

图 3-14 衰减伪差

4.注意事项 从某种意义上说,伪差包含了负面信息,因为它使得对图像的解释变得复杂化,甚至会混淆真实的信息。伪差产生的原因有很多,包括成像设备的缺陷、病变独特的结构特征、病变的不稳定性等,也可能是因图像处理而导致。同时伪差也存在正面能量,如侧壁失落效应、后壁增强效应,对肿物的囊实性辨别提供间接信息,又如声影对结石的辨别提供有利信息等。

【延伸学习】

## 谐波成像基本概念、原理及分类

通常把振动系统的最低固有频率称为基频或基波,而谐波是指频率等于基频整数($n$)倍的正弦波,所以基频也称一次谐波,谐波也称 $n$ 次谐波。即频率为基频 2 倍的正弦波称为二次谐波,$n$ 大于 2 的则称为多次或高次谐波。

声波在介质(人体组织)中传播,以及在反射和散射时,都具有非线性效应,导致产生谐波。声波在弹性介质中传播时,随着压力的变化,产生密度高的压缩区和密度低的拉伸区,相应在压缩区的声速比拉伸区的声速要快。这种在介质各点传播的声速不同会导致声波在传播过程中产生形态的变化,即失真或畸变。这种失真意味着畸变的声波除了含有基频外,还有二次和高次谐波。基波能量(强度)随传播距离而减少,而谐波能量(强度)呈非线性改变,人体组织(包括血液)的回波,其基频的幅度远大于谐波。所以在超声成像中,往往滤去谐波,仅用基波的信息进行成像。然而在某些谐波丰富的情况下,滤去基波(基频),利用谐波的信息去进行成像,这类成像方法称为谐波成像。

谐波成像的方法很多,但主要分为两大类:对比谐波成像和组织谐波成像。对比谐波成像是利用超声造影剂的谐波进行成像的技术。组织谐波成像是利用组织的非线性声学产生的谐波进行成像。

【实训考核】

理论考核。

# 理论考核题

## (一)名词解释

1. 混响效应

2. 部分容积效应

## (二)单选题

1. 识别超声伪像的临床意义,下列哪项是不正确的( )

 A. 避免误诊　　　　　　　 B. 避免漏诊　　　　　　　 C. 避免误诊和漏诊

 D. 可以提示某些病变或异常　 E. 只有理论价值,无实际意义

2. 关于镜面伪像的描述,不正确的是( )

 A. 肋缘下向上扫查右肝和横膈时,声束斜射到声阻差很大的膈肺界面时可产生镜面伪像

 B. 声像图上,出现镜面伪像时膈下为肝实质回声(实像),膈上对称性的肝实质回声(虚像)

 C. 虚像总是位于实像的深方

 D. 右侧胸腔积液时,膈上肝实质虚像显示的更清楚

 E. 镜面伪像为多途径反射所形成

3. 最不可能产生假性肿瘤的是( )

 A. 彗尾伪像　　　　　　　 B. 棱镜伪像　　　　　　　 C. 镜面伪像

 D. 旁瓣伪像　　　　　　　 E. 容积效应伪像

4. A 型超声是指( )

 A. 振幅调制型　　　　　　 B. 亮度调制型　　　　　　 C. 彩色血流显像

 D. 多普勒血流显像　　　　 E. 连续多普勒显示

5. 识别混响伪像最好的方法是( )

 A. 将探头在胸壁表面平行移动

 B. 将探头在腹壁表面平行移动

 C. 将探头适当侧动,勿垂直于胸壁或腹壁,多次气体反射消失

 D. 将探头适当侧动,并适当加压,观察多次反射有无变化

 E. 将探头垂直于胸壁或腹壁表面,看到特征性多次气体反射即可

## (三)多选题

1. 识别超声伪像的临床意义,下列哪些选项是正确的( )

 A. 避免误诊　　　　　　　 B. 避免漏诊　　　　　　　 C. 避免误诊和漏诊

 D. 可以提示某些病变或异常　 E. 只有理论价值,无实际意义

2. 利用声影对诊断有帮助的病变是( )

A. 胆囊结石　　　　　　　　　B. 肝内钙化灶

C. 肿瘤内变性、坏死液化　　　D. 陈旧性动脉粥样硬化性斑块

E. 输尿管内小结石

3. 识别超声伪像的临床意义,下列正确的是(　　　)

A. 避免误诊　　　　　　　B. 避免漏诊　　　　　　C. 避免误诊和漏诊

D. 可以提示某些病变或异常　E. 只有理论价值,无实际意义

4. 远区回声过低,声像图显示不清楚时,应调节下列选项中的(　　　)

A. 增大检测深度　　　　　B. 使用增益(TCG)补偿调节　　C. 增大远区增益

D. 换用 M 型观察　　　　　E. 调节监视器的显示

5. 与混响伪差产生的原因无关的是(　　　)

A. 超声波的反射　　　　　B. 超声波的折射　　　　　C. 超声波的散射

D. 超声的衰减　　　　　　E. 图像分辨力降低

**(四)简答题**

1. B 型显示的工作原理是什么?

2. 声影的产生条件有哪些?

**(五)识图题**

1. 指出下图箭头标记处是什么伪像,并简述产生的原因。

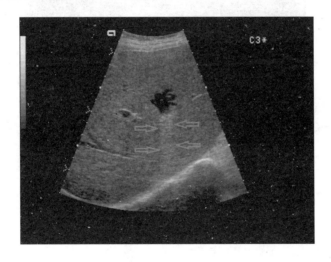

2. 指出下图箭头标记处是什么伪像,并简述产生的原因。

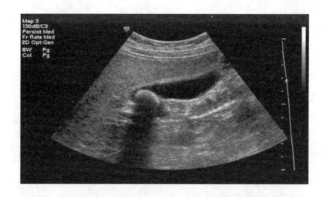

3. 指出下图箭头标记处是什么伪像,并简述产生的原因。

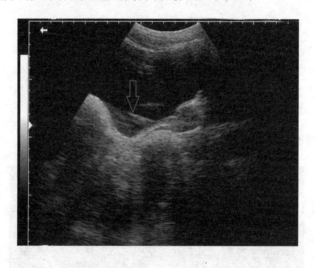

# 理论考核题答案

## （一）名词解释

1. 混响效应为声束在平滑大界面多次回声的总和效果,属于多次反射形成的多重回声伪像。常见于膀胱前壁、胆囊底部及大囊肿前壁,易被误认为壁的增厚、分泌物或肿瘤。

2. 部分容积效应也称为切面厚度伪像,因声束宽度引起,也就是超声断层图的切片厚度较宽,造成靶目标与周围组织的声像信号叠加,即产生部分容积效应,造成声像图显示的失真。常出现于腹部大血管和肝、肾小囊肿的扫查过程中,部分容积效应会显示靶目标内出现周围组织的回声。

（二）单选题

1. E　2. D　3. A　4. A　5. D

（三）多选题

1. ABCD　2. ABDE　3. ABCD　4. BC　5. BCDE

（四）简答题

1. B 型模式是接收不同深度的回声，在声像图中用辉度变化表示回声强度变化，只有产生回声的部位（深度）才有辉度点。发射-接收 1 次信号，辉度点连成一线，即辉度线（扫描线）。1 次发射-接收信号后，探头阵元略微移动位置，再次进行发射-接收信号，重复相同过程，随探头阵元移动，相应形成新的辉度线，如此反复形成一个面，回声源的位置和形态就在声像图中得到显示。

2. 声影在 TGC 正补偿后，某一组织或病灶后方呈现的完全或部分无回声、低回声的暗区。常出现于强反射体的后方，如结石、骨骼、金属植入物后方。产生条件为组织密度高的结构，TCG 正补偿。

（五）识图题

1. 此图为肝内囊肿后壁增强效应，产生原因为 TGC"过补偿"造成囊肿后壁声强过大产生的伪像。

2. 此图为胆囊内结石后方声影伪像，产生原因为在 TGC 正补偿后，胆囊结石后方呈现的完全或部分无回声、低回声的暗区。

3. 此图膀胱内后缘面上方出现的淡淡浅弧状线条，为旁瓣效应，产生原因为第一旁瓣成像重叠效应所产生的伪像。

（刘　扬　濮宏积）

# 第四章

# 多普勒血流显像

【实训目标】

1. 知识目标　多普勒效应的基本概念及临床应用价值。

2. 能力目标　掌握多普勒血流显像的基本原理及使用注意事项及血流特征。

3. 素质目标　培养学生理论与实践相结合,思维独立和科学严谨的工作作风,培养团队协作能力。

【实训器材】

超声诊断仪、各类探头、耦合剂、检查床。

【实训步骤】

1. 教师示教实训内容及方法

（1）操作法　操作多普勒超声成像显示方式及正常多普勒超声使用注意事项及血流特征。

（2）演示法　讲解多普勒超声成像技术可分为频谱多普勒和彩色多普勒两种形式。频谱多普勒又分为脉冲多普勒和连续多普勒,并区分两者的优缺点及超声应用。

2. 学生分组上机操作实践　熟练操作多普勒超声成像显示方式及正常多普勒超声使用注意事项及血流特征。

【实训内容】

1. 多普勒的基本原理　当声（波）源与接收器相对固定时,接收器所接收的波的频率与声（波）源发出的波的频率一致;当声（波）源与接收器做相对运动时,接收器接收的波的频率与声（波）源发出的波的频率不再一致,当两者距离随时间而接近时,接收器接收到的频率大于声（波）源发出的频率,而相互远离时则反之。这种频率变化由奥地利物理学家 Doppler 发现,被称为多普勒效应（Doppler）。

2. 应用于超声检查的多普勒分类　包括:①脉冲多普勒（PWD）;②连续多普勒（CWD）;③彩色血流成像（CFM）。脉冲多普勒发射信号和接收信号由同一振子进行,在同一方向间歇性发射或接收信号。但是脉冲多普勒不是接收所有的回声,而是通过距离选通器来选择特定深度的信号。所选区域称为取样门。脉冲多普勒能测量任意深度、取样门内的流速,适用于测量低速血流。连续多普勒发射信号和接收信号由不同振子进行,在同一方向连续发射、接收信号。连续多普勒叠加了声束上的所有信号,故不能分辨距离,适用于测量高速或异常增高血流。彩色血流成像发射信号和接收信号由同一振子进行,在多个方向间歇性发射或接收信号。能叠加在 B 型(二维)超声成像上实时显示,从而判断距离和位置,发现异常血流。

(1)脉冲多普勒的工作结构图(图4-1) 图中所示脉冲多普勒结构示意图由下述部分组成,连续多普勒结构除无取样框,其他基本相同。①混叠器;②低通滤波器:根据参考频率(检测多普勒频移的基准频率),处理含有多普勒频移的接收信号,通过低通滤波器提取多普勒频移(检波),此电路有两个通道,参考频率进行90°相位变化,以上统称正交检波电路;③取样框;④取样与保持:在短时间内(与取样容积的长度相应),对人体内一定深度的部位(取样容积所在位置)进行取样、提取信息;⑤带通滤波器;⑥音频放大器:滤掉无用的高频和壁或瓣膜等的低频(杂乱/杂波),因多普勒频移的频率在可听范围,所以可以从扬声器中听到声音;⑦A/D;⑧快速傅里叶转换法(FFT):信号进行 A/D 变化后用快速傅里叶转换法(FFT)进行频率分析,其结果在显示器上显示。

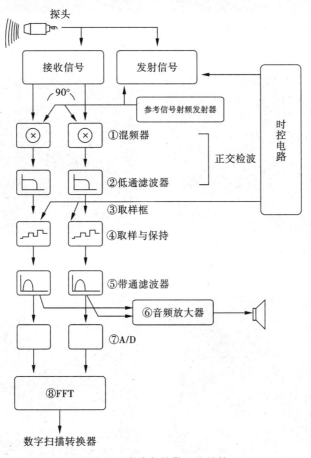

图 4-1 脉冲多普勒工作结构

（2）多普勒显像法的频谱分析和显示方式

1）脉冲多普勒（PWD）、连续多普勒（CWD）（图4-2~图4-4）　频率分析通常应用快速傅里叶转换法（FFT）在显示器上以频谱图来表示。FFT法的特征是频率分析的准确度高（定量），显示血流方向，显示不同速度及其含量。

取样容积（SV）（图4-5~图4-7）：应用脉冲多普勒测量速度时，需要确定测量部位，称为取样容积。取样容积的宽度依赖于超声声束的粗细。根据部位大小，选择取样门宽度，一般为感兴趣区内径的1/3。如果SV较小，SV所含的速度差异就小，检出的多普勒频移的频带就窄；如果SV较大，SV所含的速度差异变大，检出的多普勒频移的频带就宽。

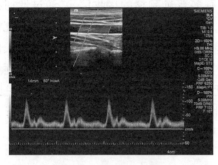

图4-2　脉冲多普勒

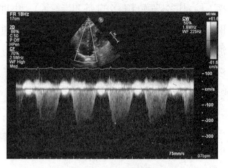

图4-3　连续多普勒

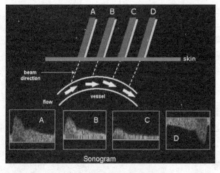

图4-4　多普勒显示方向

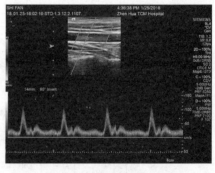

图4-5　正确取样容积

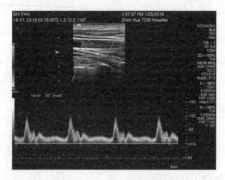

图4-6　取样容积增大

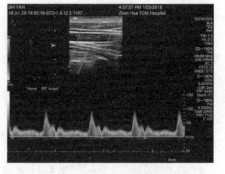

图4-7　取样容积异常增大

角度矫正:在二维图像上,调整好声速与血流间的夹角后,超声诊断仪会自动根据此角度和公式计算出血流速度。根据多普勒的基本原理,为了真实可重复测量速度,有必要规范测量声束和血流之间的夹角。血流和声束的夹角变大,其误差也会随之变大。如图所示,30°时有5%的误差,超过60°时误差急剧变大。所以有必要调整探头的角度以减少多普勒声束与血流的夹角,我们常控制在60°以内。

2)彩色血流成像(CFM)(图4-8) 频率分析通常应用"自相关技术"在显示器上以彩色来表示。自相关技术的特征是显示血流方向,表示平均值流速,显示流速的差异(分散)。

彩色血流成像法与脉冲多普勒、二维成像相同,是由同一振子发射-接收超声脉冲。它是用色彩来表示沿接收信号声束多个部位(深度)的平均流速,并叠加在二维图像上,其特征是可以发现异常血流(反流、动静脉短路等)。通常彩色血流成像范围越大,会降低二维图像的帧频数,从而降低动态显示的连续性,因此我们通过缩小彩色血流成像范围以保证帧频数。

血流方向常设定为红色表示朝向探头的血流,蓝色表示背离探头的血流。色彩亮度表示平均流速的快慢。流速紊乱(分散)用绿色表示(图4-9)。

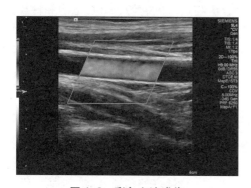

图4-8 彩色血流成像

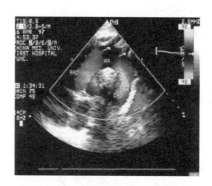

图4-9 彩色多普勒显示方向

壁滤波器通常用于飞机雷达中,显示运动快速的飞机,而不显示运动缓慢的云层。人体内产生多普勒信号的组织有以下特征:①血流速度越快,反射回声越微弱;②壁、瓣膜等运动速度较慢,但反射回声较强。所以使用对急剧运动变化敏感的、属于高通滤波器种类的壁滤波器,检测有用的血流信息。它应用了活动目标显示滤波技术,选择性显示快速运动的血流,而不显示慢速运动的瓣膜脏器。彩色血流成像法中,各点的颜色是其平均值,所以如果壁滤波器的设定不正确,会低估血流速度。如果滤波器调得过高,慢速血流就会被过滤掉(血流缺失),如果滤波器调得过低,就会残留源自壁、瓣膜等的反射信号,速度平均值就会降低,周围组织的辉度也会消失(血流外溢)。

滤波调节

3)能量显示法通常又叫作能量多普勒(图4-10) 与用于循环系统瓣膜反流等异常快速血流的彩色血流成像法相比,能量显示法主要用于检出是否存在血流。红色系的色彩、亮度、饱和度的变化表示能量多普勒信号强度。能清楚显示缓慢血流,但不显示血流方向性。

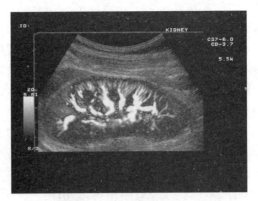

图4-10　能量多普勒

3.注意事项　多普勒超声分为脉冲多普勒、连续多普勒和彩色多普勒显示方式。脉冲多普勒具有较好的距离分辨力,但所能测量的最大目标流速有一定限度。连续多普勒能够测量高速运动的目标以及深部目标,对于定量分析狭窄处高速血流、反流、分流的流速和压力阶差等非常有价值。彩色多普勒能更快、更直观地在二维切面上显示血流方向、血流速度和血流状态等重要信息,可明确分流与反流的起源、部位、方向和性质。

多普勒技术使用要点:想要记录到理想的频谱多普勒血流图,在进行彩色多普勒超声探测过程中,需要进行多种参数调节,如要利用彩色图标、发射超声频率、滤波器调节、速度标尺、增益调节、取样框调节、零位基线移动等调节方式,以便获得清晰图像。

【延伸学习】

1.频谱的常用概念及意义(图4-11~图4-13)　对脉冲多普勒和连续多普勒所探测的血流信息进行实时频率分析,最终以频谱图来表示。图中为显示器上频谱所代表的各种含义。脉冲多普勒只分析取样容积内的血流速度,而连续多普勒声束上各部位的血流速度,所以通常形成宽带状频谱。频谱图中波形的包络线(峰值流速)表示某一段时间峰值流速随时间的变化。这一时间段峰值流速的平均值叫作"时间平均流速"。

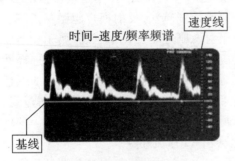

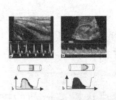

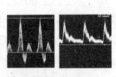

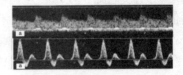

图4-11　多普勒频谱分析基础
基线:频移为零时的基准线

图4-12　频谱线的亮度意义
频谱线的亮度代表多普勒信号的强度

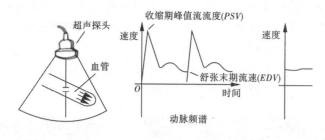

$$S/D=PSV/EDV$$

$$RI=\frac{PSV-EDV}{PSV}(\text{阻力指数})$$

$$PI=\frac{PSV-EDV}{MnV}(\text{搏动指数})$$

**图 4-13 频谱常用测量示意**

收缩峰:指在心动周期内达到收缩峰频率的位置。

舒张末期:是将要进入下一收缩期的舒张期最末点。

窗:为无频率显示区域。

中间水平线:为零频移基线,在基线上面的频谱图为正向频移,表示血流朝向探头,在基线下面的为反向频移,表示血流背离探头。

频带宽度:指频移亮带在垂直方向上的宽度,表示某一瞬间取样血流中红细胞速度范围的大小,频带宽则速度分布范围大,频带窄则速度分布范围小。

频谱灰阶:即频谱亮带的明暗度,表示信号强度的大小。它与该时刻取样门内血流速度相同的红细胞多少有关,红细胞数多,则显示较亮,反之显示较暗。

2. 血液的层流和湍流及频谱特征

(1)层流(图 4-14,图 4-15) 是指血液在血管中以单一方向运动,其横截面上各点的流速分布不同,轴心快,而靠近管壁慢。层流的频谱特征是速度梯度小,频谱窄。频谱光点密集,包络线比较光滑,频谱与基线之间一般有明显的空窗。正常情况下,人体心血管内血流为层流。

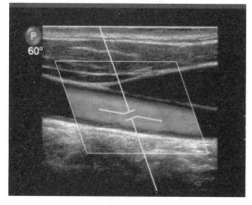

**图 4-14 层流彩色多普勒**

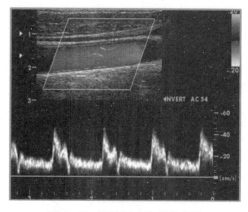

**图 4-15 层流脉冲多普勒频谱**

（2）湍流（图 4-16，图 4-17）　是指当血流遇到阻塞时，障碍物对流体产生加速度，甚至带有瀑乱的旋涡喷射。这种血流方式为峰值流速增加，速度分布的分散和红细胞运动加速。这种显像，常出现血流从高压管腔经过窄孔进入低压管腔。窄孔可以是狭窄的管腔或狭窄的瓣口等。湍流的频谱特征是速度梯度大，频谱增宽。频谱光点疏散，包络不光滑，呈毛刺状，频谱与基线之间的空窗消失。

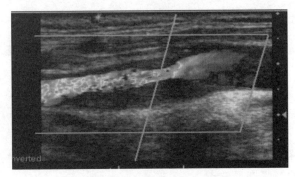

图 4-16　湍流彩色多普勒

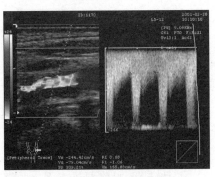

图 4-17　湍流脉冲多普勒

【实训考核】

理论考核。

# 理论考核题

## (一)名词解释

1. 多普勒效应

2. 取样容积

## (二)单选题

1. 防止频谱多普勒信号混叠的方法,最正确的是( )
    A. 采用高通滤波              B. 采用低速标尺
    C. 采用高通滤波,低速标尺      D. 采用高通滤波,高速标尺
    E. 采用低通滤波,高速标尺

2. 下列关于滤波的调节,不正确的是( )
    A. 低通滤波可使低速血流显示
    B. 低通滤波用于检查低速血流
    C. 高通滤波用于去除高速血流
    D. 高通滤波用于检查高速血流
    E. 高通滤波可使检查时不受低速血流干扰

3. 下述哪一种技术属于频谱多普勒技术( )
    A. M 型彩色多普勒          B. 连续波多普勒          C. 彩色多普勒能量图
    D. 伪彩色编码二维超声显像    E. 彩色多普勒血流显像

4. 影响脉冲多普勒测量血流速度范围的因素,以下主要的是( )
    A. 接收信号动态范围
    B. 探头频带宽度
    C. 脉冲重复频率(PRF)
    D. 频谱显示方式
    E. 深度增益补偿

5. 彩色多普勒显示血流信息与下列哪项无关( )
    A. 红细胞运动速度          B. 红细胞数量          C. 取样框大小位置
    D. 滤波器调节              E. 血管壁运动

## (三)多选题

1. 连续多普勒的技术特点是( )
    A. 出现信号混迭          B. 间歇发射超声
    C. 选择接收不同深度的回声  D. 不间断发射超声
    E. 检测高速血流

2. 人体正常血流的频谱多普勒表现为( )

A.稳流        B.射流        C.湍流

D.反流        E.层流

3.脉冲波多普勒技术的缺点是(      )

  A.最大可测血流速度不受限制

  B.夹角不影响流带测定的准确性

  C.所测定的深度可精确显示

  D.流速大时不出现混叠

  E.不需要采取措施增大可测流速

4.关于频谱多普勒技术的应用,正确的是(      )

  A.测量血流速度

  B.确定血流方向

  C.确定血流种类,如层流、射流等

  D.了解组织器官的结构

  E.获得速度时间积分、压差等有关血流的参数

5.下列选项中,属于正常层流血流的是(      )

  A.位于基线上方,向上的窄谱、空窗频谱

  B.位于基线上方,向上的充填频谱

  C.明亮的单一红色血流

  D.明亮的单一蓝色血流

  E.红色为主的多彩镶嵌血流

## (四)简答题

简述多普勒超声的分类及其各自的特点。

## (五)识图题

1.区分出下面图中连续多普勒和脉冲多普勒,并指出各自特点。

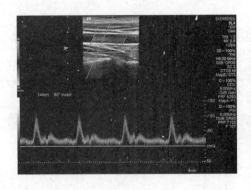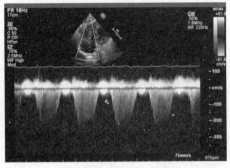

2.指出下图中取样容积和校正角度。

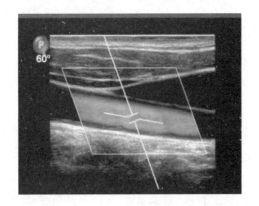

3.指出下图中收缩峰、舒张末期、窗、频带宽度。

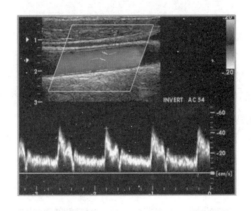

# 理论考核题答案

## (一)名词解释

1.当声(波)源与接收器相对固定时,接收器所接收的波的频率与声(波)源发出的波的频率一致;当声(波)源与接收器做相对运动时,接收器接收的波的频率与声(波)源发出的波的频率不再一致,当两者距离随时间而接近时,接收器接收到的频率大于声(波)源发出的频率,而相互远离时则反之。这种频率变化由奥地利物理学家Doppler发现,被称为多普勒效应。

2.应用脉冲多普勒测量速度时,需要确定测量部位,称为取样容积。取样容积的宽度依赖于超声声束的粗细。根据部位大小,选择取样门宽度,一般为感兴趣区内径的1/3。如果SV较小,SV所含的速度差异就小,检出的多普勒频移的频带较窄;如果SV较大,SV所含的速度差异变大,检出的多普勒频移的频带就宽。

（二）单选题

1. D　2. C　3. B　4. C　5. E

（三）多选题

1. DE　2. AE　3. ABDE　4. ABCE　5. ACD

（四）简答题

多普勒超声分为脉冲多普勒、连续多普勒和彩色多普勒显示方式。脉冲多普勒具有较好的距离分辨力,但所能测量的最大目标流速有一定限度。连续多普勒能够测量高速运动的目标以及深部目标,对于定量分析狭窄处高速血流、反流、分流的流速和压力阶差等非常有价值。彩色多普勒能更快、更直观地在二维切面上显示血流方向、血流速度和血流状态等重要信息,可明确分流与反流的起源、部位、方向和性质。

（五）识图题

1. 第一幅为脉冲多普勒,第二幅为连续多普勒。脉冲多普勒具有较好的距离分辨力,但所能测量的最大目标流速有一定限度。连续多普勒能够测量高速运动的目标以及深部目标,对于定量分析狭窄处高速血流、反流、分流的流速和压力阶差等非常有价值。彩色多普勒能更快、更直观地在二维切面上显示血流方向、血流速度和血流状态等重要信息,可明确分流与反流的起源、部位、方向和性质。

2. 对比原图,以下标记的蓝线是脉冲多普勒取样线,绿色等号样线为取样容积厚度,黄线为取样校正基线,此线可以通过机器调节,蓝线与黄线的夹角 α 为校正角度,一般 α≤60°。

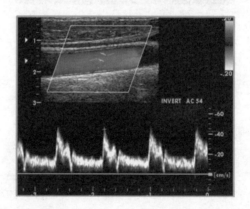

3. 收缩峰:指在心动周期内达到收缩峰频率的位置。

舒张末期:是将要进入下一收缩期的舒张期最末点。

窗:为无频率显示区域。

频带宽度:指频移亮带在垂直方向上的宽度,表示某一瞬间取样血流中红细胞速度范围的大小,频带宽则速度分布范围大,频带窄则速度分布范围小。

（刘　扬　濮宏积）

# 第五章

# 超声探测方法

【实训目标】

1.知识目标　超声诊断仪的基本构造和使用方法。

2.能力目标　掌握超声诊断仪的调节,超声探测基本手法及培养超声断层立体成像观。

3.素质目标　培养学生理论与实践相结合,思维独立和科学严谨的工作作风,培养团队协作能力。

【实训器材】

超声诊断仪、各类探头、耦合剂、检查床。

【实训步骤】

1.教师示教实训内容及方法

(1)演示法　讲解超声诊断仪的操作和使用,重点是探头的使用和保养、操作面板的使用等。

(2)操作法　边讲解边操作超声探测操作程序,重点是探测方法和操作技巧,常用切面与图像方位,声像图观察和分析等内容。

2.学生分组上机操作实践

(1)实践超声探测操作的基本手法训练,包括顺序连续平行探测法、立体扇形探测法、十字交叉探测法、对比加压探测法。

(2)超声图像方位的识别和超声回声强度的辨别。

【实训内容】

1.演示法讲解超声探头持握方式并培养学生断层立体成像观　选用实时超声诊断仪,探头多选用高频线阵探头,频率5.0~7.5 MHz。检查颈部甲状腺或颈部动脉。

(1)探头持握方式

1)执笔法　用力轻柔,操作灵活准确,便于控制探头的动度,其动作和力量主要在手指和腕部。用于短小探头,如手术探头、相控阵探头等(图5-1)。

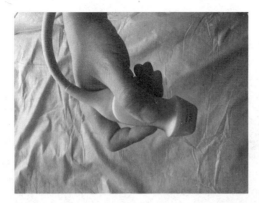
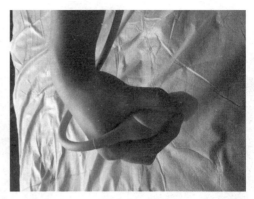

图 5-1　执笔法

2) 握持法　拇指平行按压探头柄侧面,其余四指并拢并与掌部握紧握持探头柄,便于控制探头力度和方向。操作的主要活动力点是腕部和上臂。用于腔内探头等(图 5-2)。

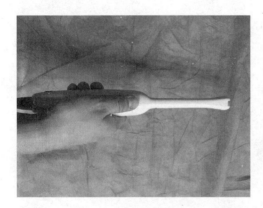
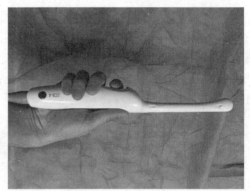

图 5-2　持握法

3) 抓控法　拇指与示指呈环状与虎口夹紧探头柄,其余三指贴靠探头一侧面,此法控制探头比较稳定。用于较大探头,如凸阵探头、线阵探头等(图 5-3,图 5-4)。

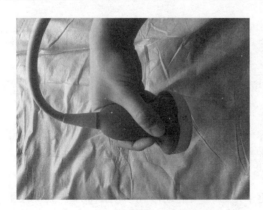
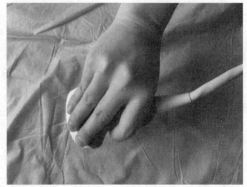

图 5-3　凸阵抓控法

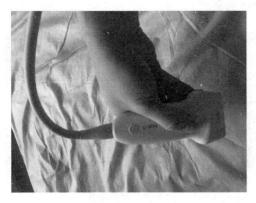
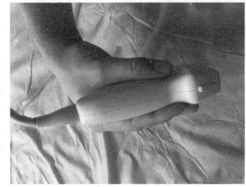

图 5-4　线阵探头法

（2）横切、纵切贯续扫查甲状腺或者颈部动脉，辨别探头与显示器中图像的对应关系。由于超声图像的特点是实时和多切面多角度显示器官，因此图像和人体无固定的对应角度。常规显示器中图像左侧对应的人体右侧和头侧。通过甲状腺或颈部动脉的横切、纵切贯续扫查，结合解剖结构图或者器官模块，培养学生断层立体成像观。

甲状腺横切
贯续扫查

2.声像图基本断面与声像图分析

（1）基本断面　在进行扫查及图像分析时应熟知人体各部位和器官组织断面，掌握所需断面的扫查方法和分析方法。当患者由于某些疾病使得正常解剖结构异常存在变异而需要复查时，为了更好地分析器官组织断面，使每次复查具有可比性，应获取标准切面，并做好体表标记等相关必要标注。

在各种切面扫查时，根据不同的器官扫查要求采取不同的体位，主要有仰卧位、左侧卧位、右侧卧位、俯卧位、半卧位、坐位、站位，有时为了满足超声扫查诊断疾病的需要，需要改变体位。

甲状腺纵切
贯续扫查

（2）超声检查疾病断面（图 5-5）

1）矢状断面或纵断面（图 5-6）　以扫查面由前向后并与人体的长轴平行。

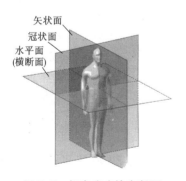

图 5-5　超声疾病检查断面

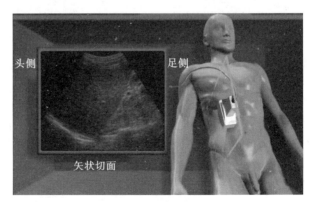

图 5-6　矢状面

2）横断面或水平断面（图 5-7）　扫查面与人体长轴垂直。

3）冠状断面（图5-8） 扫查面与人体侧腹部平行。

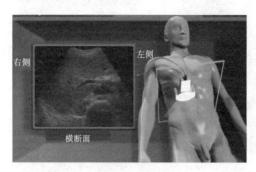

图5-7 横断面

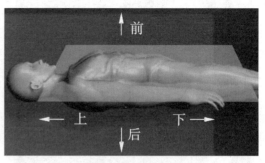

图5-8 冠状断面

4）斜断面 扫查面与人体的长轴成一定角度。

除了上述参照人体长轴的基本断面外，不同器官及部位扫查根据参照物不同，又有各自的标准基本切面。如心脏超声检查有左室长轴断面、心尖四腔心断面、主动脉弓长轴断面等；妊娠晚期有丘脑水平切面、脊柱纵轴横轴切面、腹围切面等。

（3）超声图像方位 超声图像代表人体某一部位的断面结构，准确辨别其空间位置是认识声像图的基础。

以人体仰卧位为例，矢状切面时，声像图左侧代表人体的头侧，右侧代表人体的足侧；浅部代表人体的腹侧，深部代表人体的背侧；横切面时，声像图左侧代表人体的右侧，右侧代表人体的左侧；浅部代表人体的腹侧，深部代表人体的背侧；冠状切面时，声像图左侧代表人体的头侧，右侧代表人体的足侧。

因为探头两侧与显示器声像图左右侧呈对应关系，探头探测深浅与显示器声像图深浅相一致。只要把探头标记侧和声像图左侧相一致，此时标记侧对应人体方位均显示于图像左侧，声像图浅部永远对应探头与人体接触区近端，声像图深部对应探头与人体接触区远端。

（4）声像图分析

1）实性脏器声像图描述，包括肝、胰、脾、肾等。具体描述有：①外形、大小，描述脏器的体型是否肿大或缩小，有无形态异常。②脏器的实质回声，描述脏器的实质回声应从整体着手，描述整个脏器实质回声强度及特征。③内部结构特征，多数正常器官内部可见正常结构，发生病理改变时正常结构的受压、移位、扩大、缩小、增多、减少或消失均对诊断有帮助。④血流分布及其血流参数，描述脏器内、外血管的分布、走向、多少、形态及血流的多项参数，对脏器性质鉴别有帮助。⑤活动度和活动规律，正常脏器、器官和组织均有一定的活动规律。如肝、肾随呼吸有较大幅度的上下活动等。

2）含液性器官的声像图描述，包括胆囊、膀胱等。具体描述有：①外形、大小特征，长椭圆形、椭圆形等，是否增大或缩小。②壁的厚度和层次结构，是否光滑整齐。③内部有无回声，透声是否良好。④注意内部及囊壁是否有肿物及异常回声。

3）占位性病变声像图描述。占位性病变的声像图分析和鉴别应根据肿物的外形、内部回声、边界回声、边缘回声、后方回声、周围回声强度、毗邻关系等进行综合分析。

3.超声回声强度描述(图5-9)　二维超声是由白到灰再到黑的灰度(辉度)显示,将灰度分为若干等级称为灰阶(辉阶)。根据灰度不同分为强回声(灰度明亮的白色区),如结石、气体、金属、钙化;高回声(灰度较明亮),如肾窦、纤维组织;中等回声(灰度中等),如正常肝实质、脾实质;低回声(灰度较暗淡),如正常肾皮质;弱回声(灰度暗淡),如淋巴结;无回声(灰度极暗的黑色区),如胆汁、尿液、血液。

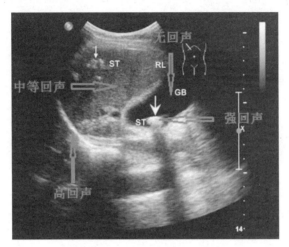

**图5-9　超声回声强度图示**

RL:肝右叶　GB:胆囊　ST:钙化/结石

4.注意事项

(1)首次持握探头并不知道探头和显示器图像对应关系时,抬起一侧探头如果显示器图像左侧影像消失,则说明探头抬起侧对应显示器图像左侧。

(2)肿瘤往往呈圆球形或椭圆球形,在探测时有球体感。所谓球体感就是在做连续切面时,在肿块的近边缘处,其切面呈小的圆形,越向中部,肿块切面越大,到中部时切面最大,过中部又逐渐变小。所有切面均呈圆形或椭圆形。

【延伸学习】

超声检查过程中,要想有效地观察切面图像,并迅速做出较客观准确的判断,需要遵循以下原则:①观察图像要仔细全面、循序渐进;②从整体到局部、从回声到结构;③结合临床综合分析。对于常规超声检查,我们需要首先通过二维B型超声直观地显示被检脏器的位置、形态、大小是否正常,边缘轮廓是否规则,包膜是否清晰完整,内部回声有无异常,后方回声有何改变,周围脏器及血管是否有压迫、移位、粘连、浸润等情况,实时动态观察脏器运动功能是否有异常;其次,应用彩色多普勒技术判断血流的方向、血流的速度、血流的性质,同时对血管形态学显示也有一定价值,它包括血管的走行、分布和血管的丰富程度等,评价脏器的血流灌注和病灶的血供特点;然后,应用频谱多普勒对血流动力学或血流流速做定量分析,如多普勒频谱曲线变化、频移大小、方向和分布、收缩期峰值流速、舒张末期流速、平均血流流速、加速度、阻力指数、搏动指数等。

根据不同需求可增加超声显示方式,如评价心脏随时间运动曲线及功能时,常用M

型超声活动相关信息。如需提高诊断能力,常应用三维、超声造影、超声组织定征、斑点追踪超声心动图、超声弹性成像及超声介入等。

**【实训考核】**

理论考核。

# 理论考核题

## (一)名词解释

1. 矢状断面

2. 灰阶

## (二)单选题

1. 关于探头频率选择的叙述,正确的是( )

　　A. 频率越高、波长越短、衰减越多、穿透力越弱

　　B. 频率越高、波长越长、衰减越多、穿透力越弱

　　C. 频率越高、波长越短、衰减越少、穿透力越弱

　　D. 频率越高、波长越长、衰减越多、穿透力越强

　　E. 以上都是

2. 低频探头的特点是( )

　　A. 波长长和穿透力较大　　　B. 波长短和穿透力较大　　　C. 波长短和穿透力较弱

　　D. 波长长和穿透力较弱　　　E. 较差的分辨力和较弱的穿透力

3. 下列组织器官回声强度的排列顺序,正确的是( )

　　A. 结石>纤维>肝实质>肾皮质>淋巴结>羊水

　　B. 结石>纤维>肾皮质>肝实质>淋巴结>羊水

　　C. 结石>纤维>肝实质>淋巴结>肾皮质>羊水

　　D. 结石>纤维>肝实质>肾皮质>羊水>淋巴结

　　E. 以上都是错误的

4. 下列切面中符合探测面与人体额状切面平行或与腹部背部平行的是( )

　　A. 纵切面　　　　　　　B. 横切面　　　　　　　　C. 斜切面

　　D. 冠状切面　　　　　　E. 以上都是

5. 关于超声探测程序不正确的是( )

　　A. 按顺序全面仔细检查各种不同切面

　　B. 探测时要清除或避免声束被气体干扰

　　C. 某些脏器探测可利用解剖生理特点,有助于显示其声像图改变

　　D. 探测深部组织脏器如胰腺时可进餐后检查,这样可排除胃肠内气体干扰

　　E. 必要时饮水 500 mL,使胃部充盈作透声窗,便于显示胰腺和其他脏器的病变

## (三)多选题

1. 关于超声探头的保养叙述,正确的是( )

　　A. 探头需轻拿轻放,防撞击和跌落

　　B. 禁用粗糙物品清擦探头

C. 探头使用后要浸泡在液体中消毒避免患者交叉感染

D. 使用符合要求的耦合剂

E. 以上都是

2. 对于受检者的准备叙述,正确的是(　　)

A. 检查肝、胆脏器需空腹 8~12 h

B. 检查胰腺时空腹,必要时饮水 400~500 mL

C. 检查妇科、早孕、膀胱、前列腺等盆腔脏器须过度充盈膀胱

D. 在做介入超声探测前需要检测出血凝血功能及心肝肾功能

E. 以上都是

3. 关于超声探测程序叙述,正确的是(　　)

A. 按顺序全面仔细检查各种不同切面

B. 探测时要清除或避免声束被气体干扰

C. 某些脏器探测可利用解剖生理特点,有助于显示其声像图改变

D. 探测深部组织脏器如胰腺时可进餐后检查,这样可排除胃肠内气体干扰

E. 必要时饮水 500 mL,使胃部充盈作为透声窗,便于显示胰腺和其他脏器的病变

4. 关于超声检查俯卧位探测的图像方位描述,正确的是(　　)

A. 矢状切面的声像图左侧代表受检者头侧

B. 矢状切面的声像图右侧代表受检者头侧

C. 横切面时声像图左侧代表受检者左侧

D. 横切面时声像图右侧代表受检者右侧

E. 以上都是

5. 下列组织器官后方无回声增强的是(　　)

A. 肝囊肿　　　　　　　　B. 正常肝实质　　　　　　　　C. 胆结石

D. 肾皮质　　　　　　　　E. 膀胱

## (四)简答题

简述实性脏器声像图具体描述。

## (五)识图题

1. 如何描述下图箭头所指囊性无回声?

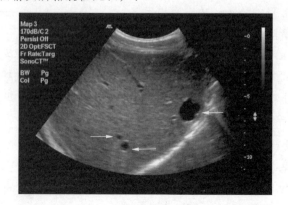

2. 如何描述下图 M 标记实性占位?

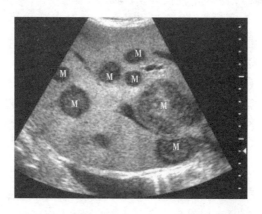

3. 指出下图中 A、B、C、D、E 各代表什么灰阶回声。

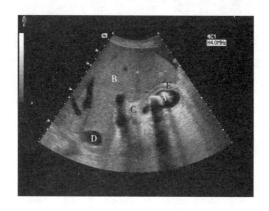

# 理论考核题答案

**(一)名词解释**

1. 矢状断面又称为纵断面,是扫查面由前向后并与人体的长轴平行所在平面。
2. 灰阶是指灰色色调的数量,表示在图上为黑色到白色之间的灰度(亮度)。

**(二)单选题**

1. A  2. C  3. A  4. D  5. D

**(三)多选题**

1. ABD  2. ABD  3. ABCE  4. ACD  5. BCD

### (四)简答题

实性脏器声像图描述,包括肝、胰、脾、肾等。具体描述有以下几点。①外形、大小:描述脏器的体型是否肿大或缩小,有无形态异常。②脏器的实质回声:描述脏器的实质回声应从整体着手,描述整个脏器实质回声强度及特征。③内部结构特征:多数正常器官内部可见正常结构,发生病理改变时正常结构的受压、移位、扩大、缩小、增多、减少或消失均对诊断有帮助。④血流分布及其血流参数:描述脏器内、外血管的分布、走向、多少、形态以及血流的多项参数,对脏器性质鉴别有帮助。⑤活动度和活动规律:正常脏器、器官和组织均有一定的活动规律。如肝、肾随呼吸有较大幅度的上下活动等。

### (五)识图题

1. 此图为肝内囊肿,具体描述有:①外形、大小特征,长椭圆形、椭圆形等,是否增大或缩小;②壁的厚度和层次结构,是否光滑整齐;③内部为无回声,透声是否良好;④注意内部及囊壁是否有肿物及异常回声。

2. 此图为肝内占位性病变,根据肿物的外形、内部回声、边界回声、边缘回声、后方回声、周围回声强度、毗邻关系等进行综合分析。具体描述有以下几点。①外形、大小;②实性占位回声:描述实性占位回声应从整体着手;③内部结构特征:占位时正常结构的受压、移位、扩大、缩小等;④血流分布及其血流参数:描述实性占位内、外血管的分布、走向、多少;⑤活动度和活动规律。

3. 图中的 A 为强回声区,B 为中等回声区,C 为高回声区,D 为无回声区,E 为低回声区。

(刘　扬　濮宏积)

# 第六章

# 肝超声诊断

## 实训一　正常肝超声诊断实训与考核

【实训目标】

1.知识目标

(1)掌握超声检查肝的检查前准备、检查体位、检查途径及检查方法;肝五叶八段的分叶、分段方法,认识肝各个标准切面的解剖结构;正常肝的超声检查各标准切面获得方法和声像图表现以及规范的超声测量。

(2)了解探测时超声诊断仪的正确调节。

2.能力目标　通过实训能够独立完成肝各常规标准切面的扫查,并对声像图进行正确观察与分析,并能规范书写超声诊断报告。

3.素质目标　通过实训学习,学生把课堂上所学理论知识与实践操作有机结合起来,培养学生良好的团队协作精神,培养学生自主学习的习惯,培养学生把基础理论、基本知识和基本技能融会贯通的能力,培养学生严肃认真、实事求是的工作态度和以患者为中心的良好职业道德。从而具备独立从事本专业工作的实际能力。

【实训器材】

1.仪器　多功能彩色多普勒超声仪(B/M、CDFI、PW、CW),凸阵探头(频率2～5 MHz)。

2.材料　耦合剂、检查用纸、检查床。

【实训步骤】

1.由带教老师演示讲解正常肝的大体解剖及分叶分段以及四套管道(门静脉、肝动脉、肝管、肝静脉)、两大系统(Glisson系统和肝静脉系统)。

2.带教老师结合理论授课内容给出名词解释2~3个,单选、多选题各5个,简答题1~2个,识图题3~5个,病例分析1~2个,让学生抢答,同时可以增加延伸学习内容。建立云课堂与学生互动学习,充分利用现代网络技术,让学生有玩有学,极大地调动学生自主学习的积极性。

3.结合超声诊断仪的使用,讲解检查前准备,包括人文关怀和患者的沟通以及超声探头的选择及仪器的调节。

4.带教老师实操演示不同检查途径各标准切面检查步骤、检查手法、声像图表现及特点,让学生在头脑中对各标准切面所显示的解剖结构及操作流程、操作手法、注意事项有一个初步认识。

5.学生分组上机操作实践。

(1)学生重复老师演示的操作流程,尝试着调节机器。

(2)让学生尝试应用老师所讲的检查操作手法,感受不同检查体位与检查途径对标准切面的影响,体会肝静脉及门静脉对肝分段分叶的重要性。

(3)让学生尝试实践"你静我动""你动我静"的超声探测方法,以获得满意的声像图。

(4)特别注意肝盲区的超声检查。

(5)认识正常肝声像图表现,尝试肝左叶上下径、前后径及肝右叶最大斜径的测量。

6.带教老师巡回辅导并纠错,对学生提出的难点、疑点进行讲解。

7.超声检查实训效果考核。

【实训内容】

(一)肝的解剖

1.肝的位置 肝大部分位于右季肋区和腹上区,少部分位于左季肋区。肝上界与膈穹窿一致。右叶上界最高点在右锁骨中线与第五肋相交处,肝下界成人不超出肋缘下0.5~1.0 cm。肝的位置可随呼吸、体位的改变而发生移动。

2.肝的形态 肝的形态近似为"楔"形,通常分为前、后、左、右4个缘和上、下2个面。肝的上面又称膈面,向上膨隆,此面借矢状位的镰状韧带将肝分为小而薄的左叶和大而厚的右叶。肝的下面又称脏面,脏面有三条互连而成的"H"形沟,即两条纵沟及一条横沟,横沟称肝门(第一肝门),有肝管、肝固有动脉、门静脉、神经及淋巴管出入。左纵沟的前半部为肝圆韧带,后半部为静脉韧带。右纵沟的前半部是胆囊窝,容纳胆囊,后半部有下腔静脉通过,称腔静脉窝。

3.肝的解剖区域划分 通常利用肝裂和肝静脉的走行将肝分为左右半肝、五叶、八段。

(1)左半肝和右半肝 利用正中裂将肝分为左、右半肝,正中裂内有肝中静脉。

(2)右前叶和右后叶 利用右叶间裂将右半肝分为右前叶和右后叶,肝右静脉走行于右叶间裂内。

(3)左内叶和左外叶 利用左叶间裂将左半肝分为左内叶和左外叶,肝左静脉和肝门静脉左支矢状部走行于左叶间裂内。

（4）尾状叶　利用背裂将尾状叶与左内叶、右前叶分开，背裂上起肝左、中、右静脉入肝处，下至第一肝门，在肝上极形成一弧线。

（5）肝的分叶分段　五叶八段。S1：肝尾叶；S2：左外叶上段；S3：左外叶下段；S4：左内叶；S5：右前叶下段；S6：右后叶下段；S7：右后叶上段；S8：右前叶上段（图6-1）

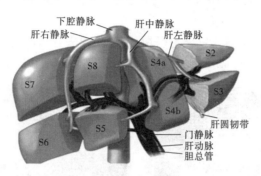

图6-1　肝分段和解剖标志

（二）检查体位

1.仰卧位　主要用于扫查大部分肝左、右叶（图6-2）。

2.左侧卧位　主要用于扫查肝右叶（图6-3）。

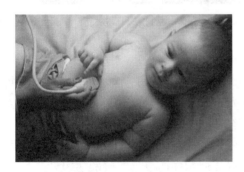

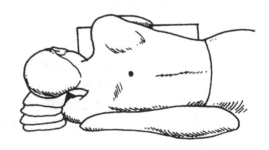

图6-2　仰卧位　　　　　　　　　　　　　图6-3　左侧卧位

3.右侧卧位　主要用于显示左外叶（尤其是胃胀气时）（图6-4）。

4.半卧位、坐位或站立位　主要用于扫查肝位置较高的患者（图6-5）。

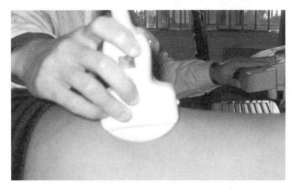

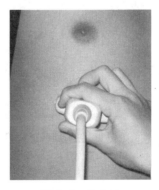

图6-4　右侧卧位　　　　　　　　　图6-5　站立位

**（三）扫查途径和标准切面**

1. 左上腹及剑突下纵切　探头与腹壁垂直,自左向右缓慢移动探头扫查,可打出肝左叶的连续矢状断面及其后方的腹主动脉和下腔静脉,探头沿矢状面朝受检者头方向部倾斜,同时嘱受检者深吸气后屏气,可充分显示肝膈面。此切面所显示的解剖结构见图（图6-6）。

2. 剑突下横切　探头置于剑突下横切,声速斜向头背部前后、上下缓慢侧动探头,嘱受检者深吸气后屏气,使扫查范围更大,图像显示更清晰（图6-7）。

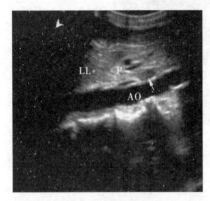 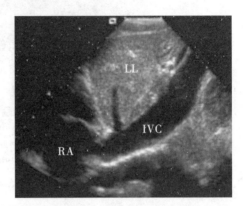

**图6-6　经腹主动脉矢状切面**

LL:肝左叶　AO:腹主动脉

**图6-7　经剑突下横切面**

RA:右房　LL:肝左叶　IVC:下腔静脉

3. 右肋缘下斜切　探头置于右肋缘下,声速朝向受检者右肩方向缓慢扫查,探头可与肋缘平行或垂直,直至显示膈肌回声,嘱受检者深吸气后屏气,缓慢侧动探头连续扫查可获得一系列肝切面声像图。此切面所显示的解剖结构见图6-8。

4. 右肋间斜切　探头置于右侧肋间,自第4或第5肋间开始逐渐向下逐个肋间扫查,声速垂直于胸壁并侧动探头连续扫查,直至肝下缘。此切面所显示的解剖结构见图6-9。

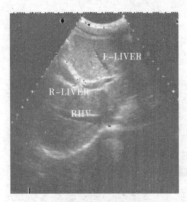 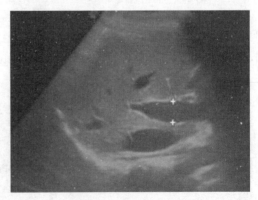

**图6-8　经右肋缘下斜切面**

L-LIVER:肝左叶　R-LIVER:肝右叶　RHV:肝右静脉

**图6-9　经右肋间斜切面**

白色星号:门静脉

**（四）正常肝声像图常用标准切面**

1. 肝-腹主动脉矢状切面（图6-10）。

2. 肝-下腔静脉矢状切面（图6-11）。

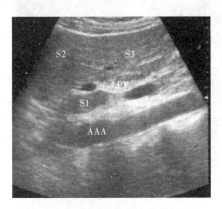

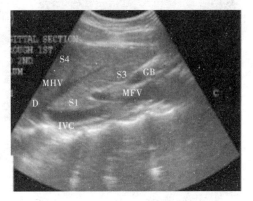

**图6-10　肝-腹主动脉矢状切面**

S1：肝尾叶　S2：左外叶上段　S3：左外叶
下段　　AAA：腹主动脉　LPV：门脉左支

**图6-11　肝-下腔静脉矢状切面**

S1：肝尾叶　S3：左外叶下段　S4：左内叶

3. 肝-胆矢状切面（图6-12）。

4. 肝-右肾矢状切面（图6-13）。

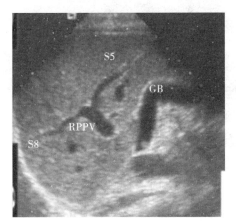

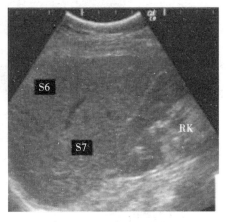

**图6-12　肝-胆矢状切面**

GB：胆囊　RPPV：门脉右支　S5：右前叶下段
S8：右前叶上段

**图6-13　肝-右肾矢状切面**

S6：右后叶下段　S7：右后叶上段
RK：右肾

5. 肝左叶斜断面（图6-14）。

6. 经第一肝门横断面（图6-15）。

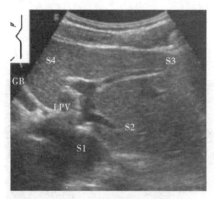

图6-14　肝左叶斜断面

GB:胆囊　LPV:门脉左支　S1:肝尾叶
S2:左外叶上段　S3:左外叶下段　S4:左
内叶

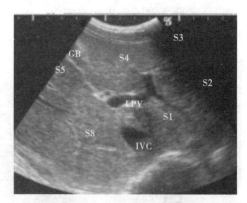

图6-15　经第一肝门横断面

S1:肝尾叶　S2:左外叶上段　S3:左外叶下段
S4:左内叶　S5:右前叶下段　S8:右前叶上段
GB:胆囊　LPV:门脉左支　IVC:下腔静脉

7.经第二肝门斜断面(图6-16)。

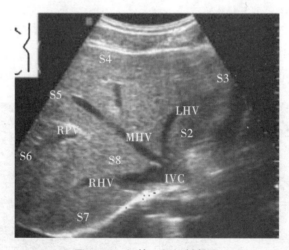

图6-16　经第二肝门斜断面

S2:左外叶上段　S3:左外叶下段　S4:左内叶　S5:右前叶下段　S6:右后叶下段
S7:右后叶上段　S8:右前叶上段　RHV:肝右静脉　MHV:肝中静脉　LHV:肝左静脉
RPV:门脉右支

## (五)正常肝的超声观察内容与测量

1.**外形**　观察肝的大小、形态、边缘、包膜(光滑、连续性)及内部回声(均匀程度)。

2.**异常回声病灶**　有无。

3.**肝内管道**　观察肝内血管、胆管的分布与走向,有无整体或局限性的增宽、狭窄、扭曲等。

4.**动态观察**　受检者呼吸或体位改变时,肝表面是否光滑,病灶与周围组织的相对活动情况。

5.超声测量

（1）肝右叶最大斜径测量（图6-17）

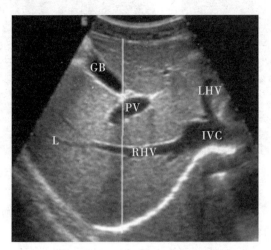

**图6-17　肝右叶最大斜径测量**

RHV:肝右静脉　LHV:肝左静脉　GB:胆囊　IVC:

下腔静脉 PV:门静脉

测量标准切面:肝右静脉和肝中静脉汇入下腔静脉的右肋下最大斜切面。

测量位置:测量点分别置于肝右叶前、后缘包膜处,测量其最大垂直距离。

参考值:成年人10~14 cm。

（2）肝左叶前后径和上下径

测量标准切面:通过腹主动脉的肝左叶矢状切面。

测量位置:左叶前后径测量点分别置于肝左叶前后缘包膜处,测量其最大垂直距离。

左叶上下径测量点分别置于肝左叶的最上下缘包膜处,并与肝前部表面接近平行,测量其最大上下径。

参考值:成人肝左叶前后径≤ 6 cm,成人肝左叶上下径≤9 cm。

**（六）肝正常声像图表现**（图6-18）

1.肝形态、边缘和质地　肝外形横切面近似楔形、纵切面略呈三角形,随呼吸和心脏搏动而稍有改变。肝轮廓光滑规整,肝包膜光滑纤细呈线状高回声,肝膈面呈弧形,脏面内凹或平坦、边缘锐利。

2.肝实质回声　肝实质内部呈细密较均匀的中低点状回声。其回声强度高于肾皮质而低于胰腺,实质内可见小管道切面。

3.肝内管道结构　正常的 Glinsson 系统分支及肝静脉分支在肝内交叉、自然走行。门静脉管壁呈稍高回声,肝静脉管壁菲薄,声像图上无明显的管壁回声。

4.肝血管多普勒　肝的血管系统包括门静脉、肝动脉和肝静脉3 种。

（1）门静脉血流　入肝血流,红色,较平稳,静脉曲线频谱随呼吸略有变化。肝门部门静脉主干的平均血流速度为 0.15~0.20 cm/s（图6-19）。

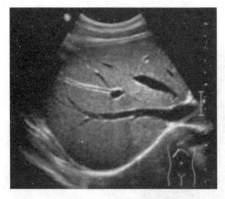

图 6-18　正常肝声像图

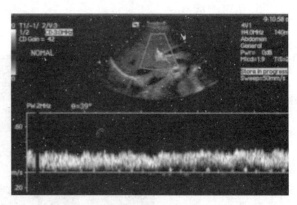

图 6-19　门静脉频谱

（2）肝动脉血流　入肝血流、红色、流速曲线呈搏动状,最高流速 0.57~0.66 cm/s,阻力指数 RI<0.70（图 6-20）。

（3）肝静脉血流　离肝血流、蓝色,三支主干的流速曲线多呈三角形或呈四相波形,与下腔静脉波形相似,与右心房的收缩和舒张密切相关（图 6-21）。

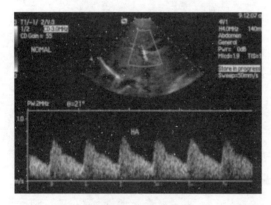

图 6-20　肝动脉频谱

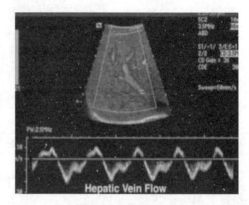

图 6-21　肝静脉频谱

（七）注意事项

1. 在扫查区采取自上而下、由内及外的连续、系统性滑行扫查,切忌跳跃式扫查,同时贵每一切面进行最大范围的侧动扫查,以最大限度减少遗漏区。

2. 注意超声探测的"盲区":肝右叶膈顶部、右后叶下部、左外叶外侧角、方叶等因解剖因素很难显示,在扫查肝膈顶部时,可嘱患者深吸气,让肝下移。同时,根据患者情况采取合理体位,如高位肝扫查时可辅以坐位,肝右后叶和肝门部扫查可辅以左侧卧位等（图 6-22）。

3. 当发现病灶时,应多切面扫查。注意鉴别小囊肿与血管断面。

4. 扫查肝时注意观察肝与邻近脏器和周围组织的关系。

5. 彩色多普勒检查:彩色取样框放在感兴趣位置,大小适度。彩色血流标尺或脉冲多普勒应调低在适当水平（一般为 10 cm/s）,适当降低壁滤波、增加声波的发射功率以提高仪器对低速血流的显示率。

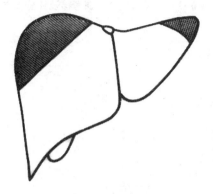

图 6-22　肝检查死角

【延伸学习】

1. 肝的超声检查方法可链接网址 http://mp. weixin. qq. com/s?＿＿biz＝MzA3MDE2ODUxNA＝&mid＝2651586375&idx＝1&sn＝d36e344242734 c255 c46787370d 4497f&chksm＝853fa5eab2482cfc5c58a69c2443bea5381c6f3b8434fa4a78a691e901a4ec45d28 cfee5ab99&mpshare＝1&scene＝23&srcid＝0929wOHC5r0pK6wzpsC27Iru#rd。

2. 肝超声标准切面及主要解剖注释可链接网址 http://mp. weixin. qq. com/s?＿＿biz ＝MjM5OTcwNzY0OA＝&mid＝2651700018&idx＝3&sn＝c89e3abf320bf15ff322f441d064 c0b7&chksm＝bcce4e5d8bb9 c74bc3adf673afb38ab578419 c1e4548f952e49f8afde1da80453f7 c36031f50&mpshare＝1&scene＝23&srcid＝04182ueuJBl5 mV5HjzYGPeog#rd。

【实训考核】

1. 结合理论授课内容,以书面形式考核学生理论知识水平。

2. 学生实操演示,带教老师按超声实训效果考核表给出分数,考核评估学生的实际操作能力(表6-1)。

表6-1 肝超声检查实训考核及评分标准

| 项目 | | 总分 | 内容要求 | 分值 | 得分 |
|---|---|---|---|---|---|
| 检查前准备 | 医生准备 | 15 | 礼仪适宜 | 2 | |
| | | | 人文关怀 | 2 | |
| | | | 核对信息无误 | 3 | |
| | | | 仪器调节适当 | 8 | |
| | 患者准备 | 5 | 体位选择正确 | 2 | |
| | | | 患者理解并合作 | 3 | |
| 操作过程 | | 50 | 选择适当的探头频率,调节机器至最佳状态 | 5 | |
| | | | 选择适当体位,充分暴露被检查部位,涂超声耦合剂 | 2 | |
| | | | 对肝进行多切面扫查 | 10 | |
| | | | 观察分析肝声像图表现 | 10 | |
| | | | 测量肝左叶上下径、肝右叶斜径、门静脉主干内径 | 4 | |
| | | | 探头不可碰撞,手持探头灵活牢固 | 4 | |
| | | | 根据检查部位灵活变换被检查者体位 | 3 | |
| | | | 正确使用超声诊断的基本扫查手法 | 9 | |
| | | | Freeze冻结屏幕,擦净探头,放置于专用位置 | 3 | |
| 检查报告 | | 20 | 信息齐全,内容完整 | 4 | |
| | | | 层次分明,重点突出 | 4 | |
| | | | 语言通顺,描述贴切 | 4 | |
| | | | 数字精确,术语专业 | 4 | |
| | | | 诊断准确,提示恰当 | 4 | |
| 实训评价 | 效果 | 10 | 检查顺利,患者反应良好 | 3 | |
| | 操作 | | 动作轻巧稳重 | 4 | |
| | 沟通 | | 有效 | 3 | |
| 总分 | | 100 | | | |

# 理论考核题（一）

## （一）名词解释

1. 第一肝门
2. Glisson 系统

## （二）单选题

1. 关于肝横沟的描述，正确的是（　　）
   A. 为第二肝门所在
   B. 为第一肝门所在
   C. 由脐静脉窝和静脉韧带构成
   D. 由胆囊窝和下腔静脉沟组成
   E. 为第三肝门所在

2. 关于肝面"H"形的两条纵沟和一条横沟，不正确的说法是（　　）
   A. 横沟内有肝管、门静脉、肝固有动脉
   B. 横沟为第一肝门所在
   C. 左纵沟由脐静脉窝和静脉韧带构成
   D. 左纵沟的前部有肝圆韧带
   E. 右纵沟由胆囊窝和肝静脉构成

3. 下列哪项不属于肝面"H"形沟的结构（　　）
   A. 胆囊窝　　　　　　　B. 肝圆韧带　　　　　　　C. 下腔静脉沟
   D. 第一肝门　　　　　　E. 镰状韧带

4. 关于肝门的描述，不正确的是（　　）
   A. 三支肝静脉汇入下腔静脉处为第三肝门
   B. 第一肝门内有肝固有动脉、门静脉、肝管
   C. 第二肝门在第一肝门上方约 5 cm 处
   D. 第一肝门内肝管在前、肝固有动脉居中、门静脉在后
   E. 横沟为第一肝门所在

5. 下列属于 Clisson 系统的结构有（　　）
   A. 门静脉、胆管、肝动脉
   B. 三条肝静脉
   C. 肠系膜上动脉、肠系膜上静脉
   D. 肠系膜下动脉、肠系膜下静脉
   E. 脾静脉、肠系膜下静脉

## （三）多选题

1. 肝超声扫查时探头通常放置部位包括（　　）

A. 右侧肋间      B. 右肋缘下      C. 剑突下

D. 左肋缘下      E. 以上都正确

2. 对于肝位置偏高,肋缘下扫查不满意时,可采用的改善方法是(　　　)

A. 换用高频探头      B. 患者取半卧位      C. 患者做深吸气后屏气

D. 做右肋间扫查作为补充      E. 以上都正确

3. 关于肝的分区,正确的说法是(　　　)

A. 肝中静脉将肝分成左半肝及右半肝

B. 肝右静脉将右半肝分成右前叶、右后叶

C. 肝左静脉将左半肝分成左外叶、左内叶

D. 库氏法将肝分为八个区

E. 下腔静脉将肝分成左半肝及右半肝

4. 库氏法将肝分为八个区,以肝段(S)命名,下列说法正确的是(　　　)

A. 尾状叶为 S1

B. 左内侧叶为 S4

C. 右前上段为 S8

D. 左内叶背侧由肝圆韧带将 S1 及 S4 分开

E. 右后叶下段为 S6

5. 关于肝静脉和门静脉内部的描述,正确的是(　　　)

A. 肝静脉流经肝段和肝叶之间

B. 门静脉经第一肝门入肝

C. 门静脉流经肝段和肝叶内部

D. 肝静脉管壁厚、回声高

E. 三条肝静脉汇入第二肝门

## (四)简答题

简述肝门的解剖结构。

## (五)识图题

1. 请指出下图中 1、2、3、4 的结构名称。

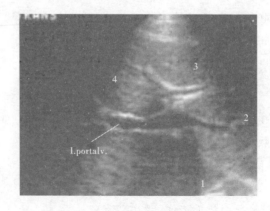

2. 请指出下图中箭头所指的结构名称。

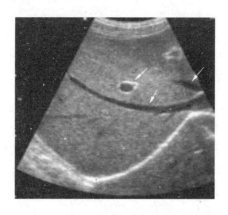

# 理论考核题(一)答案

**(一)名词解释**

1. 肝的下面又称脏面,脏面有三条互连而成的"H"形沟,即两条纵沟及一条横沟,横沟称肝门(第一肝门),有肝管、肝固有动脉、门静脉、神经及淋巴管出入。

2. 肝门静脉、肝固有动脉和肝管在肝内逐级分支并始终走行在一起,外有纤维包绕,共同组成 Glisson 系统。

**(二)单选题**

1. B　2. E　3. E　4. A　5. A

**(三)多选题**

1. ABC　2. BCD　3. ABCD　4. ABCE　5. ABCE

**(四)简答题**

肝面正中有略呈"H"形的三条沟,其中横行的沟位于肝面正中,有肝左、右管居前,肝固有动脉左、右支居中,肝门静脉左、右支,肝的神经和淋巴管等由此出入。

**(五)识图题**

1. 1 尾状叶,2 左外叶上段,3 左外叶下段,4 左内叶。

2. 白箭头是肝静脉,黑箭头是门静脉。

## 实训二　肝常见疾病超声诊断实训与考核

【实训目标】

1. 知识目标

(1)掌握超声检查肝的检查前准备、检查体位、检查途径及检查方法;肝弥漫性病变、肝囊性病变、原发性肝癌、转移性肝癌的超声表现与鉴别诊断;常见肝病变的超声检查各标准切面获得方法和声像图表现。

(2)了解探测时超声诊断仪的正确调节。

2. 能力目标　通过实训能够独立完成肝常见疾病标准切面的扫查,对声像图进行正确的观察与分析,并能规范书写超声诊断报告。

3. 素质目标　通过实训学习,学生把课堂上所学理论知识与实践操作有机结合起来,培养学生良好的团队协作精神,培养学生自主学习的习惯,培养学生把基础理论、基本知识和基本技能融会贯通的能力,培养学生严肃认真、实事求是的工作态度和以患者为中心的良好职业道德。从而具备独立从事本专业工作的实际能力。

【实训器材】

1. 仪器　多功能彩色多普勒超声仪(B/M、CDFI、PW、CW),凸阵探头:频率2~5 MHz。

2. 材料　耦合剂、检查用纸、检查床。

3. 多媒体、超声体模。

【实训步骤】

1. 由带教老师通过多媒体讲解常见肝疾病的超声图片或视频、或提前预约患者进行示教、教师超声体模示教。

2. 带教老师结合理论授课内容给出名词解释2~3个,单选、多选题各5个,简答题1~2个,识图题3~5个,病例分析1~2个,让学生抢答,同时可以增加延伸学习内容。建立云课堂与学生互动学习,充分利用现代网络技术,让学生有玩中学,极大地调动学生自主学习的积极性。

3. 结合超声诊断仪的使用,讲解检查前准备,包括人文关怀和患者的沟通以及超声探头的选择及仪器的调节。

4. 带教老师实操演示不同检查途径各标准切面检查步骤、检查手法及声像图表现及特点,让学生在头脑中对各标准切面所显示的解剖结构及操作流程、操作手法、注意事项有一个初步认识。

5. 学生分组上机操作实践

(1)学生重复老师演示的操作流程,尝试着调节机器。

(2)让学生尝试应用老师所讲的检查操作手法。

（3）让学生识别常见肝疾病声像图表现,感受操作过程中图像变化与操作技能的关系。

（4）观察仪器调节对肝常见疾病声像图表现的影响并思考其原因。

（5）认识常见肝疾病声像图表现。

6.带教老师巡回辅导并纠错,对学生提出的难点、疑点进行讲解。

7.超声检查实训效果考核

【实训内容】

# 一、肝弥漫性病变

## （一）脂肪肝

各种原因造成肝细胞脂肪变性的肝疾病,常见的有肥胖伴高血压症、酒精性肝病、某些中毒性肝病。

1.超声表现　　肝大小正常或轻度增大,肝实质回声细小、致密,回声强度由浅至深部逐渐减弱,肝内血管因衰减而显示不清晰。另有肝局限性脂肪浸润不均或称非均匀性脂肪肝,在肝内出现片状低回声,无包膜,见图6-23、图6-24。

2.探测要点

（1）测量肝的各径线,了解有无明显的肝大征象。观察肝实质浅部和深部的回声散射情况、肝内管道清晰度,对比肝肾实质的回声强度,并进行彩色多普勒血流信号的检测。

（2）脂肪的衰减常导致脂肪肝的声像图不满意,尤其难以显示深部结构。为使肝实质显示清晰,需要合理调节仪器各参数,如降低探头频率、适当提高远场的增益等。对于局限性脂肪肝患者,应多切面、多角度地观察回声异常区,避免假阳性。

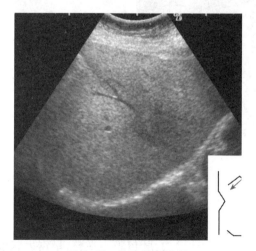 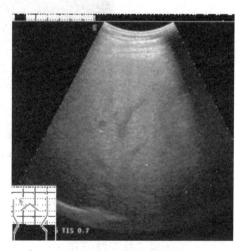

图6-23　均匀性脂肪肝　　　　　　　图6-24　局限性脂肪肝

**（二）肝炎**

肝炎是由病毒、药物、化学物质等引起的肝弥漫性炎症性病变，其基本病理变化为肝实质细胞变性坏死为主，同时伴不同程度的炎性细胞浸润、肝细胞再生和纤维组织增生。按其病程长短不同分为急性肝炎和慢性肝炎。

1. 超声表现

（1）肝大，各径线测值增大，形态饱满，边缘钝。肝炎早期，由于肝细胞变性、坏死、胞质水分过多，加之汇管区炎性细胞浸润、水肿，肝实质回声明显低于正常，常有黑色肝之称。肝内血管可呈正常表现（图6-25）。

（2）慢性肝炎声像图随病变程度不同而有变化。轻度慢性肝炎，肝声像图可能无异常发现或仅有肝实质回声稍增强、增粗表现，肝质地中等或尚软。中度慢性肝炎，肝实质回声增强、增粗，分布欠均匀，肝内血管可呈正常表现，亦有肝静脉内径变细改变，肝质地中等。重度慢性肝炎，肝实质回声，明显增强、增粗，分布不均匀，肝静脉内径变细，僵直感，肝质地中等或中等偏硬。

2. 探测要点

（1）探测内容　观察肝的外形、包膜、肝内管道及其分布，以及肝实质回声是否改变；测量肝的径线以明确有无肝大或肝萎缩，尤其是肝左右叶的比例是否失调；排除肝内占位性病变。

（2）注意事项　急性肝炎时声像图多无明显特征，对传染期的患者要注意隔离和消毒。慢性肝炎时，超声只能提示肝弥漫性病变的存在，难以提示具体的病变类型或进程，如肝纤维化、肝硬化、糖原贮积症等，需要通过实验室检查或肝穿刺活检进行诊断。

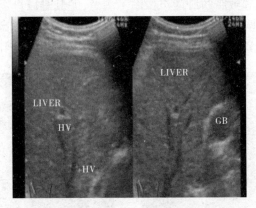

**图6-25　肝炎**
LIVER：肝　GB：胆囊

**（三）肝硬化**

1. 超声表现

（1）直接征象　肝左叶、右叶缩小，尾状叶呈代偿性增大，肝包膜不平整，呈锯齿状或凹凸状。肝实质回声增强、粗大、分布不均匀（图6-26）。有时肝内出现低回声结节，大小5~10 mm，边界整齐，为肝硬化增生结节。肝静脉内径明显变细，走向迂曲。肝内门静脉（图6-27）尤其是门静脉右支内径变细，肝外门静脉内径增宽（图6-28），肝动脉内径增宽,肝内肝动脉较正常易于显示。肝质地硬,彩色多普勒检查,肝静脉呈迂曲、粗细不一的彩色血流,门静脉呈淡色低速血流或双向血流(图6-29)。当门静脉内有血栓形成,在血栓处出现彩色血流充盈缺损区,肝动脉呈搏动性条状花色血流。

(2)间接征象

1)侧支循环开放 脐静脉重新开放使圆韧带内已闭塞的脐静脉分离而出现管状无回声区,自门静脉左支囊部延向腹壁。彩色多普勒检查门静脉左支彩色条状管道沿圆韧带方向一直通向肝表面,并穿过肝包膜及肌层至腹壁。

2)脾大 脾径线测值增大,脾静脉内径增宽。

3)腹水 肝前、肝肾间隙、腹侧、盆腔出现无回声区,形态不定,且随体位改变而有相应变化。

2.探测要点

(1)肝硬化时除了显示和观察肝实质、肝包膜和边缘、肝内血管等结构外,尚需要仔细观察胆囊、肝内外门静脉、脐静脉、脾静脉和脾的大小和血流情况,以及有无腹水。

(2)肝硬化时肝形态发生改变,肠道胀气及腹水时常导致声像图显示不满意。应改变体位多角度显示肝实质及肝内外血管。测量门静脉内径在肝门部为宜,肝内血管的内径可因肝实质的硬化牵拉而缩小,并需要仔细显示门静脉及其属支的血流情况,排除血栓或癌栓。肝硬化常致胆囊壁水肿,需与胆囊炎鉴别,前者没有胆囊炎的临床表现。

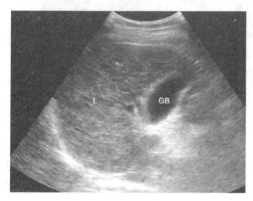

图6-26 肝硬化二维超声

L:肝 GB:胆囊

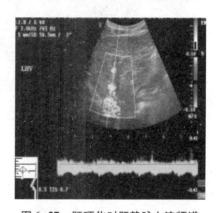

图6-27 肝硬化时肝静脉血流频谱

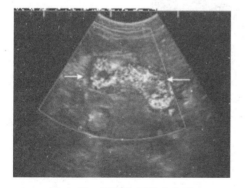

图6-28 肝硬化门静脉高压

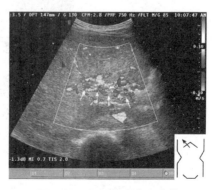

图6-29 肝硬化彩色多普勒

## 二、肝囊性病变

### (一)超声表现

1.肝囊肿　肝内出现单个或多个圆形或椭圆形无回声区,壁薄,呈细光带回声,边缘整齐,光囊肿后方回声增强,部分囊肿内有分隔光带,为多房性囊肿(图6-30)。彩色多普勒检查囊肿内无彩色血流信号,囊壁偶见短条状彩色血流信号。

2.肝脓肿　典型肝脓肿声像图在肝内病变区出现圆形或类圆形无回声(稀薄脓液)或液性混浊(稠厚脓液),后方回声增强。壁厚,外壁整齐而内壁不平整,呈虫蚀样内壁。肝脓肿不全液化时,病变区呈蜂窝状不均质回声,液化处呈无回声区,未液化区呈低回声(图6-31)。在肝脓肿早期,肝内病变区则呈不均匀低回声或等回声区,边界欠清晰,边缘不规则。

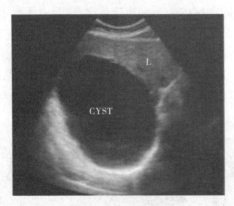

图6-30　肝囊肿

L:肝　CYST:囊肿

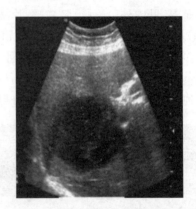

图6-31　肝脓肿

3.多囊肝　多囊肝是因先天性肝发育异常发生,具有家族性和遗传性。囊肿大小不一,数目众多,绝大多数累及全肝,囊肿之间肝组织可正常(图6-32)。多囊肝多合并多囊肾。多数患者有消化道受压症状,如上腹胀痛。

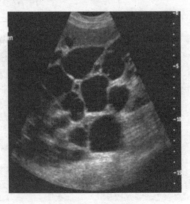

图6-32　多囊肝

**(二)探测要点**

1.探测内容 除了常规探测肝的形态、大小、回声、包膜和肝内的管道结构外,需要观察肝囊性病变的内部回声囊壁厚度、内壁和外壁形态、与周围肝实质的分界及后方回声,尚需探测肾和脾的情况。

2.注意事项 超声显像是诊断肝内囊肿性病变首选的影像学检查手段,操作简便,声像图表现特异,优于其他影像诊断方法,也是临床随访的主要手段。超声探测时需要询问和结合临床资料、患者的流行区居住史、家族史等。

## 三、原发性肝癌

**(一)超声表现**

1.直接征象 肝内出现单个质硬的实质回声肿瘤,其形态和内部回声与肿瘤的大小有密切关系。当肿瘤≤5 cm时,多呈圆形,低回声或结节状低回声(图6-33)。肿瘤周围可有声晕,周围及内部彩色血流显示不丰富。当肿瘤>5 cm时,呈圆形或不规则结节状等回声,少数呈结节状高回声,肿瘤周围多有声晕,周围及内部彩色血流显示丰富,肿瘤周围有丰富抱球样血流之称。肝癌伴癌肿出血、坏死液化时,肿瘤呈混合性回声。弥漫性肝癌呈肝内布满低回声结节,有时仅呈肝内光点增粗而无结节样回声。

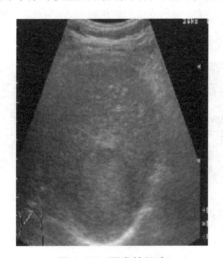

**图6-33 原发性肝癌**

2.间接征象

(1)肿瘤压迫血管,造成血管变细、绕行。

(2)肿瘤增大或位于第一肝门处时,可压迫肝管引导肝内胆管扩张。

3.转移征象

(1)肝癌伴肝内局部转移,在原发肿瘤周围出现卫星状布散的小结节。

(2)肝癌伴门静脉、下腔静脉癌栓时,门静脉或下腔静脉内出现低回声,该处无彩色血流信号。

（3）肝癌伴淋巴结转移，在肝门处、腹主动脉旁、锁骨上出现圆形低回声肿大淋巴结。

（4）晚期肝癌患者出现腹水、胸水。

**（二）探测要点**

1. 首先明确是否有肝内占位性病变，需要多切面、多角度观察病变区是否有占位效应。

2. 其次是定位诊断，根据肝内血管分支、韧带等结构与病灶的空间关系确定其在肝内的具体叶段；观察肿块的内部回声、形态以及与周围肝组织的分界、是否压迫或侵犯邻近的血管或胆管；彩色多普勒超声检测病灶内部和边缘的血流信号分布和流速曲线，对病灶进行定性诊断；必要时进行超声造影检查，进一步明确肿块的良恶性。

3. 多数肝癌结节呈膨胀性生长，其外形呈圆形或椭圆形，周围的组织和管道结构受压和被推挤的间接征象有助于识别肝癌结节。肝癌的声像图表现多样，随着癌肿的生长和发展，不仅在形态上增大，而且其内部回声特征亦可发生改变。

## 四、转移性肝癌

**（一）超声表现**

肝内出现两个以上（极少有单个）大小相仿的圆形或椭圆形实质回声肿块，内部回声呈多样化（图6-34）。主要与原发灶的病理类型有关，但同一患者肝内所有肿瘤回声应为相同，肿瘤内一般无血流信号。

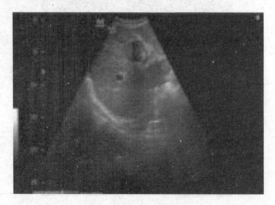

**图6-34　转移性肝癌**

**（二）探测要点**

1. 当超声发现肝内占位性病变时，首先是明确肿瘤的个数和部位，根据肝内结构与病灶的空作关系，对肿块在肝内的具体叶段进行定位；其次是观察肿块的内部回声、形态以及是否压迫或侵犯邻近的血管或胆管；再使用彩色多普勒超声检测肿块内部和边缘的血流信号和流速曲线，对肿块进行定性诊断；必要时进行超声造影检查，提高诊断的准确率。

2. 当发现肝内转移性肿瘤存在时，需要对全肝仔细检查以避免微小病灶的漏诊。进一步需观察肝门部是否有淋巴结肿大、肝内及肝外的血管是否受压或侵犯、是否有腹水等晚期肿瘤的征象,为临床处理提供更多的信息。

## 五、肝血管瘤

### (一)超声表现

1. 肝毛细血管瘤　在肝内出现圆形或椭圆形高回声,边界清晰,边缘不整齐,呈花边状。肿瘤大小常较小,直径一般在1~3 cm(图6-35),彩色多普勒探测由于血流速度甚低,大多数病变均难以显示血流(图6-36)。

2. 海绵状血管瘤　本型血管瘤一般较大,形态不规则,内部呈网络状低回声,边缘回声增强。彩色多普勒探测可有星点状血流信号。

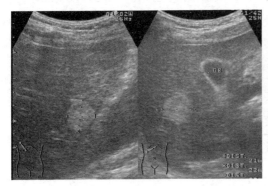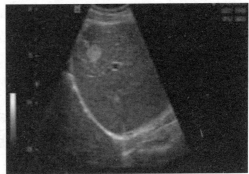

图6-35　肝毛细血管瘤

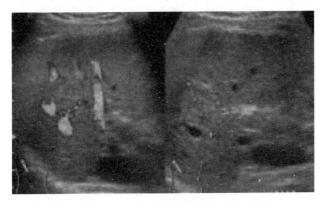

图6-36　肝毛细血管瘤,内部未见血流信号

### (二)探测要点

1. 首先是明确肝内肿瘤的个数和肿块在肝内的具体叶段,其次是观察肿块的内部回声、彩色多普勒血流信号和脉冲多普勒血流频谱的检测,对肿块进行诊断;必要时进行超声造影检查,可以进一步肯定血管瘤的诊断。

2.肝血管瘤生长缓慢,长期随访大小无明显变化或缓慢增大如短期内增大明显,需要进行超声造影或其他影像学检查以排除误诊的可能,或建议手术治疗。血管瘤的内部回声是与周围肝实质相比较而言,当周围肝出现脂肪浸润等变化时,血管瘤的回声可发生改变,如先前的高回声病灶可呈低回声或等回声而不易发现。

【延伸学习】

1.肝血管瘤可链接网址 http://mp. weixin. qq. com/s? _biz = MzIxOTQ3MzgxOQ = &mid = 2247485731&idx = 1&sn = 44 cbcb4aef2eb9f00225 cf52b810a806&chksm = 97dbfbd 7a0ac72 c193d9 c45e7a87703 c04dcd9b28 bf33224b7a74b3 ce475b4aaa6 e9facc554b& mps hare = 1&scene = 23&srcid = 0418aBrm7ADkH4vQocZPRJxh#rd。

2.肝疾病的超声诊断 http://www. so. com/link? m = aLqadgMVALSmierCKAmTCIbN-RWqbbKvQK6BqNu Bnns91LJAsigaGtAY32azUQ86wNXROOI% 2FqIIexiiW2w9D1 xnRJRPQ wL1gXUVDv7 wCJ4hoN5pJ6je% 2BoT1lyidNbsKNXmc3 c6QK7S% 2BkIh5OLcRPhx3 bxRJAg BqlUK1jKy1N4auZMu8KPI1yc9UFof9aMRItn% 2FMqm2OkLBtYc7z% 2BhVcoxP19pCRr0thlx B5nWQVUovAkY%3D。

3.鉴别诊断(表6-2,表6-3,表6-4)。

表6-2 肝弥漫性病变鉴别诊断

| 项目 | 均匀性脂肪肝 | 肝硬化 |
| --- | --- | --- |
| 肝体积 | 增大 | 缩小 |
| 肝角 | 变钝 | 锐利 |
| 肝内门静脉分支 | 管壁回声相对减弱,走行方向无改变 | 扩张 |
| 胆囊壁 | 无改变 | 多见双边征象 |
| 脾 | 不大 | 中、重度大 |
| 肝实质回声 | 增强,呈密集的细小点状回声 | 增粗、增强 |

表6-3 肝囊性占位性病变的鉴别诊断

| 项目 | 肝单纯囊肿 | 多囊肝 | 肝脓肿 |
| --- | --- | --- | --- |
| 肝形态 | 体积增大或无改变 | 肝体积不规则增大,肝包膜回声凹凸不平 | 常有不同程度的增大,以局限性增大为主 |
| 肝实质 | 无改变 | 严重时,见不到正常的肝实质 | 病变周围组织呈炎症反应 |
| 肝内管道结构 | 囊肿位于肝门区压迫胆管时,可有胆管扩张 | 严重时,见不到正常的肝内管道结构 | 病变区肝内管道结构显示不清 |
| 病变区声像图 | 肝内圆形或椭圆形无回声区 | 肝内显示多个大小不一,紧密相连的无回声 | 不同时期表现不同 |

表6-4 肝癌与肝血管瘤的鉴别诊断

| 项目 | 肝癌 | 肝血管瘤 |
| --- | --- | --- |
| 肿瘤边缘回声 | 边缘有低回声晕环绕 | 有高回声边缘包绕 |
| 瘤内回声 | 不均匀的实质回声<br>内部有不规则无回声 | 均匀点状条状高回声或网格状<br>斑片状低回声 |
| 外周血管 | 受压、变形 | 环绕或相通 |
| 瘤体后方回声 | 无增强,多有声衰减 | 增强 |
| 肿瘤相应部位肝形态 | 改变明显,多有驼峰征、角征 | 改变较轻 |

【实训考核】

1. 结合理论授课内容,以书面形式考核学生理论知识水平。

2. 学生实操演示,带教老师按超声实训效果考核表给出分数,考核评估学生的实际操作能力(参考实训一)。

# 理论考核题（二）

## （一）名词解释

1. 第二肝门

2. 超声莫非氏征

## （二）单选题

1. 声像图上区别门静脉和肝静脉最好的方法是（　　）

    A. 门静脉管壁较厚　　　　B. 肝静脉管径较粗　　　　C. 门静脉分支较多

    D. 追踪它们的发源处　　　E. 肝静脉可有搏动

2. 关于肝血管瘤，下列描述哪项正确（　　）

    A. 小血管瘤以高回声型多见　　B. 临床症状多较明显　　C. 左叶较右叶多发

    D. 多数血管瘤结节内可见丰富的血流信号

    E. 边界多不清晰

3. 肝囊肿合并感染时，与下面哪种疾病不易鉴别（　　）

    A. 肝脓肿　　　　　　　　B. 肝血管瘤　　　　　　　C. 肝细胞癌

    D. 肝局灶性结节性增生　　E. 肝转移癌

4. 肝囊性与实性占位性病变声像图的主要鉴别点是（　　）

    A. 是否有清晰的边界　　　B. 是否外周血管受压

    C. 病灶内部的回声特点，病灶后方回声是否增强

    D. 两者所在的位置的不同　　E. 周边是否有血流信号

5. 儿童最常见的肝恶性肿瘤是（　　）

    A. 肝畸胎瘤　　　　　　　B. 肝母细胞瘤　　　　　　C. 肝错构瘤

    D. 肝脂肪瘤　　　　　　　E. 肝血管瘤

## （三）多选题

1. 下列哪些是原发性肝癌的继发性征象（　　）

    A. 肝门向健侧移位　　　　B. 肿块附近的血管绕行、抬高

    C. 肝内胆管不同程度扩张　D. 门静脉癌栓形成

    E. 肝内实性肿块，内见不规则无回声区

2. 关于肝局灶性结节性增生的超声表现，说法正确的是（　　）

    A. 为增生性病变而非肿瘤　　B. 边界较清晰，无晕征

    C. 肿块内有多条细带强回声，呈放射状延伸

    D. 肿块内一般无血流信号　　E. 肿块可成低回声、等回声及强回声

3. 深吸气后超声加压扫查，肝血管瘤会出现哪些项变化（　　）

    A. 由强至等的回声变化　　　B. 回声与肝组织相近　　　C. 无加压形变

D.血管瘤部分或全部消失　E.由强至弱的回声变化

4.以下对肝囊肿的描述,正确的是(　　)

  A.类圆形的无回声区　　　B.囊壁菲薄、光滑、整齐

  C.内部透声良好的无回声　D.后方多无增强效应

  E.常伴有侧方声影

5.下列肝硬化声像图表现中正确的是(　　)

  A.肝回声增高、增粗　　　B.肝表面凹凸不平　　　　　C.左叶及尾状叶增大

  D.肝静脉细窄、管壁不平整　E.以上说法均错误

## (四)简答题

1.试述原发性肝癌的分型及声像图表现。

2.脂肪肝的超声表现有哪些?非均匀性脂肪肝的分布有什么特点?

3.试述肝硬化及门脉高压的声像图表现。

## (五)识图题

1.请指出下图中箭头所指的结构。

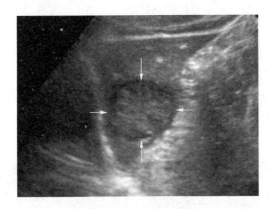

2.请指出下图中箭头所指的结构。

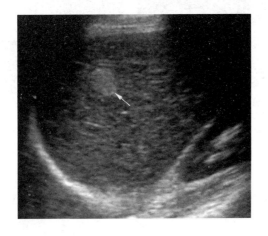

3.请指出下图中标有"M"的结构。

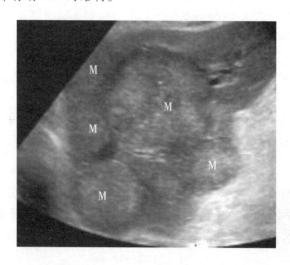

(六)病例分析

1.患者,男,62岁。有乙肝史24年,肝硬化。无明显不适症状。体格检查:脾大(肋下1指)。

实验室检查:乙肝小三阳,AFP>2 000 ng。

超声检查:发现肝占位。

灰阶超声:肝硬化。肝右叶见25 mm×25 mm稍低回声不均质团块,周围见浅淡暗环,边界不清。彩色多普勒:肿瘤内部点线状血流,阻力指数(RI)0.74,见下图,试述超声诊断。

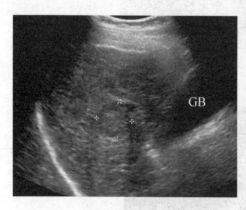
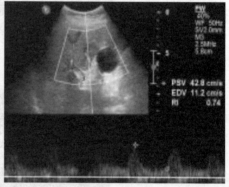

2.患者,男,41岁有乙肝史17年,体格检查无殊。

实验室检查:小三阳,AFP(-)。

灰阶超声:肝右前叶见25 mm×20 mm低回声团块(箭头所示),内部回声不均匀呈网状,周边呈高回声。多普勒超声:病灶周边半环状血流,阻力指数(RI)0.52,见下图,试述超声诊断。

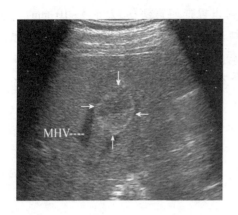 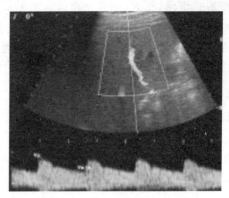

# 理论考核题(二)答案

**(一)名词解释**

1. 位于肝膈面下腔静脉沟,是三支肝静脉与下腔静脉的汇合处。

2. 将探头压迫胆囊区,嘱患者深吸气,若患者在吸气过程中,疼痛加剧而突然屏气,称为超声墨菲征阳性。

**(二)单选题**

1. D　2. A　3. A　4. C　5. B

**(三)多选题**

1. ABCD　2. ABCE　3. ABDE　4. ABCDE　5. ABCD

**(四)简答题**

1. 结节型:直径为 0.5~6.5 cm,边界清晰。巨块型:直径在 10 cm 以上,周围可见"卫星"样小 Ca 结节。弥漫型:较为少见。

声像图表现:①肝局部肿大,形态失常;②肝实质内异常回声团块、中心可有液化,内部及周围血供增多;③声晕,肿块周围无回声带或低回声带;④肿瘤后方回声多衰减;⑤血管绕行、管腔变窄、血流变细;⑥血管内癌栓。

2. 肝形态饱满或肿大,实质回声细密增强,后方回声衰减;肝内管道结构显示不清楚;肝肾实质回声对比增强。如果上述变化分布整个肝,称之为弥漫性脂肪肝;如果分布不均匀,还存在正常回声区,则称为非均质性脂肪肝。局限性脂肪肝通常累及部分肝叶或肝段,超声表现为脂肪浸润区部位的高回声区与正常肝组织的相对低回声区,两者分界较清,呈花斑状或不规则的片状。

3. (1)肝左叶、右叶缩小,尾状叶呈代偿性增大,肝包膜不平整,呈锯齿状或凹凸状。

肝实质回声增强、粗大、分布不均匀。有时肝内出现低回声结节,大小 5~10 mm,边界整齐,为肝硬化增生结节。肝静脉内径明显变细,走向迂曲。肝内门静脉尤其是门静脉右枝内径变细,肝外门静脉内径增宽,肝动脉内径增宽,肝内肝动脉较正常易于显示。

(2)门高压声像图:①侧支循环开放;②脾大;③腹水。

**(五)识图题**

1.肝癌。

2.肝血管瘤。

3.肝转移瘤。

**(六)病例分析**

1.肝癌。

2.肝海绵状血管瘤。

(胡 勇 刘红霞 李 拓)

# 第七章

# 胆囊与胆管超声诊断

## 实训一 正常胆囊与胆管超声诊断实训与考核

**【实训目标】**

1. 知识目标

(1)掌握超声检查胆囊与胆管的检查前准备、检查体位、检查途径及检查方法；胆管系统标准切面的解剖结构；正常胆囊与胆管的超声检查各标准切面获得方法和声像图表现以及规范的超声测量。

(2)了解探测时超声诊断仪的正确调节。

2. 能力目标 通过实训能够独立完成胆囊与胆管各常规标准切面的扫查，对声像图进行正确观察与分析，并能规范书写超声诊断报告。

3. 素质目标 通过实训学习，学生把课堂上所学理论知识与实践操作有机结合起来，培养学生良好的团队协作精神，培养学生自主学习的习惯，培养学生把基础理论、基本知识和基本技能融会贯通的能力，培养学生严肃认真、实事求是的工作态度和以患者为中心的良好职业道德。从而具备独立从事本专业工作的实际能力。

**【实训器材】**

1. 仪器 多功能彩色多普勒超声仪（B/M、CDFI、PW、CW），凸阵探头（频率 2～5 MHz）。

2. 材料 耦合剂、检查用纸、检查床。

**【实训步骤】**

1. 由带教老师演示讲解正常胆管系统的大体解剖。

2. 带教老师结合理论授课内容给出名词解释 2~3 个，单选、多选题各 5 个，简答题

1~2个,识图题3~5个,病例分析1~2个,让学生抢答,同时可以增加延伸学习内容。建立云课堂与学生互动学习,充分利用现代网络技术,让学生有玩有学,极大地调动学生自主学习的积极性。

3.结合超声诊断仪的使用,讲解检查前准备,包括人文关怀和患者的沟通以及超声探头的选择及仪器的调节。

4.带教老师实操演示不同检查途径各标准切面检查步骤、检查手法及声像图表现及特点,让学生在头脑中对各标准切面所显示的解剖结构及操作流程、操作手法、注意事项有一个初步认识。

5.学生分组上机操作实践

(1)学生重复老师演示的操作流程,尝试着调节机器。

(2)让学生尝试应用老师所讲的检查操作手法,感受不同检查体位与检查途径对标准切面的影响。

(3)让学生尝试探测适当加压或将胃充盈液体后,可提高肝外胆管的显示率。

(4)识别胆囊颈和胆囊底部出现的"折射声影",并分析其原因。

(5)分析空腹状态对胆囊和胆管超声探测的意义,思考有哪些情况可引起胆囊不显影。

6.带教老师巡回辅导并纠错,对学生提出的难点、疑点进行讲解。

7.超声检查实训效果考核。

【实训内容】

(一)解剖概要

胆管系统分为胆囊和胆管两大部分,胆管以肝门为界,分为肝内胆管和肝外胆管。

1.胆囊　正常胆囊纵切面呈梨形或长茄形,横切面呈圆形,其轮廓清晰,囊壁为纤细光滑的高回声带,囊腔为无回声区,后壁和后方回声增强。正常胆囊长径为7~9 cm,前后径3~4 cm,囊壁厚2~3 cm。但胆囊大小存在很大的个体差异,同时与进食情况密切相关,故检查时被检查者须禁食8 h以上。

2.胆管　目前超声诊断仪能常规显示左右肝管、肝总管及胆总管。正常胆管纵切面图像为相应门静脉前壁的管道,壁为纤细光滑的高回声带,管道内为无回声区。左、右肝管内径一般不超过2 mm,肝总管内径3~4 mm,胆总管内径6~8 mm。

(二)检查体位

1.仰卧位　胆管常规的检查体位。该体位可做以下途径的探测。

(1)剑突下横切　显示肝门静脉左支的"工"字形结构以及与其伴行的左肝管。

(2)右肋缘下斜切　显示胆囊和肝门静脉的左、右支以及与其伴行的左肝管和右肝管。

(3)右肋间斜切　显示胆囊、肝门静脉的右支以及与其伴行的右肝管。

(4)右肋缘下腹直肌外缘纵切、横切　显示胆囊的长轴切面及横断面。

2.左侧卧位　主要用于右肋缘下腹直肌外缘斜纵切探测,清晰显示肝外胆管的长轴。

3.坐位、半坐位或站立位 主要用于肝和胆囊下移,便于胆囊的显示,同时可观察胆管结石的移动情况。

4.胸膝位 主要是用于观察胆管结石的移动情况。

**(二)扫查途径和标准切面**(插入图片并英文简写标注显示部位,附操作手法小视频)

1.剑突下横切 患者仰卧,探头横置于剑突下方,声束向头侧倾斜,做立体扇形扫查,如肝位置过高可在患者做深呼吸的状态下进行探测,以此显示左肝、肝门静脉左支的主干及其分支所构成的"工"字形结构,以及与之伴行的左肝管。此切面所显示的解剖结构见图7-1。

2.右肋缘下斜切 患者仰卧,探头置于右肋缘下,并与右肋缘平行,声束向右上倾斜,做立体扇形扫查,必要时嘱患者深吸气使肝和胆囊下移,便于显示。探头向右移动可显示右肝、胆囊、肝门静脉右支及与之伴行的右肝管,向左移动可显示左肝、肝门静脉左支及与之伴行的左肝管标准切面有通过第一肝门的切面声像图:图中胆囊颈部斜向门静脉主干。紧贴门静脉左、右支的前方可见与之伴行的左肝管和右肝管。此切面所显示的解剖结构见图7-2。

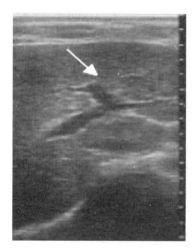

**图7-1 剑突下横切面**
白箭头:门静脉左支

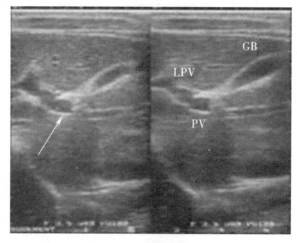

**图7-2 右肋缘下斜切面**
白箭头:门静脉 LPV:门脉左支 PV:门静脉 GB:胆囊

3.右肋间斜切 患者仰卧,探头置于右侧肋间,沿着6~9肋间逐一探测,在每一肋间均需做立体扇形扫查,可显示右肝、肝门静脉右支及与之伴行的右肝管。

标准切面有门静脉右支的"飞鸟征"声像图;图中门静脉右支斜行至第一肝门处,其前方为斜向第一肝门的胆囊,其后方为椭圆形的下腔静脉。紧贴门静脉右支的前方可见与之伴行的右肝管。此切面所显示的解剖结构见图7-3。

4.右肋缘下腹直肌外缘纵切 患者仰卧,探头置于右上腹腹直肌外缘与右肋弓交界处,嘱患者深吸气后屏气,并左右滑动探头,稍稍调整角度,可显示右肝、胆囊的长轴以及第一肝门的结构。标准切面有经胆囊长轴切面声像图:图中胆囊位于肝的下缘,紧贴肝脏面,胆囊底位于肝下方,胆囊颈指向第一肝门。此切面所显示的解剖结构见图7-4。

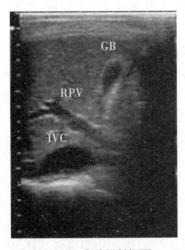
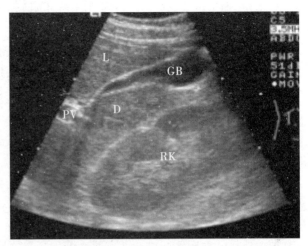

**图7-3  右肋间斜切面**
GB:胆囊  RPV:门脉右支  IVC:下腔静脉

**图7-4  右肋缘下腹直肌外缘纵切面**
L:肝  PV:门脉  GB:胆囊  D:十二指肠  RK:右肾

5. 右肋缘下腹直肌外缘斜纵切  患者取仰卧位或左侧卧位,先按右肋间斜切的方法显示肝门静脉右支:沿肝门静脉有支将探头向第一肝门方向斜向移动,显示肝外门静脉主干:以门静脉主干为轴心稍稍调整探头寻找出与之伴行的肝外胆管;然后沿着肝外胆管的走向一直追逐到胰头。由于肝外胆管的前方有胃肠气体的影响干扰,探测时需适当加压或将胃充盈液体后探测。以提高肝外胆管的显示率。此切面所显示的解剖结构见图7-5。

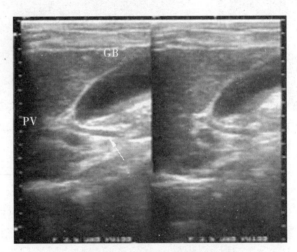

**图7-5  右肋缘下腹直肌外缘斜纵切面**
GB:胆囊  PV:门脉  白箭头:肝外胆管

### (三)正常胆囊与胆管的超声观察内容与测量

1. 外形:观察胆囊的大小、形态、边缘、包膜(光滑、连续性)及内部回声(均匀程度)。

2. 异常回声病灶的有无。

3. 与肝门静脉伴行的左、右肝管有无扩张,以及扩张的程度和造成扩张的原因。

4. 与肝门静脉主干伴行的肝外肝管有无扩张,以及扩张的程度和造成扩张的原因。

5. 超声测量:参考值为成年人长径不超过9 cm,前后径2~3 cm,一般不超过4 cm。胆囊壁厚度为0.1~0.2 cm(图7-6)。

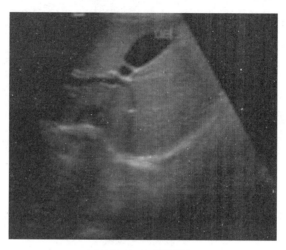

图7-6　正常胆囊

**(四)胆囊与胆管正常声像图表现**

1. 胆囊　形态正常胆囊纵切面呈梨形或长茄形,横切面呈圆形或椭圆形。胆囊轮廓清晰,囊壁光滑整齐,呈明亮的线状。囊内为无回声区,胆囊后壁及后方回声增强。胆囊纵切面胆囊颈指向第一肝门,位置较深,自胆囊颈部至肝门静脉右支或肝门静脉主干之间的肝中裂内有脂肪组织和结缔组织,在声像图上表现为一条线状高回声带,这是识别胆囊解剖位置的重要标志。胆囊体部紧贴肝实质,胆囊底部游离于肝下缘。正常情况下胆囊管不易显示。

2. 肝管

(1)肝内胆管左肝管和右肝管分别走行于肝门静脉左支和右支的前方,表现为紧贴肝门静脉左、右支前壁的细管状无回声区,其内径多在2 mm以内,目前二级以上的肝内肝管超声难以显示。肝内胆管若有扩张,则与其伴行的肝门静脉形成"平行管征"。

(2)肝外胆管由于超声探测难以显示胆囊管,故在超声检查中难以区分肝总管和胆总管,将二者统称为肝外胆管。为了描述方便,可将肝外胆管人为地分为上、下两段。

1)上段:包括肝总管和胆总管的十二指肠上段,与肝门静脉伴行。由于刚出肝门,受胃肠气体干扰较小,在超声显像中容易显示,表现为在肝门静脉腹侧与之伴行的管状无回声区,与肝门静脉形成双管结构,其内径为3~5 mm,相当于与其伴行肝门静脉内径的1/3。在肝门附近横切时,肝外胆管有时和肝固有动脉、肝门静脉共同显示为3个圆形的管腔结构,称为"米老鼠征"。肝门静脉为"米老鼠的头",肝外胆管为"右耳",肝固有动脉为"左耳"。

2)下段:包括胆总管的十二指肠后段、十二指肠下段(胰腺段)和十二指肠壁内段,向下与下腔静脉伴行,直至延伸到胰头部。该段由于受胃肠气体干扰明显而不显示,声像图表现为管状的无回声区,其内径为 4~7 mm。

（五）注意事项

1. 正常情况下,扫查肝外胆管上段不难,下段由于肠气干扰较难清晰显示。扫查时可适当加压,必要时让受检者服高脂餐,使肝外胆管产生不同程度的扩张;饮水或口服胃肠对比剂,可增强透声窗。

2. 位于门静脉主干前方的肝固有动脉或副肝动脉、肝动脉右支可能被误认为胆总管,利用彩色多普勒血流成像鉴别不难。

3. 某些常规体位下不易诊断的胆囊颈部结石,可采用俯卧位,将探头放在右腋中线处利用肝脏做透声窗经肋间扫查,以避开多重反射伪影和肠气干扰。

4. 主肝裂内有脂肪及结缔组织,约70%的人在超声上显示为连接胆囊颈部和门静脉右支根部间线状强回声。当胆囊高度收缩,萎缩或充满结石显示不清时,主肝裂是寻找胆囊的线索。

5. 胆囊伪像较多,可通过改变体位或扫查方向,调节增益及聚焦或采用组织谐频等方法予以辨别。

【延伸学习】

胆囊的超声解剖可链接网址 http://www. so. com/link? m＝aFuswovTeUIB7j4 mDAGB-Hb08NwTszQMVs　HzKXP9eW2umxn2YwdotujBuGklpyOrl5iHBS7cNXizVz1aYP84n1CVgjuLmas P3 Ah9spKR％2Fbo1AubgAk11i1S2jIz1 mhKnPiqCu1N％2BsQ5weXq3u1nyIv5Wr DMIkwckH 3UOBUd4％2FaTDvY2S54iqNnuCS0WcP7dtT％2FV9wioE2RTUbXw0j TxOIWzg％3D％3D。

【实训考核】

1. 结合理论授课内容,以书面形式考核学生理论知识水平。

2. 学生实操演示,带教老师按超声实训效果考核表给出分数,考核评估学生的实际操作能力(表7-1)。

表 7-1 胆囊与胆管超声实训考核与评分标准

| 项目 | | 总分 | 内容要求 | 分值 | 得分 |
|---|---|---|---|---|---|
| 检查前准备 | 医生准备 | 15 | 礼仪适宜 | 2 | |
| | | | 人文关怀 | 2 | |
| | | | 核对信息无误 | 3 | |
| | | | 仪器调节适当 | 8 | |
| | 患者准备 | 5 | 体位选择正确 | 2 | |
| | | | 患者理解并合作 | 3 | |
| 操作过程 | | 50 | 选择适当的探头频率,调节机器至最佳状态 | 5 | |
| | | | 选择适当体位,充分暴露被检查部位,涂超声耦合剂 | 2 | |
| | | | 对胆囊进行多切面扫查 | 10 | |
| | | | 观察分析胆囊与胆管声像图表现 | 10 | |
| | | | 测量胆囊长径和厚径 | 4 | |
| | | | 探头不可碰撞,手持探头灵活牢固 | 4 | |
| | | | 根据检查部位灵活变换被检查者体位 | 3 | |
| | | | 正确使用超声诊断的基本扫查手法 | 9 | |
| | | | Freeze 冻结屏幕,擦净探头,放置于专用位置 | 3 | |
| 检查报告 | | 20 | 信息齐全,内容完整 | 4 | |
| | | | 层次分明,重点突出 | 4 | |
| | | | 语言通顺,描述贴切 | 4 | |
| | | | 数字精确,术语专业 | 4 | |
| | | | 诊断准确,提示恰当 | 4 | |
| 实训评价 | 效果 | 10 | 检查顺利,患者反应良好 | 3 | |
| | 操作 | | 动作轻巧稳重 | 4 | |
| | 沟通 | | 有效 | 3 | |
| 总分 | | 100 | | | |

# 理论考核题(一)

## (一)名词解释

1. 声影

2. "米老鼠征"

## (二)单选题

1. 胆总管长度为( )

    A. 1~2 cm               B. 2~4 cm               C. 4~8 cm

    D. 8~12 cm            E. 12~14 cm

2. 关于正常胆囊径线,下列选项的说法正确的是( )

    A. 前后径<2.5 cm,长径<5 cm

    B. 前后径<3 cm,长径<6 cm

    C. 前后径<4 cm,长径<7 cm

    D. 前后径<4 cm,长径<9 cm

    E. 前后径<5 cm,长径<12 cm

3. 空腹胆囊囊壁厚度超过多少具有病理性意义( )

    A. 2 mm               B. 3 mm               C. 4 mm

    D. 5 mm               E. 6 mm

4. 胆囊壁增厚是由于( )

    A. 低蛋白血症               B. 右心衰竭               C. 肝炎

    D. 急性胆囊炎             E. 以上各项均是

5. 肝外胆管包括( )

    ①胆囊、胆囊管;②肝总管;③胆总管;④胰管

    A. ①②③               B. ①③               C. ②④

    D. ④               E. ①②③④

## (三)多选题

1. 下列对胆总管分段正确的是( )

    A. 十二指肠上段               B. 十二指肠后段            C. 十二指肠壁内段

    D. 胰腺段               E. 十二指肠下段

2. 下列关于胆总管的描述,正确的是( )

    A. 起于肝总管与胆囊管的汇合处

    B. 长径为4~8 cm,直径为0.6~0.8 cm

    C. 走行于门静脉前右侧和下腔静脉前方

    D. 被肝十二指肠韧带包被

E. 与副胰管汇合形成膨大的肝胰壶腹

3. 胆关于胆管系统解剖,正确的是(　　　)

　　A. 肝总管在十二指肠韧带走行,位于肝固有动脉的右侧和门静脉的右前方

　　B. 胆总管分为十二指肠上段、十二指肠后段、胰腺段和肠壁内段

　　C. 胆管可分为肝内和肝外两部分

　　D. 胆囊管多与肝总管汇合成胆总管

　　E. 胆总管肠壁内段斜穿入十二指肠降部内前侧壁

4. 以下关于胆管系统描述,正确的是(　　　)

　　A. 常采用 3.5~5.0 MHz 凸阵实时探头

　　B. 左右肝管紧贴门静脉左右支前壁,内径一般小于 2 mm

　　C. 胆总管位于肝固有动脉的左侧和门静脉的左前方走行

　　D. 胆囊管多数与肝总管汇合成胆总管

　　E. 胆总管依行程可分为 4 段

5. 关于胆囊的超声解剖,正确的是(　　　)

　　A. 胆囊壁自外向内由强-弱-强三层回声带组成

　　B. 胆囊壁中间的细弱回声带代表肌层

　　C. 胆囊长径一般不超过 9 cm,前后径多不超过 3 cm

　　D. 胆囊壁的测量宜选择体部的前壁,其厚度一般不超过 2~3 cm

　　E. 肝正中裂为连接胆囊颈部和肝静脉右支的线状强回声带

**(四)简答题**

1. 简述胆囊的超声解剖。

2. 简述胆囊与胆管的扫查方法与标准切面。

**(五)识图题**

1. 请指出下图中 1、2、3、4 分别是什么结构。

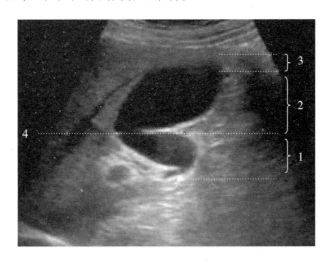

2. 请指出下图中箭头所指是什么结构。

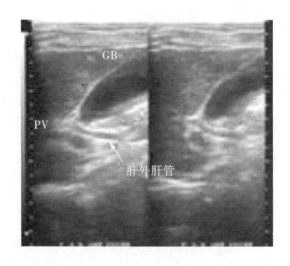

# 理论考核题(一)答案

**(一)名词解释**

1. 强回声后方的无回声带。

2. 在肝门附近横切时,肝外胆管有时和肝固有动脉、肝门静脉共同显示为 3 个圆形的管腔结构,称为"米老鼠征"。

**(二)单选题**

1. C  2. D  3. D  4. E  5. A

**(三)多选题**

1. ABCD  2. ABCD  3. ABCD  4. ABDE  5. ABCD

**(四)简答题**

略。

**(五)识图题**

1. 1 胆囊颈;2 胆囊体部;3 胆囊底部;4 胆囊皱褶。

2. 肝外胆管。

## 实训二　胆囊和胆管疾病超声诊断实训与考核

**【实训目标】**

1. 知识目标

(1)掌握超声检查胆囊和胆管的检查前准备、检查体位、检查途径及检查方法;胆囊和胆管常见疾病的超声诊断及鉴别诊断;胆囊和胆管常见疾病的超声检查各标准切面获得方法和声像图表现以及规范的超声测量。

(2)了解探测时超声诊断仪的正确调节。

2. 能力目标　通过实训能够独立完成胆囊和胆管常见疾病各常规标准切面的扫查,对声像图进行正确观察与分析,并能规范书写超声诊断报告。

3. 素质目标　通过实训学习,学生把课堂上所学理论知识与实践操作有机结合起来,培养学生良好的团队协作精神,培养学生自主学习的习惯,培养学生把基础理论、基本知识和基本技能融会贯通的能力,培养学生严肃认真、实事求是的工作态度和以患者为中心的良好职业道德。从而具备独立从事本专业工作的实际能力。

**【实训器材】**

1. 仪器　多功能彩色多普勒超声仪(B/M、CDFI、PW、CW),凸阵探头(频率2~5 MHz)。

2. 材料　耦合剂、检查用纸、检查床。

3. 多媒体、超声体模。

**【实训步骤】**

1. 由带教老师通过多媒体讲解胆囊和胆管常见疾病的超声图片、视频或提前预约患者进行示教、教师超声体模示教。

2. 带教老师结合理论授课内容给出名词解释2~3个,单选、多选题各5个,简答题1~2个,识图题3~5个,病例分析1~2个,让学生抢答,同时可以增加延伸学习内容。建立云课堂与学生互动学习,充分利用现代网络技术,让学生有玩有学,极大地调动学生自主学习的积极性。

3. 结合超声诊断仪的使用,讲解检查前准备,包括人文关怀和患者的沟通,以及超声探头的选择及仪器的调节。

4. 带教老师实操演示不同检查途径各标准切面检查步骤、检查手法及声像图表现及特点,让学生在头脑中对各标准切面所显示的解剖结构及操作流程、操作手法、注意事项有一个初步认识。

5. 学生分组上机操作实践。

(1)学生重复老师演示的操作流程,尝试着调节机器。

(2)让学生尝试应用老师所讲的检查操作手法,感受不同检查体位与检查途径对标准切面的影响。

（3）让学生识别常见胆囊和胆管疾病声像图表现,感受操作过程中图像变化与操作技能的关系。

（4）观察仪器调节对胆囊和胆管常见疾病声像图表现的影响并思考其原因。

（5）认识常见胆囊和胆管疾病声像图表现。

6.带教老师巡回辅导并纠错,对学生提出的难点、疑点进行讲解。

7.超声检查实训效果考核。

【实训内容】

# 一、胆囊结石

## （一）超声表现

1.典型胆囊结石　无回声胆囊内出现强光团,强光团后方伴声影,且随体位改变沿重力方向移动(图7-7)。

2.非典型胆囊结石

（1）胆囊颈部结石　结石位于胆囊颈部,横切时胆囊颈部与结石构成"靶环征"图像,通常胆囊体积增大,形态饱满。

（2）胆囊充满型结石　胆囊出现弧形增强光带,后方呈一片声影,称胆囊壁结石声影（WES）三联征。胆囊内无胆汁暗区回声,胆总管常呈代偿性扩张。

（3）胆囊泥沙样结石　胆囊内出现等回声团,仰卧时常呈片状且沉积在胆囊后壁,后方无声影。异常回声随体位改变其沉积形态及位置均发生改变。

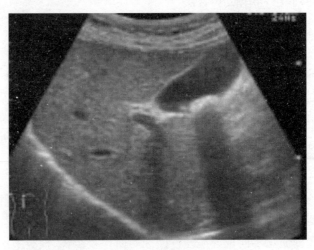

图7-7　胆囊结石

## （二）探测要点

1.胆囊内有无斑点状或团块状强回声,后方有无声影。

2.结石的大小与数量,以及是否伴有胆囊炎的声像图改变。

3.结石是否随体位改变而移动。

4.结石有无嵌顿在胆囊颈部,是否伴胆囊增大。

5.胆囊是否被结石所填充,其内无回声区是否存在。

6.非典型胆囊结石因没有典型的声像图表现而容易漏诊,应采用多角度、多方位、多体位探测,以发现病变。

7.都发性结石或泥沙样结石,难以准确判断结石大小和数目,应多切面观察。

8.后方声影不明显的胆囊结石应与胆囊内非结石性的病变鉴别。

当结石伴有胆囊炎时,往往只诊断胆囊结石,而易将胆囊炎漏掉,应引起注意。

## 二、胆囊炎

### (一)超声表现

1.**急性胆囊炎** 胆囊增大,形态饱满,胆囊壁可增厚呈双层或多层弱回声带,亦可薄如正常。胆囊内常呈带有细光点的无回声区(图7-8)。脂餐试验胆囊收缩功能减弱或消失,多伴有胆囊颈部结石,超声检查时探头压及胆囊区,压痛明显,即墨菲氏征阳性。

2.**慢性胆囊炎** 胆囊大小多为缩小,亦可正常,胆囊壁增厚且毛糙,胆囊内胆汁透声差,即在无回声胆汁暗区内有点状增强光点飘动(图7-9)。慢性胆囊炎常同时伴有胆囊结石,脂餐试验胆囊收缩功能不良。

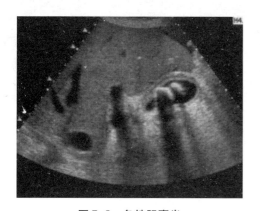

图7-8 急性胆囊炎

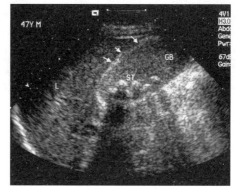

图7-9 慢性胆囊炎

白箭头:胆囊壁 GB:胆囊 ST:结石

### (二)探测要点

1.胆囊是否缩小,胆囊壁是否增厚,回声是否增强。

2.胆囊腔透声是否良好,内有无结石,有无云絮状或索带状回声出现。

3.胆囊收缩功能是否减退或消失。

4.轻度慢性胆囊炎声像图无特异性,超声诊断困难,尤其是伴有结石时,很容易只诊断胆囊结石,而忽略了慢性胆囊炎的诊断。

5.慢性胆囊炎急性发作时,胆囊会增大,囊壁增厚模糊,与急性胆囊炎声像表现相似。

6.慢性胆囊炎胆囊萎缩后呈高回声带,失去胆囊正常形态,显示困难。

## 三、胆囊增生性病变

### (一)超声表现

1.胆囊息肉　胆囊大小、形态一般正常,无明显改变。胆囊内可见乳头状中、高回声结节向腔内突起,大小多在 1 cm 以内,边界清晰光整,常带蒂或呈窄基底状,后方无声影,不随体位的改变而移动(图7-10)。乳头状病变可单个,也可多个。

2.胆囊腺肌病　胆囊大小形态一般正常,腺瘤呈中等或高回声结节,自胆囊壁向胆囊腔隆起,好发于颈部及底部。平均体积较胆固醇性息肉大,基底较宽(图7-11),且有彩色血流信号,脉冲多普勒检测到低速低阻动脉血流。

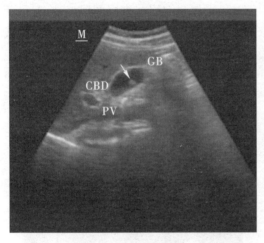

图7-10　胆囊息肉
GB:胆囊　CBD:胆总管　PV:门脉　箭头:息肉

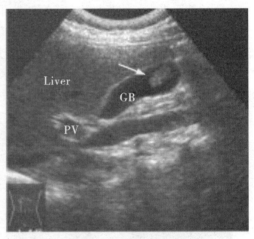

图7-11　胆囊腺肌病
Liver:肝脏　PV:门脉　GB:胆囊　箭头:病变

### (二)探测要点

1.胆囊壁是否增厚,增厚的形式和程度。增厚的胆囊壁内是否有微小囊腔,微小囊腔的数目。增厚的胆囊壁内是否有小结石形成。

2.胆囊腺肌病因临床表现与慢性胆囊炎相似,超声表现也与慢性胆囊炎有相似之处,均有囊壁增厚、囊腔缩小的改变,诊断时要注意鉴别。

## 四、胆囊癌

### (一)超声表现

胆囊癌因肿瘤病理大体形态不同,分为多种类型。

1.隆起型　胆囊内有低回声或不均匀回声隆起突出物,形态有结节状、覃伞状或圆球形,基底宽,边缘不整齐,内部彩色信号偏多或丰富。

2.厚壁型 胆囊壁呈非均匀性增厚,内壁不平整,胆囊形态僵硬,在增厚的胆囊壁内有彩色血流信号。

3.混合型 同时具有隆起型和壁厚型特征的胆囊癌。

4.实块型 胆囊形态失常,胆囊内胆汁无回声区被低回声或不均匀实质肿块回声所充填(图7-12),常伴有结石回声,实质肿块内可有彩色血流信号。此型多为胆囊癌的晚期表现,常有肝内直接转移灶及肝门转移性淋巴结肿大。

**(二)探测要点**

1.胆囊内有无实质性团块状病变,团块状病变的规则程度以及内部的回声情况。

2.胆囊壁有无不规则增厚,增厚是局限性的还是弥漫性的。

3.胆囊腔有无被癌肿填满而形成实块状改变,边缘与周围组织是否分辨得清楚。

4.早期胆囊癌声像改变不典型,诊断要慎重。

5.覃伞型胆囊癌的团块状影应注意与胆囊内非肿瘤性的团块状病变区别。

6.实块状胆囊癌因失去了胆囊的正常形态,探测时应避免漏诊。

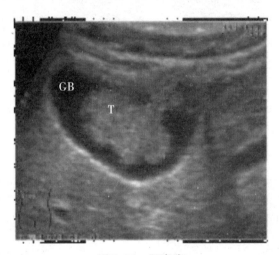

**图7-12 胆囊癌**

GB:胆囊 T:病变

# 五、胆管疾病

**(一)胆管结石**

1.超声表现 胆管腔内出现形态稳定的强回声团,且强回声团显示清晰度与胆管显示清晰度是一致的(图7-13)。强回声团后方伴有声影,有结石存在的胆管一般有扩张。如有结石嵌顿,则结石部位以上的胆管有扩张,非嵌顿的结石有时随体位改变沿重力方向移动(图7-14,图7-15)。

2.探测要点

(1)肝实质内有无强回声,后方有无声影。结石的大小、数目和形态,是否伴有扩张的胆管。结石的分布与门静脉的关系。肝外胆管有无扩张,内有无强回声,后方有无声影。结石的大小和数目。可不可以发生位置的移动。结石与胆管壁的分界情况,其间有无胆汁的无回声围绕。

(2)肝实质内强回声后方伴声影,非肝内胆管结石所特有,诊断时要注意鉴别。声影不明显的肝内胆管结石应与其他异常回声区别。肝内胆管结石在诊断时一定要注意判断其与门静脉的关系,以及结石以上的胆管扩张情况。肝外胆管扩张明显时要注意与肝门静脉相鉴别,要弄清楚肝外胆管、门静脉以及下腔静脉的关系。要设法显示肝外胆管结石的梗阻部位。结石声影不明显时要与非结石性团块状变区别。

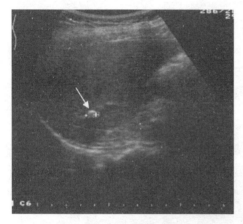

**图 7-13 肝内胆管结石**
箭头:病变

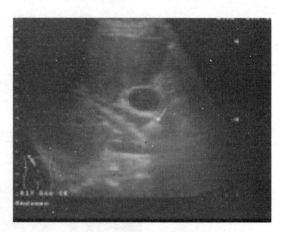

**图 7-14 肝外胆管结石**

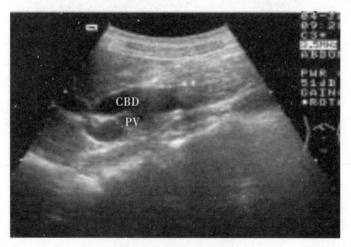

**图 7-15 肝外胆管结石**
CBD:胆总管　PV:门脉

## (二)胆管癌

1.超声表现　胆管癌按病理大体形态不同分为肿块型和浸润型。

（1）肿块型　在扩张的胆管内出现位置、形态固定的低回声或高回声实质肿块,边缘不整齐高回声后方无声影,实质回声肿块以上的胆管均呈不同程度的扩张(图7-16)。

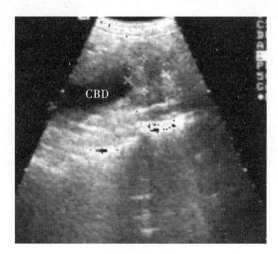

**图7-16　胆总管肿瘤**

CBD:胆总管

（2）浸润型　肿块由胆管壁向胆管腔内浸润生长并充满胆管腔,与胆管壁无分界。

1）表现为扩张胆管远端突然狭窄或截断,但无明显肿块。

2）有的浸润型胆管癌的胆管壁增厚明显,内壁不整齐,胆管内胆汁透声差,呈低回声样改变,病变以上的胆管扩张。

3）有时伴有肝内转移性病灶,肝门部转移性淋巴结肿大。

2.探测要点

（1）肝外胆管有无扩张,有无实质性的肿块及截断现象。肿块的大小、形态、边缘和内部回声情况。胆管截断部分的范围以及周围组织的分界情况。彩色多普勒超声探查肿块内有无血流信号。

（2）要注意区分扩张的肝外胆管与门静脉和下腔静脉之间的关系。要注意肝门部淋巴结有无肿大。当胃肠气体干扰严重而使梗阻部位显示不清楚,需结合其他影像学检查,以明确诊断。

**（三）先天性胆总管囊状扩张**

1.超声表现

（1）胆总管部位出现圆形、椭圆形无回声区,壁清晰、光滑、较薄,后方回声增强。

（2）囊状无回声的上缘与近端胆管相通。

先天性胆总管囊状扩张又称先天性肝总管囊肿,多由于胆总管壁先天性薄弱,其内压力后天性增高而使肝总管呈球形或梭形扩张所致。多发生在肝总管的上部和中部,一旦发生,胆总管可呈局限性扩张,也可呈弥漫性扩张;可为单发性扩张也可为多发性扩张。扩张的管腔与上、下正常的胆管是相连相通的(先天性胆总管囊性扩张)(图7-17)。

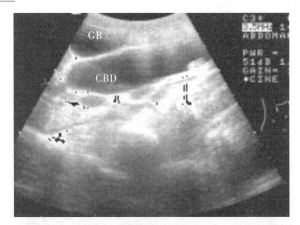

**图 7-17 先天性胆总管囊性扩张**

GB:胆囊 CBD:胆总管

2. 探测要点

(1)胆总管的部位是否有无强回声区出现,边缘情况如何,有无后方回声增强。无回声区的大小是否会有变化,其上缘与近端胆管是否相通。有无肝内胆管的扩张。

(2)大的先天性胆管囊状扩张容易使局部结构的解剖关系失常,造成门静脉受压移位,诊断时要注意。先天性胆总管囊状扩张要注意与周围的囊性病变鉴别。

**(四)胆管蛔虫病**

1. 超声表现

(1)蛔虫在肝外胆管时,肝外胆管呈不同程度的扩张。蛔虫钻入肝内胆管时,可见肝内胆管明显扩张。

(2)扩张的胆管内有数毫米宽的双线状平行高回声带,呈等回声,前端圆钝,边界清晰、光滑,中间的无回声是蛔虫的假体腔(图7-18)。蛔虫死后,其间的无回声带逐渐变得模糊甚至消失。

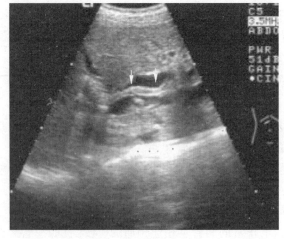

**图 7-18 胆管蛔虫**

箭头:蛔虫

（3）实时产生下探测见虫体在胆管内蠕动是确诊的特异性表现。

（4）胆囊蛔虫病，在胆囊内呈双线平行高回声带，多为弧线或卷曲状。虫体活时，可在胆囊腔内蠕动。

2．探测要点

（1）胆管有无扩张，内有无双线状虫体回声。虫体有无蠕动。

（2）蛔虫死亡干枯后可无典型的"双线状"改变，诊断时要注意。虫体裂解成碎片后，超声显像可无改变，诊断有困难。

**（五）阻塞性黄疸的鉴别诊断**

1．超声表现

（1）肝内胆管扩张　肝内出现与门静脉伴行的管道结构，内径大于 3 mm。如为轻度或中度扩张则表现为扩张的肝内胆管与门静脉形成"平行管"征；如为重度扩张则表现为极度扩张的胆管呈枯树枝状或放射状向肝门部汇集，而门静脉常常受压，显示不清。

（2）肝外胆管扩张　肝外胆管内径在 7~10 mm 为轻度扩张，大于 10 mm 为显著扩张，扩张的肝外胆管与其伴行的门静脉可形成"双筒猎枪"征。

（3）胆囊增大胆囊前后径大于 4 cm，提示胆囊增大。

2．探测要点

（1）肝外及肝内胆管有无扩张，胆囊有无增大。造成扩张的原因及梗阻部位。

（2）由于胃肠气体干扰，要注意提高梗阻部位的显示率。是胆总管下段、肝胰壶腹部还是胰头部造成梗阻，要注意识别。

**【延伸学习】**

胆系疾病鉴别诊断（表7-2）

表 7-2　胆系疾病鉴别诊断

| 项目 | 胆囊结石 | 胆囊息肉 | 胆囊炎 | 胆囊腺肌病 | 胆囊癌 |
|---|---|---|---|---|---|
| 胆囊形态 | 正常 | 正常 | 增大或缩小 | 缩小变形 | — |
| 胆囊壁 | 无增厚 | 内壁乳头状结节 | 增厚、模糊 | 局限性或弥漫性增厚 | 局限性或弥漫性增厚、宽基的乳头状突起，僵硬变形 |
| 声影 | 有 | 无 | 无 | 无或有 | 无 |
| 移动 | 随体位改变而移动 | 不随体位改变而移动 | 不随体位改变而移动 | 不随体位改变而移动 | 不随体位改变而移动 |
| 病变区声像图 | 形态稳定的强回声团 | 胆囊内壁乳头状高回声结节，常带蒂或呈窄基底状 | 囊壁增厚呈"双边"征 | 增厚的胆囊壁内可见多个微小的圆形无回声区，有时可见强回声斑点，后方伴彗星尾征 | 颈部、体部明显增厚，胆囊腔不规则狭窄或宽基的乳头状突起，边缘不规则。晚期胆囊腔消失，胆囊呈现 |

【实训考核】

1.结合理论授课内容,以书面形式考核学生理论知识水平。

2.学生实操演示,带教老师按超声实训效果考核表给出分数,考核评估学生的实际操作能力(参考实训一)。

# 理论考核题（二）

## （一）名词解释

1."双筒枪"征

2.WES三联征

## （二）单选题

1.肝外胆管癌的直接征象不包括(　　)

A.扩张的胆管的远端显示乳头状软组织肿块

B.阻塞近端胆管明显扩张

C.扩张胆管内腔逐渐细窄呈鼠尾状,局部管壁明显增厚

D.胆管壁不规则增厚,僵硬

E.胆管突然截断或闭塞

2.关于慢性胆囊炎的声像图特点的描述,不正确的是(　　)

A.胆囊大小形态未见明显异常,胆囊壁可稍增厚

B.胆囊肿大,壁增厚,腔内出现沉积性回声团

C.不会发生穿孔

D.胆囊壁可明显增厚,内腔变小

E.萎缩性胆囊炎可仅残留为一块瘢痕组织

3.关于胆囊结石的典型声像图表现,不正确的是(　　)

A.胆囊腔内形态稳定的强回声团

B.后方伴声影

C.多呈类椭圆形或弧形

D.强回声团随体位改变而移动

E.胆囊壁呈双层结构

4.肝内胆管结石可能导致(　　)

A.阻塞部位以上的胆管扩张

B.肝外胆管轻度扩张

C.肝多发脓肿

D.梗阻的叶、段肝胆管以上的肝实质萎缩

E.上述答案均正确

5.化脓性胆囊炎的声像图特点不包括(　　)

A.胆囊肿大,轮廓线模糊

B.胆囊壁弥漫性增厚,形成"双边"征

C.多伴胆囊结石,并可嵌顿于胆囊颈部

D. 胆汁透声良好

E. 探头通过胆囊体表区域时有明显触痛反应

(三)多选题

1. 关于先天性胆管囊状扩张症,下列说法正确的是(　　　)

A. 肝内、外胆管可同时囊状扩张

B. 按其发生部位不同可分为 3 种

C. 肝外胆管囊状扩张称为 Caroli 病

D. 为胆管壁先天性薄弱所致

E. 腹部包块、腹痛、黄疸为主要临床症状

2. 化脓性胆囊炎的声像图特点包括(　　　)

A. 胆囊肿大,轮廓线模糊

B. 胆囊壁弥漫性增厚,形成"双边"征

C. 多伴胆囊结石,并可嵌顿于胆囊颈部

D. 胆汁透声良好

E. 探头通过胆囊体表区域时有明显触痛反应

3. 关于胆囊的超声解剖,正确的是(　　　)

A. 胆囊壁自外向内由强-弱-强三层回声带组成

B. 胆囊壁中间的细弱回声带代表肌层

C. 胆囊长径一般不超过 9 cm,前后径多不超过 3 cm

D. 胆囊壁的测量宜选择体部的前壁,其厚度一般不超过 2~3 cm

E. 肝正中裂为连接胆囊颈部和肝静脉右支的线状强回声

4. 胆囊结石的非典型表现,包括(　　　)

A. WES 三联征　　　　　　　B. 胆囊颈部结石　　　　　　　C. 分隔胆囊内结石

D. 泥沙状结石　　　　　　　E. 胆固醇结石

5. 关于胆囊息肉样病变的描述,正确的是(　　　)

A. 它包括胆固醇性息肉、腺瘤性息肉和炎性息肉

B. 胆固醇样息肉体积较小,常不超过 1 cm

C. 胆囊腺瘤呈乳头状结节,基底较窄

D. 炎性息肉常多发,基底宽

E. 腺瘤一般单发,体积较胆固醇息肉大

(四)简答题

1. 简述胆囊息肉的超声表现。

2. 典型胆囊结石的超声表现有哪些?

(五)识图题

1. 请指出下图中箭头所指的结构。

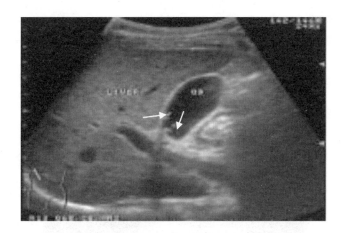

2. 请指出下图中箭头所指的结构。

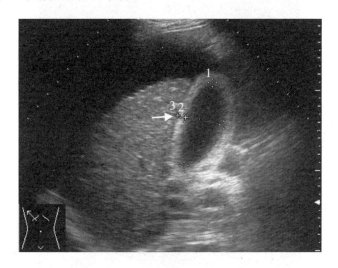

3. 请指出下图中箭头所指的结构。

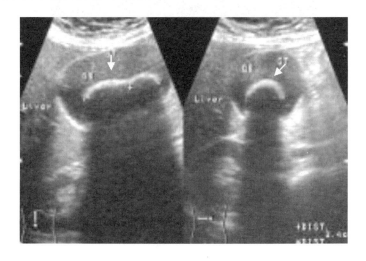

(六)病例分析

1.患者,男,58岁,右上腹持续性疼痛并阵发性加剧2周,伴发热5 d。

临床触诊:右上腹压痛,Murphy 征阳性。

超声图像显示胆囊体积增大,胆囊壁增厚,囊腔内透声差,充满粗大光点,见下图,试述超声诊断。

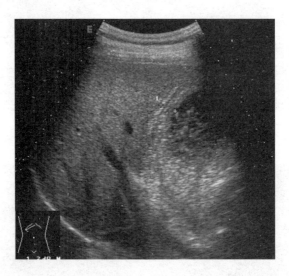

2.患者,女,65岁,右上腹部隐痛3个月。

临床触诊:腹平软,右上腹部压痛(±),无反跳痛,腹部未触及肿块;全身皮肤黏膜无黄染。

超声图像显示胆囊前壁见一等回声肿块突向胆囊腔,形态不规则,肿块基底较宽,局部胆囊壁连续性中断,该处胆囊壁与肝脏之间分界不清,见下图,试述超声诊断。

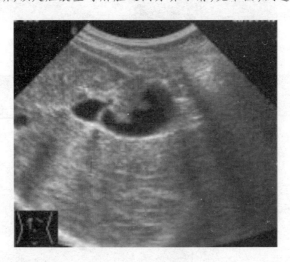

# 理论考核题(二)答案

**(一)名词解释**

1. 扩张的胆管与门脉形成两个直径相似的平行管状回声。

2. 当结石和慢性胆囊炎同时存在时,则增厚的胆囊壁包绕结石的强回声,后方伴声影,称为"囊壁、结石、声影"三合征,即 WES 三联征。

**(二)单选题**

1. B　2. C　3. E　4. E　5. D

**(三)多选题**

1. ABDE　2. ABCE　3. ABCD　4. ABCD　5. ABDE

**(四)简答题**

1. 胆囊内可见乳头状中、高回声结节向腔内突起,大小多在 1 cm 以内,边界清晰光整,常带蒂或呈窄基底状,后方无声影,不随体位的改变而移动。

2. ①胆囊内出现形态稳定、形状各异的强回声团;②后方伴声影;③强回声可随体位改变而移动。

**(五)识图题**

1. 胆囊息肉。
2. 增厚的胆囊壁。
3. 胆囊结石。

**(六)病例分析**

1. 急性化脓性胆囊炎。
2. 胆囊癌。

(胡　勇　刘红霞　李　拓)

# 第八章

## 脾超声诊断

### 实训一 正常脾超声诊断实训与考核

**【实训目标】**

1. 知识目标 掌握脾扫查的常用体位、扫查方法；左肋间斜切面、前倾冠状切面的脾正常声像图表现，并能认识其解剖内涵；左肋间斜切面的脾正常厚度和长径的常用标准测量方法。

2. 能力目标 能够独立进行脾常规标准切面的扫查，并对其声像图进行正确观察和分析，能够规范书写相关的超声报告。

3. 素质目标 通过实训练习，使学生完成书本知识到实践能力的转化。培养学生良好的团队协作精神，并能够灵活正确运用实际工作所必需的基本知识和基本技能，具备独立从事本专业工作的实际能力。

**【实训器材】**

1. 仪器 多功能彩色多普勒超声仪（B/M、CDFI、PW、CW），凸阵探头（频率 2 ~ 5 MHz），投影仪。

2. 材料 耦合剂、检查用纸、检查床。

**【实训步骤】**

1. 带教老师演示讲解正常脾常用扫查切面、正常脾声像图表现、正常脾常用测量方法等。

2. 学生分组上机操作实践。

（1）重复老师示教的内容，感受不同探测体位与途径对标准扫查切面的影响。重点观察脾位置、大小、形态、包膜及实质回声特点，观察脾与周围脏器的关系，寻找并观察脾门部血管。尝试正常脾超声测量。

(2)同时练习仪器最佳效果的调节。

3. 带教老师巡回辅导并纠错,对学生提出的疑点、难点进行讲解。

4. 超声检查实训效果考核。

【实训内容】

1. 仪器选择　选用腹部实时超声诊断仪。探头选用凸阵探头,频率2~5 MHz。

2. 检查前准备　脾超声检查前一般无须做特殊的准备。但在空腹状态下进行检查,可以更清楚地了解脾门区、胰尾、左肾附近肿物,或进行左上腹部肿物的鉴别诊断。必要时可用简单的口服法胃肠超声造影,即让受检者饮水 300~500 mL 后再检查,可显著提高脾及其周围脏器显示的清晰度。

3. 探测体位

(1)右侧卧位:是最常用的体位。常用于脾厚度和长径的测量。

(2)仰卧位:适用于危重不宜翻动的患者。

(3)俯卧位:不常用。多在脾萎缩,右侧卧位或仰卧位扫查难以显示脾图像时应用,或在少数脾显著肿大需要与腹膜后肿瘤鉴别时应用。

4. 扫查途径和标准切面

(1)左肋间斜切面扫查(图8-1)　受检者右侧卧位,探头置于左侧腋中线至腋后线第8~11 肋间,进行脾一系列长轴切面扫查。以显示脾静脉的脾门部为常用切面,测量脾长径和厚度。

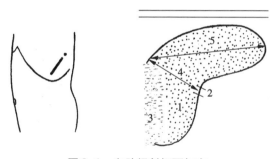

图 8-1　左肋间斜切面扫查

(2)前倾冠状切面扫查(图8-2)　受检者仰卧位,探头置于左侧腋后线8~11 肋间,声束指向脾门血管,进行脾长轴切面扫查。此切面脾厚度的测量相对准确。

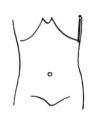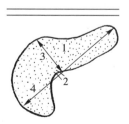

图 8-2　前倾冠状切面扫查

（3）左肋缘下斜切面扫查　受检者仰卧位，探头置于左侧肋缘下，适用于脾大时，脾肋缘下长度的测量。

5. 正常脾超声表现（图 8-3）

（1）外形与轮廓　正常脾经左肋间斜切面扫查呈半月形，轮廓清晰，表面光滑整齐。外缘呈外突的弧形，内缘中部向内凹陷，为脾门，可见数条管状无回声区通过，主要为脾静脉，有时尚可见细小模糊有搏动的管状回声，为脾动脉。脾静脉内径一般不超过 0.8 cm。彩色多普勒可显示脾动、静脉的血流及其流速。

（2）脾实质回声　正常脾实质呈低回声区，分布均匀，强度一般稍低于正常肝组织，脾内小血管不易显示。

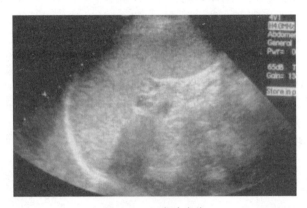

图 8-3　正常脾声像

6. 正常脾超声测量（图 8-4）

（1）脾长度　通过脾肋间斜切面测量，由脾下极最低点到上极最高点的距离，即为脾长度，正常范围为 8~12 cm。

（2）脾厚度　通过肋间斜切面显示脾门及脾静脉，测量脾门至脾对侧缘的径线，即为脾厚度，正常范围，男性不超过 4 cm，女性不超过 3.7 cm。

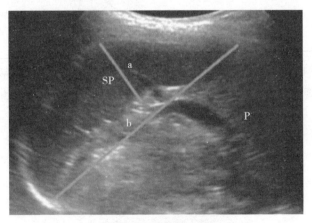

图 8-4　正常脾的测量

SP. 脾　P. 胰腺　a. 脾厚度　b. 脾长径

7.探测要点

(1)受检者无论是仰卧位还是右侧卧位检查,都应将左手上举、抱头,使肋间隙增大,有利于脾更清楚地显示。

(2)脾上极易受肺气遮挡,与其他上腹部脏器不同的是,脾在呼气时,更易显示全貌。

(3)脾测量时,以经过脾门部、显示脾静脉的切面为常用切面。

(4)熟悉脾上下极和内部回声变异形成的伪像,切勿误认为占位性病变。

(5)如果检查时在脾窝未发现脾,应了解有无手术史。若无脾手术切除史,应注意寻找及鉴别有无脾先天性异常,包括有无异常脾、游走脾、内脏反位综合征、脾萎缩等,后者在老年人比较多见。

8.正常报告模板 脾长径约 $X$ cm,厚约 $X$ cm。脾大小形态正常,包膜光滑,实质回声均匀。脾静脉内径约 $X$ cm,脾门部血管未见扩张。

超声提示:脾未见明显异常。

【延伸学习】

1.脾体积 Kurtz 体积公式:长径×宽径×厚径÷27。

2.正常脾超声造影表现 超声造影剂在脾内积聚时间为 5~6 min,与同侧肾相比,早期脾增强相对较弱,晚期增强则高于肾。

【实训考核】

1.学生当场实操演示,带教老师按超声实训效果考核表给出分数,考核评估学生的实际操作能力(表8-1)。

2.学生课后独立完成实训报告书写。

3.教师结合本章节理论授课内容,出测试卷一张(见实训二理论考核题),通过学习软件发布出来,规定在一个时间段内完成答题。

表 8-1　正常脾超声检查实训考核与评分标准

| 项目 | | 总分 | 内容要求 | 分值 | 得分 |
|---|---|---|---|---|---|
| 检查前准备 | 医生准备 | 15 | 服装整洁,仪表端庄 | 2 | |
| | | | 言语通俗易懂,态度和蔼可亲 | 2 | |
| | | | 核对正确无误 | 3 | |
| | | | 仪器调节适当 | 8 | |
| | 患者准备 | 5 | 体位选择正确 | 2 | |
| | | | 患者理解并合作 | 3 | |
| 操作过程 | | 50 | 选择适当的探头频率,调节仪器至最佳状态 | 2 | |
| | | | 选择适当体位,充分暴露被检查部位,涂以超声耦合剂 | 2 | |
| | | | 对脾进行多切面扫查 | 10 | |
| | | | 测量脾长径及厚度 | 7 | |
| | | | 观察分析声像图表现 | 8 | |
| | | | 探头不可碰撞,手持探头灵活牢固 | 4 | |
| | | | 根据检查切面的不同正确调整被检查者的体位 | 4 | |
| | | | 正确运用超声诊断的基本扫查手法 | 10 | |
| | | | 完毕冻结屏幕,将探头擦净、放置于专用位置 | 3 | |
| 检查报告 | | 20 | 名号齐全、内容简洁 | 4 | |
| | | | 层次分明、重点突出 | 4 | |
| | | | 语言流畅、描述贴切 | 4 | |
| | | | 测绘易懂、简明准确 | 4 | |
| | | | 提示适当、鉴别诊断 | 4 | |
| 评价 | 效果 | 10 | 检查顺利,患者反映良好 | 3 | |
| | 操作 | | 动作轻巧、稳重、准确 | 4 | |
| | 沟通 | | 有效 | 3 | |
| 总分 | | 100 | | | |

## 实训二　脾疾病超声诊断实训与考核

**【实训目标】**

1. 知识目标

(1)掌握脾破裂的分型及声像图特点、脾大的分型及诊断标准、副脾的声像图特点。

(2)了解脾实质性病变的声像图特点。

2. 能力目标　能够独立进行脾破裂、脾大及副脾等的超声诊断及鉴别诊断,能够规范书写相关的超声报告。

3. 素质目标　通过实训练习,使学生完成书本知识到实践能力的转化。培养学生良好的团队协作精神,并能够灵活正确运用实际工作所必需的基本知识和基本技能,具备独立从事本专业工作的实际能力。

**【实训器材】**

1. 仪器　多功能彩色多普勒超声仪(B/M、CDFI、PW、CW),凸阵探头(频率2～5 MHz)投影仪。

2. 材料　耦合剂、检查用纸、检查床。

3. 脾常见疾病的超声典型病例图片、幻灯片、视频等。

**【实训步骤】**

1. 通过播放典型病例的图片、视频或医院见习示教,讲述脾常见疾病的声像图特点、诊断方法及鉴别诊断。让学生对不同疾病声像图的表现有一真实感受,见习时注意对患者的尊重和保护,融关爱患者的理念于教学实践中。

2. 病例讨论,通过典型病例的图片分析,讨论疾病的超声诊断要点。

3. 指出和纠正学生在描述讨论过程中可能出现的问题和错误,重申探测注意事项和分析疾病的方法和步骤,以提高学生操作能力和分析诊断疾病的水平。

**【实训内容】**

## 一、脾疾病

### (一)脾大(图8-5)

1. 诊断指标

(1)除脾下垂外,在左侧肋缘下探及脾实质图像。

(2)成人脾厚度超过4 cm,或长度超过12 cm。

(3)仰卧位脾上极接近或超过脊柱左侧缘。

2. 脾大的分度标准

(1)轻度肿大　脾形态无明显变化,仰卧位平静呼吸时,左肋缘下可探及脾,深吸气时,脾下缘不超过左肋缘下 3 cm。

（2）中度肿大　脾失去正常形态,脾各径线明显增大。深吸气时,脾下缘超过左侧肋缘下 3 cm,直至平脐。

（3）重度肿大　脾失去正常形态,各径线进一步增大,两极处轮廓圆钝,脾门切迹消失。脾周围脏器可被推挤而向四周移动。脾下缘超过脐水平,可达盆腔。

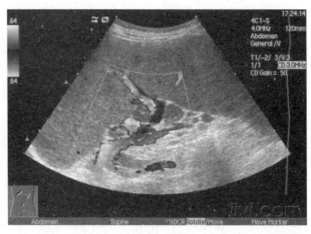

图 8-5　脾大

（二）脾破裂

1.超声表现及分型

（1）包膜下破裂

1）脾体积增大,形态失常,但包膜完整光滑,局部隆起。

2）脾包膜下方血肿部位可见无回声或低回声区（图 8-6）,呈梭形、不规则形或月牙形。血肿较大时可压迫脾出现压痕。

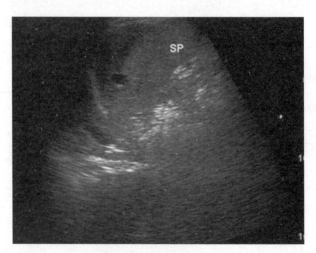

图 8-6　包膜下脾破裂

SP:脾

（2）中央型破裂　脾形态可正常或增大,包膜完整光滑。脾实质内可见不规则低回声或无回声区(图8-7)。

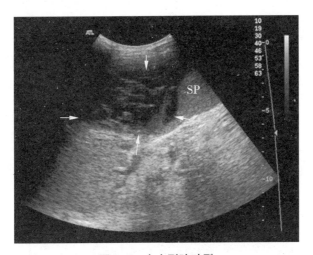

**图8-7　中央型脾破裂**

SP:脾　箭头所指即为脾破裂形成的脾内血肿

（3）真性脾破裂　脾包膜回声中断,脾周围可见积液,呈低回声或无回声区(图8-8),严重者肝肾间隙、腹腔内均可见游离液体。

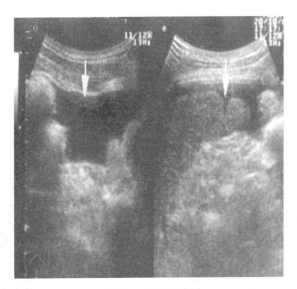

**图8-8　真性脾破裂**

左图箭头:腹腔内游离液体

右图箭头:脾包膜回声中断

2. 鉴别诊断　中央型脾破裂,当脾实质内为新鲜出血时可表现为不均质性增强回声区,有时酷似肿瘤,需要鉴别。

（三）脾肿瘤

总体来说比较少见,但种类很多。可分为:原发性(良性、恶性)脾肿瘤和转移性脾肿瘤。

诊断要点:

1.脾实质内出现占位性病变(图8-9),为圆形、类圆形或不规则形。

2.肿物回声呈高回声、等回声、低回声、无回声及混合性回声。

3.脾肿瘤常伴局部或弥漫性脾大和脾形态异常。

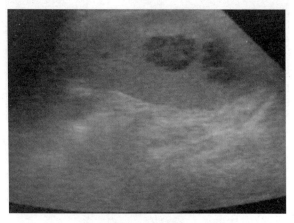

图8-9　脾肿瘤

# 二、脾先天异常

脾门部或胰尾部可发现一个或多个边界清晰,包膜完整,内部回声强度、密度和分布情况与脾类似的低回声结节,多呈类圆形(图8-10)。但很小的副脾往往难以显示。彩色多普勒有时可显示脾动脉分支进入副脾内。

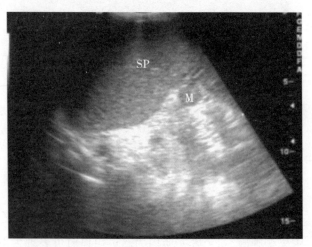

图8-10　副脾

M:副脾　SP:脾

## 三、探测要点

1. 脾肿大的诊断既要注意脾下缘的位置,也一定要配合脾径线的测量,不要将肺气肿所致的脾下垂误为脾大。

2. 脾破裂当破损口较小且隐匿时,容易漏诊,要注意密切随访。

3. 副脾要注意与肿大的淋巴结相区别。

【延伸学习】

1. 超声检查能早期发现脾肿瘤,但对肿瘤的定性诊断仍存在一定困难。20世纪末出现的超声造影技术,通过造影剂微泡的动态灌注显像,反应病灶的微循环血流动力学特点,弥补了彩色多普勒超声的不足,可以观察肿瘤血流灌注表现,明显提高脾内病灶的检出率,对定性诊断也很有帮助。

2. 超声引导下穿刺活检组织学或细胞学检查,能进一步提高脾肿瘤诊断的准确性。

3. 脾肿瘤的治疗,除了切除,近年来出现了更为先进的脾肿瘤热消融治疗方法,特点为可以保留脾,损伤小、并发症少、康复快。

【实训考核】

1. 学生当场实操演示,带教老师按超声实训效果考核表给出分数,考核评估学生的实际操作能力(参考实训一)。

2. 学生课后独立完成实训报告书写。

3. 教师结合本章节理论授课内容,出测试卷一张。

# 理论考核题

## (一)名词解释

1. 真性脾破裂

2. 副脾

## (二)单选题

1. 正常成人脾厚度超声测值(　　)

A. <3.5 cm　　　　　B. <4.0 cm　　　　　C. <4.5 cm

D. <12.0 cm　　　　E. <3.8 cm

2. 脾正常回声是(　　)

A. 比肝回声更强　　　B. 较强回声　　　　C. 中等回声但低于肝回声

D. 低回声　　　　　E. 比左肾皮质回声低

3. 副脾通常位于(　　)

A. 脾下缘　　　　　B. 肾附近　　　　　C. 脾门部

D. 脾后方　　　　　E. 脾中部

4. 急性脾破裂时,下列哪项超声表现是不正确的(　　)

A. 脾包膜下见液性无回声区或低回声区

B. 可见腹腔游离积液

C. 脾实质受压　　　D. 脾实质萎缩　　　　E. 脾实质移位

5. 患者脾形态失常,脾切迹消失,下极与脐水平,邻近器官受压,肿大程度为(　　)

A. 轻度肿大　　　　B. 中度肿大　　　　C. 轻至中度肿大

D. 重度肿大　　　　E. 中至重度肿大

## (三)多选题

1. 下列是正常脾超声表现的是(　　)

A. 呈半月形,边缘稍钝　　B. 脾上极易受肺气遮挡　　C. 呈均匀点状中低回声

D. 回声强度高于肝实质　　E. 回声强度高于肾实质

2. 脾大的超声诊断指标(　　)

A. 成人脾厚度超过4 cm　　B. 成人脾长径超过12 cm

C. 仰卧位脾上极接近或超过脊柱左侧缘

D. 排除脾下垂,在肋缘下扫查到脾,可诊断

E. 超过肋缘下即可诊断

3. 脾肿大的程度包括(　　)

A. 轻度肿大　　　　B. 中度肿大　　　　C. 轻至中度肿大

D. 重度肿大　　　　E. 中至重度肿大

4. 副脾容易误认为(　　)

　　A. 脾肿大　　　　　　　B. 肿大淋巴结　　　　　C. 脾肿瘤

　　D. 脾囊肿　　　　　　　E. 胰尾部肿瘤

5. 对于脾破裂的诊断(　　)

　　A. 超声具有明显优势,首诊未发现破裂,即可排除诊断

　　B. 根据病理及破裂部位,可分为三型

　　C. 真性脾破裂是指脾包膜下出血

　　D. 中央型脾破裂脾体积可正常

　　E. 包膜下脾破裂脾包膜完整光滑

**(四)识图题**

1. 下图为正常脾左肋间斜切面,请回答箭头所指部位的解剖名称。

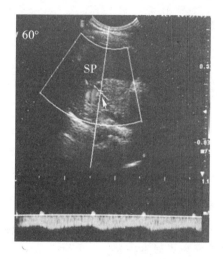

2. 下图为一肝硬化患者的脾,长径为 11.8 cm,厚度为 4.5 cm。请回答是否属于脾大,如果是,属于什么程度的脾大?

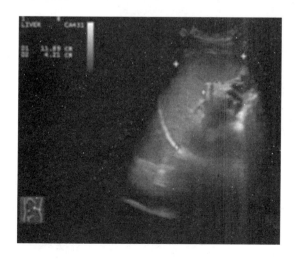

**（五）病例分析**

1. 临床资料：患者，男，40 岁，自述患乙型肝炎 20 年，诊断肝硬化门静脉高压 5 年余。

超声描述：脾长径约 16 cm，厚约 6.8 cm，脾肋下长约 5.0 cm，脾静脉内径 1.2 cm。脾回声粗糙不均匀。

超声提示（ ）

   A. 脾厚                    B. 脾大                C. 食管胃底静脉曲张

   D. 脾静脉增宽          E. 脾大伴脾静脉增宽

2. 临床资料：患者，男，25 岁，车祸伤 1 h 急诊入院，自述左上腹疼痛。查体患者面色苍白，四肢冷，血压 80/40 mmHg（1 mmHg＝0.133 kPa），超声描述：脾厚约 3.6 cm，脾长径 12.5 cm，肋下（－），脾上极探及 4.9 cm×4.7 cm 的不均质低回声区。

超声提示（ ）

   A. 脾轻度肿大          B. 脾上极破裂         C. 脾血管瘤

   D. 脾上极包膜下血肿     E. 脾梗死

# 理论考核题答案

**（一）名词解释**

1. 指脾的破裂累及包膜，可在脾周出现游离出血或血肿。

2. 为脾常见的先天性变异。表现为在脾门部出现圆形或椭圆形实性回声，包膜光滑完整，内部回声均匀，与正常脾实质回声一致。

**（二）单选题**

1. B   2. C   3. C   4. D   5. B

**（三）多选题**

1. ABCE   2. ABCD   3. ABD   4. BE   5. BDE

**（四）识图题**

1. 脾静脉

2. 脾轻度肿大

**（五）病例分析**

1. E   2. B

（董　莹　刘红霞　付遵峰）

# 第九章

## 胰腺超声诊断

## 实训一　正常胰腺超声诊断实训与考核

【实训目标】

1. 知识目标

(1) 掌握　胰腺的探测方法和正常声像图表现。

(2) 熟悉　胰腺的切面解剖及其与周围脏器和血管的关系。

(3) 了解　胰腺的超声探测要点及超声测量。

2. 能力目标　通过实训能够独立完成胰腺常规标准切面的扫查,并对声像图进行正确的观察与分析,能够规范书写超声诊断报告。

3. 素质目标　通过实训学习使学生理论联系实际,养成自主学习的习惯,培养学生良好的团队协作精神和严肃认真、实事求是的工作态度,并养成以患者为中心的良好职业道德素质。

【实训器材】

1. 仪器　多功能彩色多普勒超声仪(B/M、CDFI、PW、CW),凸阵探头(频率 2.0～5.0 MHz)。

2. 材料　耦合剂、检查用纸、检查床。

【实训步骤】

通过教师操作演示、视频资料学习和学生实际动手操作训练等方法来完成实训目标。

1. 由带教老师讲述胰腺的切面解剖及其与周围器官的位置关系。

2. 结合超声诊断仪的使用讲解胰腺的超声检查前准备工作,包括超声探头的选择、仪器的调节和与被检者的沟通以及人文关怀等。

3.带教老师结合理论授课内容通过多种形式向学生提出问题,并可增加部分延伸知识开阔学生眼界。建立云课堂与学生互动学习,充分利用现代网络技术极大地调动学生自主学习的积极性。

4.带教老师操作演示胰腺的检查步骤、检查手法和各标准切面,讲解胰腺的正常声像图表现及特点,让学生对胰腺的解剖结构和标准切面及操作手法建立综合立体认识。

5.学生分组上机操作实践。学生之间互相检查练习,熟悉探头放置的位置,探头方位及标准切面的识别,体会操作技巧,感受操作过程中图像变化与操作手法的关系,观察分析胰腺声像图特征。感受不同探测体位与途径对胰腺超声探测标准切面的影响,认识下腔静脉、腹主动脉、肠系膜上动脉以及脾静脉对胰腺识别的重要性。

6.教师巡回辅导纠错答疑。及时发现学生相互检查的过程中探头操作手法、标准切面识别方面的问题及错误,并讲解纠正,使学生在操作过程中真正掌握正确的操作方法和技巧。

7.超声检查实训效果考核。

【实训内容】

(一)胰腺解剖

1.胰腺　腹膜后器官,无包膜,在上腹部及左季肋区深部,位于小网膜囊后方。自十二指肠左侧向左上横行到脾门、横跨第1~2腰椎椎体前方,其体表投影为,上缘相当于脐上 10 cm,下缘相当于脐上 5 cm,长 10~15 cm,厚度胰头部 2.5 cm 以内,胰体、尾部2.0 cm 以内,重量为 60~100 g;组成:胰头、胰颈、胰体、胰尾。

2.胰腺导管　是胰腺组织引流胰腺外分泌液即胰液的导管,包括主胰管和副胰管。

3.胰腺的血液供应　腹腔动脉分支,胰十二指肠上、下动脉,脾动脉的分支。

(二)检查方法

1.检查前准备　患者禁食 8~12 h 空腹检查效果较好,对于腹部胀气或便秘患者,检查前日晚还应吃清淡饮食,禁食豆奶等易产气食物;检查中,必要时可饮水 400~500 mL,以充盈的胃腔作为透声窗,便于显示胰腺。

2.检查体位

(1)仰卧位　最常用的体位,在平稳自然呼吸状态下进行;当深吸气时,可使横膈向下,通过下移的左肝作为透声窗观察胰腺。

(2)侧卧位　当胃肠气体较多时,可采用左侧卧位,使气体向右侧移位以利看清胰体尾部;采用右侧卧位以利于看清胰头和胆管。

(3)半卧位或坐位　由于肝充分下移、胃内气体上移,使胰腺得以良好显示。

(4)俯卧位　此体位经背侧或经左侧腹部以脾和左肾作为"透声窗"观察胰尾,但显示范围有限。

3.标准切面

(1)经腹部横切扫查(图 9-1)　探头横置于剑突下,探头标记朝向右下方。探头由剑突向下方平行移动,在脐上 5~10 cm 的范围内做连续横断扫查,可显示胰腺长轴切面,目的在于清晰显示胰腺的长轴切面,可观察胰头、胰体、胰尾等结构(图9-2)。

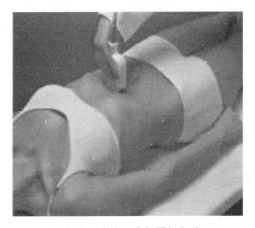

图9-1　胰腺经腹部横切扫查

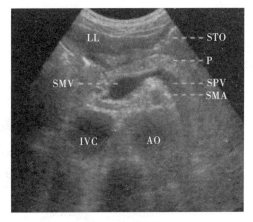

图9-2　胰腺长轴切面

AO:腹主动脉　IVC:下腔静脉　SMA:肠系膜上
动脉　SMV:肠系膜上静脉　SPV:脾静脉　P:胰
腺　STO:胃　L:左肝

(2)经腹部纵切扫查(图9-3)　右正中旁纵断面用于观察胰腺头部。患者仰卧位,探头置于上腹部正中线右侧,探头标记朝向患者头侧,先找到下腔静脉长轴,胰头超声解剖位置位于下腔静脉腹侧。左正中旁纵断面用于观察胰腺体部。患者仰卧位,探头置于上腹部正中线处,探头标记朝向患者头侧,先找到腹主动脉长轴(搏动性强),在腹主动脉腹侧包围的结构组织即胰腺体部(图9-4)。

胰腺经腹部
横切扫查

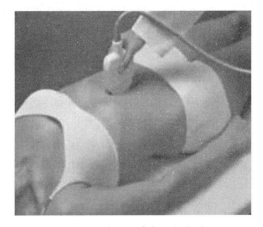

图9-3　胰腺经腹部纵切扫查

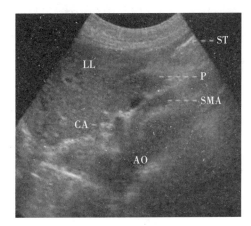

图9-4　胰体部横切面

AO:腹主动脉　CA:腹腔动脉　SMA:肠系膜上
动脉　P:胰腺　ST:胃　LL:左肝

(3)经左肋间斜切面扫查　在显示胰尾时,可采用左肋间斜扫查,以脾为透声窗,沿脾门血管显示胰尾脾门侧。

（4）经腰部纵切扫查　利用肾或脾作为透声窗，在肾上极前方并紧贴肾上极显示胰腺尾部。

4.胰腺超声测量　目前公认的测量方法是根据胰腺走行的弯曲度画切线，称切线测量法（图9-5）。以测胰腺的厚径为准，取下腔静脉前方测量胰头，取腹主动脉前方测量胰体，取腹主动脉或脊柱的左缘测量胰尾。

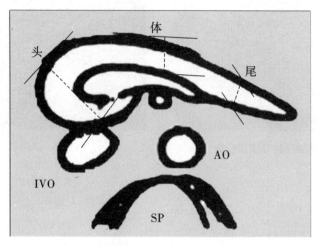

图9-5　胰腺测量法

正常胰腺的厚径测值对临床诊断有一定的参考价值，但个体差异较大，所以应根据其形态、轮廓、大小、内部回声与周围血管及器官组织的关系，进行综合分析，做出判断。

正常值：综合国内、外的胰腺测量值，胰腺的正常值一般为胰腺头部厚径<2.5 cm，体尾部厚径<2.0 cm，因胰腺的个体差异较大，受探头切面方向和呼吸的影响，此数据仅供参考，诊断中应在测量胰腺大小的同时，重视观察胰腺整体形态和回声变化。正常胰管超声测量体部管腔内径一般不大于2 mm。

（三）正常胰腺声像图

正常胰腺一般可分为蝌蚪形、哑铃形及腊肠形3种形态。可分为胰头、胰体、胰尾等部分。胰头一般较膨大略呈椭圆形，向左后突起部分为胰头钩突部，与胰头相连最窄的部分为胰颈部，逐渐向左延伸为胰体部（腹主动脉前方），位于脾门前方者为胰尾部。后者较其他部分相对较长，截面多呈三角形。正常胰腺边界光整，内部回声均匀、细小，较之肝脏回声略高。有时可显示纤细的主胰管。寻找胰腺的方法主要有血管定位法：在脊柱前方的下腔静脉，腹主动脉、肠系膜上动脉、静脉，脾静脉等（图9-6）。

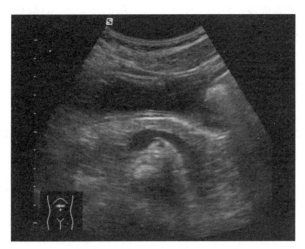

图9-6　正常胰腺长轴切面

**（四）注意事项**

1. 胰腺是超声检查最困难的腹腔脏器之一。正确判断胰腺的位置,利用胰腺背侧的下腔静脉、腹主动脉、肠系膜上动(静)脉的短轴断面以及脾静脉的长轴断面等标识血管来判断胰腺的位置。

2. 当进行横断面扫查时,是否清晰显示脾静脉的走行,并位于胰腺的后方。不要将头侧的脾动脉或足侧的左肾静脉误认为脾静脉。

3. 后腹膜纤维化时声像图显示为近似胰腺的回声带,勿认为是胰腺。纤维化常发生于胰腺下部,腹主动脉与肠系膜上动脉之间,脾静脉后方,不符合胰腺的解剖位置。

4. 如需饮水或造影剂观察的患者,饮水或造影剂时应避免大口吸气后再饮,以致气体随之咽入胃内,影响声窗,干扰观察。如改变体位或饮水等后,仍不能显示胰腺,应叮嘱患者改期再来检查。

【延伸学习】

1. 胰腺 B 超解剖可链接网址 https://wenku.baidu.com/view/caa133d728ea81c758f57822.html。

2. 胰腺超声内镜检查可链接网址 https://wenku.baidu.com/view/d0cdb47e856a561253d36f84.html。

3. 提高胰腺超声显示与识别的技巧

（1）纵切面　在肝与下腔静脉,肝与腹主动脉之间,注意观察胰头、胰体。

（2）横切面　要认准脾静脉在胰腺后方,不要将上端的脾动脉和下端的左肾静脉误认为脾静脉。

（3）调节增益到合适的水平,要调低增益,全面观察胰腺头、体、尾。

（4）胰头区无回声区扩大时,就注意十二指肠内积液,要变换体位观察区别。

（5）胰尾显示不清应改坐位或坐位并饮水后观察。

（6）胃肠胀气者,需将探头加压检查,或服消胀片后检查。

(7)后腹膜肿块,腹腔淋巴结肿大,肾及肾上腺肿块可使脾静脉前移。而胰体尾部肿物,可使脾静脉后移。注意加以分辨区别。

【实训考核】

1.结合理论授课内容,以书面形式考核学生理论知识水平。

2.学生实操演示,带教老师按超声实训效果考核表给出分数(表9-1),考核评估学生的实际操作能力。

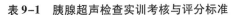

表9-1　胰腺超声检查实训考核与评分标准

| 项目 | | 总分 | 内容要求 | 分值 | 得分 | 备注 |
|---|---|---|---|---|---|---|
| 检查前准备 | 检查者准备 | 10 | 服装整洁、仪表端庄 | 2 | | |
| | | | 人文关怀 | 3 | | |
| | | | 信息核对有效无误 | 3 | | |
| | | | 仪器选择适当 | 2 | | |
| | 受检者准备 | 5 | 体位选择正确 | 2 | | |
| | | | 患者理解并合作 | 3 | | |
| 操作过程 | | 50 | 选择合适的探头频率,调节仪器至最佳状态 | 2 | | |
| | | | 选择适当体位,充分暴露被检查部位,涂以超声耦合剂 | 2 | | |
| | | | 经腹部横切扫查:探头置于剑突下横切扫查,探头标记朝向右下方。探头由剑突向下方平行移动,在脐上5~10 cm的范围内做连续横断扫查,可显示胰腺长轴切面,冻结图像 | 10 | | |
| | | | 测量胰腺:取下腔静脉前方测量胰头,取腹主动脉前方测量胰体,取腹主动脉或脊柱的左缘测量胰尾 | 8 | | |
| | | | 经腹部纵切扫查:右正中旁纵断面用于观察胰腺头部。探头置于上腹部正中线右侧,探头标记朝向患者头侧,先找到下腔静脉长轴,胰头位于下腔静脉腹侧 | 5 | | |
| | | | 经腹部纵切扫查:左正中旁纵断面用于观察胰腺体部。探头置于上腹部正中线处,探头标记朝向患者头侧,先找到腹主动脉长轴(搏动性强),在腹主动脉腹侧包围的结构即胰腺体部 | 5 | | |
| | | | 观察胰头、胰体、胰尾各结构,对胰腺声像图进行综合分析 | 10 | | |
| | | | 根据检查部位的变换正确调整被检查者的体位 | 2 | | |
| | | | 探头不可碰撞,手持探头灵活牢固 | 2 | | |
| | | | 正确使用超声诊断的基本扫查手法 | 2 | | |
| | | | 检查完毕冻结探头,将探头清洁,放置于专用位置 | 2 | | |

续表 9-1

| 项目 | | 总分 | 内容要求 | 分值 | 得分 | 备注 |
|---|---|---|---|---|---|---|
| 诊断报告 | | 20 | 名号齐全、内容简洁 | 4 | | |
| | | | 层次分明、重点突出 | 4 | | |
| | | | 语言通顺、描述贴切 | 4 | | |
| | | | 测绘易懂、简明准确 | 4 | | |
| | | | 提示适当、鉴别诊断 | 4 | | |
| 评价 | 效果 | 10 | 检查顺利,患者反应良好 | 3 | | |
| | 操作 | | 动作轻巧、稳重、准确 | 4 | | |
| | 沟通 | | 有效 | 3 | | |
| 总分 | | 100 | | | | |

# 理论考核题(一)

## (一)名词解释

1. 钩突

2. 胰管

## (二)单选题

1. 胰腺实质正常的回声是(　　)

   A. 略强于肝脏回声　　　　B. 略低于肝脏回声　　　　C. 低于肾皮质回声

   D. 稍低于脾　　　　　　　E. 与集合系统回声相等

2. 儿童胰腺的特点(　　)

   A. 相对较小回声偏强　　　B. 与成人大小无明显区别　　C. 相对较大,而回声低

   D. 叫小儿回声低　　　　　E. 以上都不是

3. 什么结构易与胰头肿块混淆(　　)

   A. 门静脉　　　　　　　　B. 十二指肠　　　　　　　C. 肝尾叶

   D. 右肾上腺　　　　　　　E. 门腔淋巴结

4. 胰头位于(　　)

   A. 下腔静脉右侧　　　　　B. 脾静脉前方　　　　　　C. 肠系膜上静脉的右前

   D. 肠系膜上静脉的左侧　　E. 肠系膜上动脉的前方

5. 胰腺钩突的正确位置在(　　)

   A. 十二指肠腔内　　　　　B. 胆总管末端

   C. 胆管的下段,门静脉的起始部

   D. 肠系膜上动脉的前方,下腔静脉的左侧

   E. 肠系膜上静脉的后方,下腔静脉的前方

## (三)多选题

1. 下列哪些血管是胰腺的定位标志(　　　)

   A. 腹主动脉　　　　　　　B. 下腔静脉　　　　　　　C. 肠系膜上动脉

   D. 脾静脉　　　　　　　　E. 门静脉

2. 下列对胰腺的描述正确的(　　　)

   A. 是腹膜内位器官　　　　B. 是腹膜后脏器　　　　　C. 它无包膜

   D. 长 14~20 cm 的多个小叶性腺体

   E. 平第 1~2 腰椎水平的腹后壁

3. 下列有关胰腺的超声检查,正确的是(　　　)

   A. 检查前食少渣饮食

   B. 可饮水后检查

C. 探头横置于上腹正中呈右高左低的扫查

D. 半坐位或坐位

E. 空腹 4~6 h 以上常规仰卧

**(四)简答题**

1. 简述正常胰腺超声表现。

2. 试述胰腺的超声测量方法。

**(五)识图题**

指出下图数字所指的解剖结构。

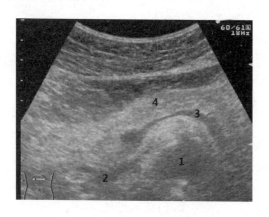

# 理论考核题(一)答案

**(一)名词解释**

1. 胰头下部向左下方凸出呈钩状,称为"钩突"。

2. 且胰液排出的管道,分主胰管和副胰管。

**(二)单选题**

1. A   2. C   3. B   4. C   5. E

**(三)多选题**

1. ABCD   2. BCDE   3. ABDE

**(四)简答题**

1. 正常胰腺超声表现

(1)胰腺形态   胰腺横切面时,呈蝌蚪形、哑铃形或腊肠形,边界整齐、光滑,纵切时,胰头呈椭圆形,胰体呈近似三角形,胰尾呈梭形或菱形。

(2)胰腺内部结构   胰腺内部呈均匀性细小光点回声,常稍强于肝脏回声,主胰管可

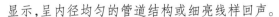

显示,呈内径均匀的管道结构或细亮线样回声。

(3)胰腺大小　胰腺大小多采用切线测量法,一般胰头厚度小于2.5 cm,胰体、胰尾小于2.0 cm,主胰管内径1~2 mm。

2.胰腺的测量方法　显示胰头最大的胰腺横切面,在下腔静脉前方,胰腺后缘中点向前引垂直线到前缘,测量胰头;在主动脉前方测量胰体;在主动脉左侧方或左前外测量胰尾最大前后距离。

(五)识图题

1.腹主动脉;2.下腔静脉;3.脾静脉;4.胰腺体部。

## 实训二　胰腺疾病超声诊断实训与考核

【实训目标】

1. 知识目标

（1）掌握　急性胰腺炎的超声诊断要点。

（2）熟悉　慢性胰腺炎、胰腺假性囊肿的检查与诊断。

（3）了解　胰腺癌的超声诊断与鉴别诊断。

2. 能力目标　通过实训能够基本完成胰腺常见疾病的超声观察与分析,能够规范书写超声诊断报告。

3. 素质目标　通过实训学习使学生理论联系实际,养成自主学习的习惯,培养学生良好的团队协作精神和严肃认真、实事求是的工作态度,并养成以患者为中心的良好职业道德素质。

【实训器材】

1. 仪器　多功能彩色多普勒超声仪(B/M、CDFI、PW、CW),凸阵探头(频率2.0~5.0 MHz)。

2. 材料　耦合剂、检查用纸、检查床。

【实训步骤】

1. 教师示教实训内容与方法

（1）病例教学法　教师可提前预约相关胰腺疾病的患者,在进行胰腺检查的同时进行示教,让学生真实体会胰腺不同疾病的声像图表现及特点,检查过程中需注意对患者的尊重与隐私保护。

（2）影视教学法　根据影视教学资料进行相关胰腺疾病超声表现的讲解。

（3）演示法　应用超声体模演示讲解急、慢性胰腺炎、胰腺囊肿、胰腺癌等常见疾病声像图表现及特点。

2. 学生分组上机操作实践

（1）学生之间互相检查,观察正常胰腺声像图特征,并与病变声像图改变进行比较。

（2）播放《超声诊断学》教材课件、多媒体资料片等,识别不同胰腺疾病的声像图表现。

3. 教师巡回辅导、纠错答疑　老师在同学们互相检查过程中进行巡视,及时发现探头操作手法、标准切面识别等方面的问题,纠正、讲解和答疑。

【实训内容】

（一）超声表现

1. 急性胰腺炎

（1）胰腺体积弥漫性肿大,也可局部明显肿大,以胰头、胰尾部多见(图9-7)。

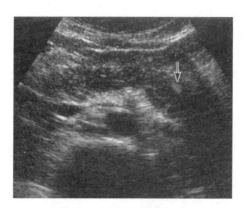

图 9-7　急性胰腺炎

（2）轻型者胰腺形态只是略显饱满,边缘整齐,形态规则;重型者胰腺形态变化显著,边缘模糊不清,形态不规则,胰腺与周围组织分界不清。

（3）肿大的胰腺回声明显减低,后方回声增强。急性水肿型胰腺实质回声尚均一,出血坏死型内部回声不均,呈高低混合回声,可有液化无回声及钙化强回声。

（4）胰管内径轻度扩张或正常,存在胰液外漏时扩张可消失或减轻。

（5）胰腺周围、小网膜囊及肾旁间隙、腹腔、盆腔积液。

（6）胰腺周围出现假性囊肿。

（7）胰腺内部脓肿形成时胰腺结构显示不清晰,可呈不均匀混合回声。

（8）彩色多普勒超声难以显示胰腺内部血流,出血坏死区及脓肿形成区无血流信号。

2. 慢性胰腺炎

（1）胰腺体积正常或不同程度的肿大,少数萎缩。

（2）胰腺形态僵硬、饱满,边缘不整齐。

（3）胰腺实质弥漫性或局灶性回声增粗、增强（图 9-8a）,并可见钙化灶。

（4）胰腺导管不同程度扩张（图 9-8b）,呈串珠样,钙化型胰腺炎常伴有单发或多发的胰管内结石。

（5）胰周可见假性囊肿形成,囊壁较厚而不规则,边界模糊,囊内见弱回声。

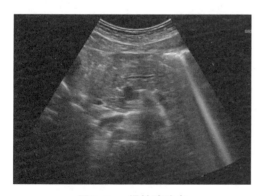

图 9-8a　慢性胰腺炎

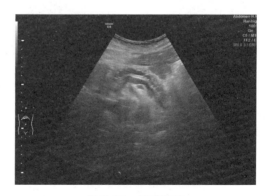

图 9-8b　胰管扩张

3.胰腺囊肿

（1）真性囊肿　囊肿单发或多发，体积较小，呈圆形或椭圆形；囊肿壁薄、回声清晰，边界光滑完整；囊肿内无回声，透声良好，伴有出血或感染可出现沉积物样回声。

（2）假性囊肿　胰周可探及圆形、类圆形或不规则形态液性暗区，囊壁较厚，部分内部可见散在光点回声或不规则低回声；相邻胰腺无正常结构回声；不典型假性囊肿可表现为囊内分隔，因感染、出血、凝血块可使内部回声明显增多（图9-9）、囊肿壁钙化等；较大囊肿挤压周围器官，使其受压、移位，并与周围组织分界模糊。

4.胰腺癌

胰腺癌声像图

（1）胰腺多局限性肿大，呈结节状、团块状、不规则局部隆起（图9-10），弥漫型表现为胰腺弥漫性肿大而失去正常形态。

（2）胰腺轮廓多有改变，较小肿块可见局部向外突起，轮廓略显不规则，较大肿块轮廓不规则，呈蟹足状向周围浸润。

（3）胰腺内部出现肿块是诊断胰腺癌的直接依据，小于2 cm的肿块多为均匀低回声，圆形，无包膜，后方回声衰减不明显。随肿瘤增大内部回声不均匀增加，部分可有钙化、液化或高回声改变，肿块边界不清，呈浸润性生长，形态不规则，后方回声衰减。

（4）胰管不同程度均匀扩张，内壁光滑，肿瘤侵犯胰管可致胰管闭塞。

（5）胆管由于癌肿或肿大淋巴结浸润或压迫梗阻，导致远端胆管扩张。

（6）周围血管受压、移位、梗阻，也可直接侵犯血管壁，致血管壁局部连续性中断。

胰腺癌肝转移

（7）晚期出现转移征象腹膜后淋巴结肿大，肝内出现转移灶，胰腺后方软组织增厚，腹水等。

（8）彩色多普勒超声显示癌肿为乏血供，无明显血流信号；较大肿块内可录及点、线状血流信号。

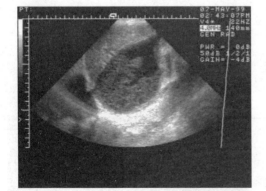

图9-9　胰腺假性囊肿

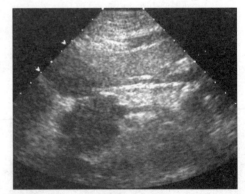

图9-10　胰腺癌

（二）探测要点

1.与胰头紧贴的肝尾叶，容易被误认为胰腺肿瘤。多断面扫查可判定肝尾叶与肝左叶背侧的连续关系。

2.部分患者胰头和钩突部的原始腹胰呈低回声，可能被误认为肿瘤，但多断面检查

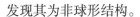

发现其为非球形结构。

3. 当胰头部肿瘤等病变不明显,而胰管均匀性扩张时,勿将扩张的胰管看作脾静脉而漏诊;彩色多普勒有利于鉴别。

4. 勿将胰头部十二指肠内积液误诊为胰腺囊性病变,可通过观察有无肠蠕动或改变体位来分辨。

5. 胰周围肿大的淋巴结与胰腺紧贴时,很容易被误认为胰腺肿瘤。

【延伸学习】

1. 急性胰腺炎的病理生理变化可链接网址 https://wenku.baidu.com/view/671f0798284ac850ac024214.html。

2. 自身免疫性胰腺炎可链接网址 https://wenku.baidu.com/view/98fc84d65ebfc77da26925c52cc58bd631869375.html。

3. 鉴别诊断

(1)胰腺真性囊肿与假性囊肿鉴别见表9-2。

表9-2 胰腺真性囊肿与假性囊肿鉴别诊断

| 超声显示 | 胰腺真性囊肿 | 胰腺假性囊肿 |
|---|---|---|
| 囊肿 | 体积小,壁薄,囊液清 | 体积大,形态多不规则,囊内透声差或有分隔 |
| 病史 | 无,偶发 | 有外伤史或急性胰腺炎病史 |
| 位置 | 多位于胰腺内或与胰腺相连 | 多位于胰腺外,与胰腺相连或不相连 |

(2)胰头癌与胆管癌的鉴别见表9-3。

表9-3 胰头癌与胆管癌的鉴别诊断

| 超声显示 | 胰头癌 | 胆管癌 |
|---|---|---|
| 胰管扩张 | 有 | 无 |
| 胰腺肿大 | 多有 | 无 |
| 胰头肿块或浸润 | 有 | 无 |
| 胆管壁形态 | 正常 | 僵硬或有浸润 |
| 肿瘤回声 | 多减低 | 多增高 |
| 腔静脉受压 | 多有 | 无 |

(3)胰头癌与壶腹癌的鉴别见表9-4。

表9-4 胰头癌与壶腹癌的鉴别诊断

| 项目 | 壶腹癌 | 胰头癌 |
|---|---|---|
| 肝内、外胆管扩张 | 中或重度 | 轻或中度 |
| 肿瘤回声 | 增强 | 减低 |
| 胰头 | 正常 | 肿大 |
| 胰管扩张 | 轻度 | 中或重度 |
| 下腔静脉 | 正常 | 受压 |

【实训考核】

1.结合理论授课内容,以书面形式考核学生理论知识水平。

2.学生实操演示,带教老师按超声实训效果考核表给出分数(参考实训一),考核评估学生的实际操作能力。

# 理论考核题（二）

**（一）名词解释**

1. 急性胰腺炎

2. 胰腺囊肿

**（二）单选题**

1. 胰腺疾病中最常见的是( )

　　A. 胰腺囊肿　　　　　　　B. 胰岛素瘤　　　　　　C. 胰腺癌

　　D. 胰腺囊腺瘤　　　　　　E. 急性胰腺炎

2. 对急性出血坏死型胰腺炎描述,不正确的是( )

　　A. 回声强弱不等　　　　　B. 胰腺正常或略小　　　C. 胰腺增大,轮廓不清

　　D. 胰外周环绕低回声区　　E. 脾静脉、门静脉常不易显示

3. 急性胰腺炎诊断中具有重要意义的检查是( )

　　A. 左上腹部压痛　　　　　B. 心率加快或血压降低　C. 腹胀

　　D. 血和尿淀粉酶升高　　　E. 腹部移动性浊音

4. 胰腺内的强光团回声可能( )

　　A. 胰管壁的钙化　　　　　B. 胰管内的积气　　　　C. 胰实质内的出血

　　D. 胰管结石　　　　　　　E. 胰液的郁积

5. 假性胰腺囊肿可累计胰腺的哪些部位( )

　　A. 胰头　　　　　　　　　B. 胰尾　　　　　　　　C. 胰体

　　D. 胰头和胰体　　　　　　E. 任何部位

**（三）多选题**

1. 下列是慢性胰腺炎表现的是( )

　　A. 胰腺大小可在正常范围

　　B. 不规则扩张的主胰管

　　C. 实质回声多增强而不均匀

　　D. 胰管结石,假囊肿形成

　　E. 胰腺轮廓清晰,内回声减低

2. 下列对胰腺癌的描述正确的是( )

　　A. 1/4 发生在胰头部,无声衰减

　　B. 胰腺局部增大,内见分叶状肿块

　　C. 可推压周围脏器和血管

　　D. 主胰管和胆管可扩张

　　E. 肝内及淋巴转移

3. 可疑胰腺癌时下列哪些可协助诊断( )

    A. 肝内结节　　　　　　B. 淋巴结肿大　　　　　C. 下腔静脉受压

    D. 腹水　　　　　　　　E. 胆总管扩张

4. 急性胰腺炎引起积液的部位有( )

    A. 横结肠系膜区　　　　B. 左肾前旁间隙内　　　C. 小网膜囊内

    D. 腹、盆腔内　　　　　E. 胸腔

5. 符合胰腺真性囊肿的( )

    A. 不常见　　　　　　　B. 壁薄的小囊肿　　　　C. 囊肿体积大

    D. 形态多不规则　　　　E. 囊内可有分隔

## (四)简答题

1. 简述慢性胰腺炎的声像图特点及鉴别诊断。

2. 简述重症急性胰腺炎的超声声像图表现。

## (五)识图题

请指出下图中箭头所指的结构。

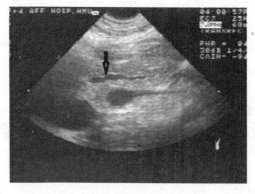

       图1　　　　　　　　　　　　　　　　　图2

## (六)病例分析

1. 患者,男,45 岁,上腹不适 2 个月伴体重下降明显,声像图表现如下图所示,试述超声诊断及诊断依据。

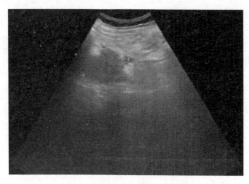
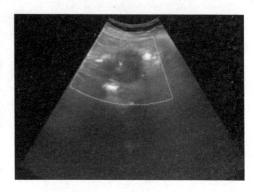

2. 王某,28 岁,健康体检,无明显不适。声像图表现如图所示,试述超声诊断及诊断依据。

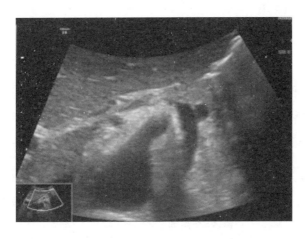

3. 患者,男,56 岁,急性胰腺炎治疗 1 周后复查,声像图表现如下图所示,试述超声诊断及诊断依据。

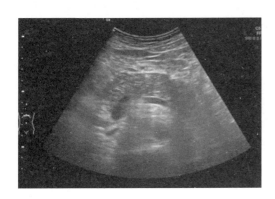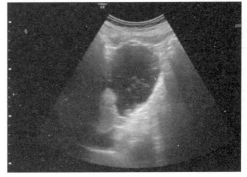

# 理论考核题(二)答案

## (一)名词解释

1. 急性胰腺炎是一种常见急腹症,病理分为急性水肿型(轻型)胰腺炎和急性出血坏死型(重型)胰腺炎两种。

2. 胰腺囊肿包括真性囊肿、假性囊肿两类,真性囊肿由胰腺组织发生,囊壁内层为上皮细胞。按病因可分为先天性囊肿、潴留性囊肿、退行性囊肿、赘生性囊肿与寄生虫性囊肿。假性囊肿系外伤、炎症后胰液外渗被邻近组织包裹而成,囊壁由纤维组织构成,囊壁内无胰腺上皮细胞。

（二）单选题

1.E  2.B  3.D  4.D  5.E

（三）多选题

1.ABCD  2.BCDE  3.ABCDE  4.ABCDE  5.AB

（四）简答题

1.慢性胰腺炎的声像图表现:①胰腺体积正常或不同程度的肿大,少数萎缩;②胰腺形态僵硬、饱满,边缘不整齐;③胰腺实质弥漫性或局灶性回声增粗、增强,并可见钙化灶;④胰腺导管不同程度扩张,呈串珠样,钙化型胰腺炎常伴有单发或多发的胰管内结石;⑤胰周可见假性囊肿形成,囊壁较厚而不规则,边界模糊,囊内见弱回声。

鉴别诊断:①老年、肥胖和糖尿病患者的胰腺相鉴别,这类患者的胰腺实质亦多表现为均匀性增强,但无胰腺钙化和胰管结石;此外,结合临床多无急性胰腺炎病史及慢性反复发作史。②慢性胰腺炎与弥漫性胰腺癌相鉴别,这两种胰腺弥漫性病变在声像图上很难区别,况且两者也常合并存在。鉴别诊断主要依靠临床表现结合肿瘤相关标志物检测和超声引导细针活检。

2.重症急性胰腺炎的超声声像图表现:胰腺形态变化显著,边缘模糊不清,形态不规则,胰腺与周围组织分界不清。肿大的胰腺回声明显减低,后方回声增强。胰腺实质回声尚均一,胰管内径轻度扩张或正常,存在胰液外漏时扩张可消失或减轻。胰腺周围、小网膜囊及肾旁间隙、腹腔、盆腔积液。胰腺周围出现假性囊肿。胰腺内部脓肿形成时胰腺结构显示不清晰,可呈不均匀混合回声。

（五）识图题

1.扩张胰管。

2.胰头癌。

（六）病例分析

1.超声诊断:胰腺癌。诊断依据:声像图可见胰头区不规则低回声实性肿块,边界不清,呈蟹足状,肠系膜上静脉轻度抬高,肝内外胆管扩张,主胰管内径增宽,故诊断。

2.超声诊断:胰腺真性囊肿。诊断依据为声像图显示胰腺体部腺体内可见一小囊性无回声,壁薄,内透声好,余胰腺腺体回声均匀,胰管未见扩张。

3.超声诊断:胰腺炎并胰腺假性囊肿形成。诊断依据:胰腺稍大,腺体回声增粗欠均匀,胰腺尾部可见一体积较大、形态不规则的囊性团块,边界尚清晰,内部透声差,可见条索样分隔。

（李　拓　刘红霞　胡　勇）

# 第十章

# 泌尿及男性生殖系统超声诊断

## 实训一  正常肾、输尿管及膀胱超声诊断实训与考核

**【实训目标】**

1. 知识目标

（1）掌握超声检查肾的检查前准备、检查体位、检查途径及检查方法；肾解剖结构及对应超声表现；正常肾各标准切面获得方法和声像图表现以及规范的超声测量。

（2）了解探测时超声诊断仪的正确调节。

2. 能力目标  通过实训能够独立完成肾各常规标准切面的扫查，并对声像图进行正确观察与分析，并能规范书写超声诊断报告。

3. 素质目标  通过实训学习，学生把课堂上所学理论知识与实践操作有机结合起来，培养学生良好的团队协作精神，培养学生自主学习的习惯，培养学生把基础理论、基本知识和基本技能融会贯通的能力，培养学生严肃认真，实事求是的工作态度和以患者为中心的良好职业道德。从而具备独立从事本专业工作的实际能力。

**【实训器材】**

1. 仪器  多功能彩色多普勒超声仪（B/M、CDFI、PDI、PW、CW），凸阵探头[扇扫凸阵探头2~5 MHz（经腹）]。

2. 材料  耦合剂、检查用纸、检查床。

**【实训步骤】**

1. 由带教老师演示讲解正常肾解剖结构及形态。

2. 带教老师结合理论授课内容给出名词解释2~3个，单选、多选题各5个，简答题1~2个，识图题3~5个，病例分析1~2个，让学生抢答，同时可以增加延伸学习内容。建

立云课堂与学生互动学习,充分利用现代网络技术,让学生有玩有学,极大地调动学生自主学习的积极性。

3.结合超声诊断仪的使用,讲解检查前准备,包括人文关怀和患者的沟通以及超声探头的选择及仪器的调节。

4.带教老师实操演示不同检查途径各标准切面检查步骤、检查手法及声像图表现和特点,让学生在头脑中对各标准切面所显示的解剖结构及操作流程、操作手法、注意事项有一个初步认识。

5.学生分组上机操作实践。

6.带教老师巡回辅导并纠错,对学生提出的难点、疑点进行讲解。

7.超声检查实训效果考核。

【实训内容】

1.肾及膀胱解剖结构解析　肾位于脊柱两侧,紧贴腹后壁,居腹膜后方。左肾上端平第11胸椎下缘,下端平第2腰椎下缘。右肾比左肾低半个椎体。左侧第12肋斜过左肾后面的中部,右侧第12肋斜过右肾后面的上部。

肾内缘为凹面,凹面中部为肾门,所有血管、神经及淋巴管均由此进入肾脏,肾盂则由此走出肾外。肾静脉在前,动脉居中,肾盂在后;若以上下论则肾动脉在上,静脉在下(图10-1)。

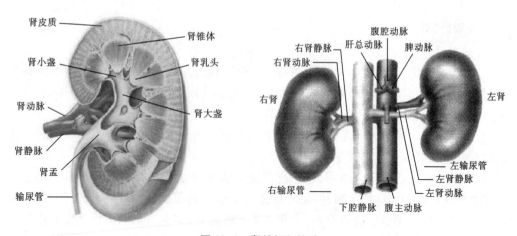

图10-1　肾的解剖构造

成年人膀胱位于骨盆内,婴儿膀胱位置较高,位于腹部,成人膀胱容量为300～500 mL尿液。膀胱底的内面有三角形区,称为膀胱三角,位于两输尿管口和尿道内口三者连线之间。膀胱的下部,有尿道内口,膀胱三角的两后上角是输尿管开口的地方(图10-2)。

肾脏扫查体位与方法

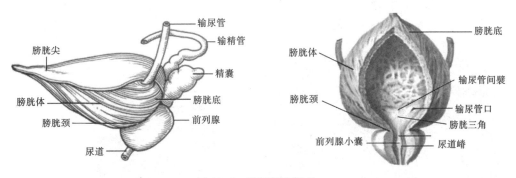

图 10-2　膀胱解剖构造

**2.扫查切面**

（1）肾冠状切面　患者取仰卧位或侧卧位,可以肝脏或脾作为声窗,观察肾内肾盏或肾血管相互关系(图 10-3)。

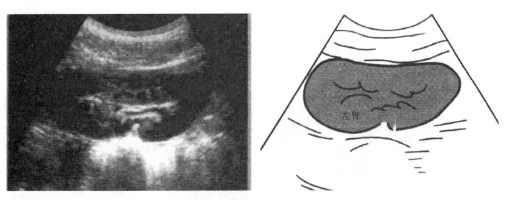

图 10-3　侧卧位,肾脏冠状切面

（2）肾矢状切面　正中矢状切因胃肠气体遮挡不易显示,可经肋间斜矢状切观察肾上极,次切面可观察肾上腺与肾关系(图 10-4)。

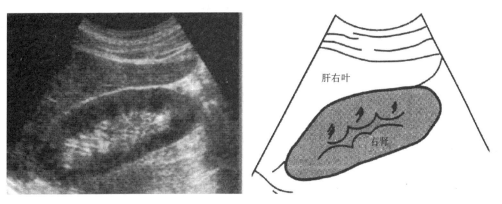

图 10-4　仰卧位,右肾前矢状切

(3)肾横切面　经肾门横切,或肋下斜切可用于观察肾门处血流变化,便于肾动脉测量(图10-5)。对于瘦弱患者及儿童可经背部探查,上述切面均可获得较好的显示。

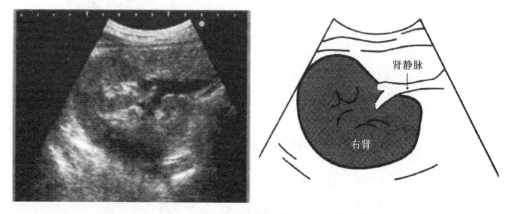

图 10-5　侧卧位,右肾横切面,显示肾门部静脉

膀胱扫查体
位与方法

(4)膀胱横切面、纵切面　膀胱需在充盈情况下进行超声检查。在实时检查时,膀胱三角区可观察到输尿管开口喷尿现象(图10-6),尿流自侧后方喷射至对侧,为间歇性出现。正常情况下,排尿后膀胱应基本无尿。

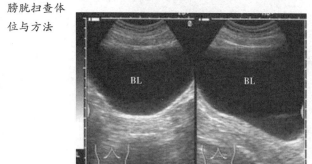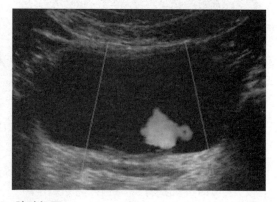

图 10-6　膀胱切面

左图:膀胱横切面及纵切面(图中可见混响伪像,致使膀胱前壁显示不清晰),右图:膀胱输尿管口喷尿现象,BL:膀胱

3. 正常肾、输尿管及膀胱超声观察内容与测量

(1)外形　大小与形态因人而异,可分为左右差异(差值 1.5 cm 以上)、萎缩(<9 cm)及增大(>12 cm),笔者工作中发现,宽径的变化更能反映肾脏形态改变(>5.5 cm),饱满见于肾盂肾炎、肾肿瘤、肾积水等;萎缩多见于慢性肾病。

(2)准确区分皮髓质回声　肾实质分为皮质及髓质,皮质回声稍低于肝组织,髓质回声更低,有时呈现似囊肿回声,呈放射状椭圆形排列于肾窦周围。

(3)肾内动、静脉　相互伴行,良好分辨力的超声仪器及患者脂肪层不厚的情况下,正常彩色血流信号充盈至皮质下方,动脉血流频谱多普勒检测对于筛查肾动脉狭窄有重要临床意义(图10-7)。

(4)肾内集合系统　集合系统可呈现分极、分离、变形3种形态;分极即是重复肾,分离即肾积水,变形可见于肾盂肿瘤、先天肾盂输尿管移行扩张。

(5)膀胱　充盈时探查膀胱壁的厚度,一般1～3 mm,充盈欠佳时可显示增厚或小梁回声,此时不利于膀胱病变的筛查。利用彩色多普勒观察喷尿现象,每侧每分喷尿次数为1.5～12.4次,平均5.4次/min。

膀胱内喷尿现象

(6)输尿管　输尿管扩张时内径大于5 mm,沿输尿管走行探查输尿管壁厚度及3个生理性狭窄处,观察有无结石及异常回声,必要时可运用浅表高频探头探查婴儿及儿童输尿管畸形。

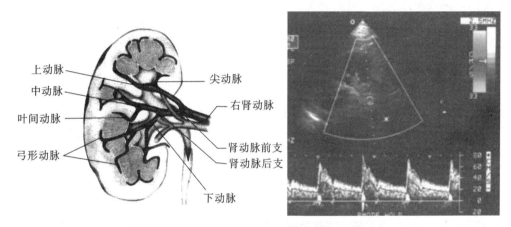

上动脉
中动脉
叶间动脉
弓形动脉
尖动脉
右肾动脉
肾动脉前支
肾动脉后支
下动脉

**图10-7　肾动脉分布(左)及正常肾动脉频谱(右)**

**4.正常肾、输尿管及膀胱超声声像图表现**

(1)正常肾脏回声　青壮年成人肾脏皮质回声似肝实质,老年人皮质回声增强且变薄,髓质肾锥体位于皮质与肾窦间,呈低回声,其周围可见环绕肾锥体的弓形动脉;正常肾窦因含脂肪组织呈高回声,内可显示管状肾动静脉,CDFI可有助分辨肾内血管与肾盂轻度分离。

输尿管扫查体位与方法

(2)血流动力学　正常成人肾血管呈高速低阻,收缩期上升斗直,舒张期血流缓慢降低至舒张期末,阻力指数随年龄增长而增高,成人一般小于0.7。正常肾动静脉呈血管树状,血流充盈良好。

肾动脉扫查示例

(3)膀胱　声像图显示膀胱内尿液呈无回声区,膀胱壁呈带状强回声,横切面为圆形、椭圆形或四方形,纵切面略呈三角形。男性膀胱后壁稍向后突出,女性膀胱后壁因子宫压迹而略凹,常因子宫位置不同而异。

(4)正常输尿管　一般不显示管腔。生理状态下憋尿过多,肾盂及上段输尿管可见轻度扩张。

**5.超声正常测值参考**

肾长径:10～12 cm,宽径:4～5 cm,厚径:3～5 cm。

肾实质厚度:1~2 cm,通常约1.5 cm,肾皮质厚度:8~10 mm。

肾静脉内径:1 cm,立位或坐位增宽,肾动脉内径:5~6 mm。

输尿管内径:2~4 mm;膀胱容量:350~500 mL;排尿后残余尿<50 mL。

膀胱壁厚度:1~3 mm。

6. 超声探查注意事项

(1)在扫查肾时,应先行扫查肾长轴,包括肾上下极、内外缘;多体位、多角度扫查,必要时背部探查,配合呼吸,扫查清楚,避免遗漏。

(2)扫查时应注意肾上下极是否完整显示,排除马蹄肾等融合肾病变;肾形态不规则时,注意观察皮质厚度,除外先天分叶肾。

(3)当发现病灶时,应多切面扫查。注意鉴别囊肿与囊性占位。

(4)扫查肾时注意观察肾与邻近脏器和周围组织的关系。

(5)彩色多普勒检查:彩色取样框放在感兴趣位置,大小适度。彩色血流标尺或脉冲多普勒应调低在适当水平(一般为10 cm/s),适当降低壁滤波。增加声波的发射功率以提高仪器对低速血流的显示率。

7. 正常肾报告示例

超声所见:双肾大小、形态如常,包膜光整(图10-8),右肾大小约 $X$ cm×$X$ cm×$X$ cm,实质层厚约 $X$ cm;左肾大小约 $X$ cm×$X$ cm×$X$ cm,实质层厚约 $X$ cm。实质层回声可,皮、髓质分界清晰,肾盂、肾盏未见分离。双肾血供未见明确异常。双侧输尿管未见明显扩张。膀胱充盈好,壁光整,其内未见明显异常回声。

超声提示:双肾、膀胱、输尿管未见明显异常。

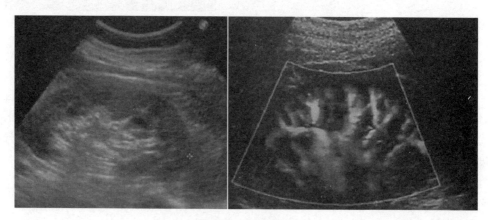

图10-8 正常肾脏

【延伸学习】

列举正常肾常见变异及相关超声表现。

1. 单驼峰征 单驼峰征是肾常见的一种变异,常见于左肾外侧缘实质的局限性隆起(图10-9),是左肾表面与脾相毗邻的一种适应性结果。

2. 永存胚胎期分叶状肾 分叶肾易被误认为是慢性感染所致的肾脏瘢痕形成(图

10-10)。永存胚胎期分叶状肾与肾脏瘢痕形成的鉴别点在于肾表面的切迹不会像肾瘢痕那样覆盖到髓质锥体上面。

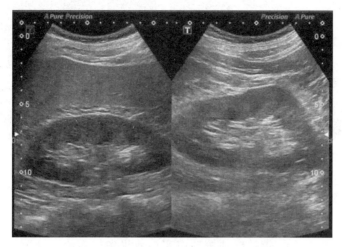

图 10-9　右肾正常，左肾中部局部隆起性回声，与周围肾实质回声一致

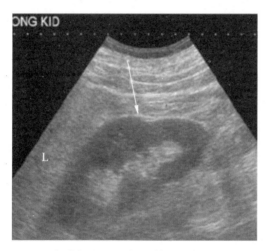

图 10-10　左肾中部略呈分叶状（箭），局部实质连续性完好

3. 结合部实质缺损　结合部实质缺损常被误认为皮质瘢痕或高回声的肾肿瘤。是一种线状或三角形高回声结构，位于肾的前上或后下表面（图 10-11），是由胚胎时期肾小叶连接处的肾窦延伸所致，观察可见膈膜样回声线同中央部的肾窦相延续。

4. 肾柱肥大　肾柱肥大是突出的皮质组织出现在肾锥体和肾窦之间（图 10-12）。超声检查可以准确地辨别肾柱肥大，它同肾皮质相延续，并且回声与肾实质相似，彩色多普勒和能量多普勒显示它和正常肾组织具有相似的血管模式，有助于确诊。

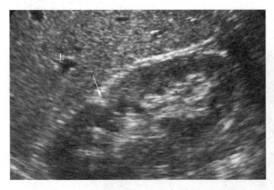
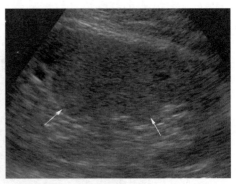

图 10-11　左肾边缘部见高回声切迹（箭）　　图 10-12　肾内局部低回声凸向集合系统（箭）

**【实训考核】**

1. 理论考核（见实训二）。

2. 学生当场实操演示，带教老师按超声实训效果考核表给出分数，考核评估学生的实际操作能力（表 10-1）。

表 10-1　正常泌尿系统超声检查实训考核与评分标准

| 项目 | | 总分 | 内容要求 | 分值 | 得分 |
|---|---|---|---|---|---|
| 检查前准备 | 医生准备 | 15 | 礼仪适宜 | 2 | |
| | | | 人文关怀 | 2 | |
| | | | 核对信息无误 | 3 | |
| | | | 仪器调节适当 | 8 | |
| | 患者准备 | 5 | 体位选择正确 | 2 | |
| | | | 患者理解并合作 | 3 | |
| 操作过程 | | 50 | 选择适当的探头频率，调节机器至最佳状态 | 5 | |
| | | | 选择适当体位，充分暴露被检查部位，涂超声耦合剂 | 2 | |
| | | | 对肾脏进行多切面扫查 | 10 | |
| | | | 观察分析肾脏声像图表现 | 10 | |
| | | | 测量肾脏上下径、前后径、左右径；肾动脉血流频谱 | 4 | |
| | | | 探头不可碰撞，手持探头灵活牢固 | 4 | |
| | | | 根据检查部位灵活变换被检查者体位 | 3 | |
| | | | 膀胱适度充盈条件下多切面扫查膀胱 | 9 | |
| | | | Freeze 冻结屏幕，擦净探头，放置于专用位置 | 3 | |

续表 10-1

| 项目 | | 总分 | 内容要求 | 分值 | 得分 |
|---|---|---|---|---|---|
| 检查报告 | | 20 | 信息齐全,内容完整 | 4 | |
| | | | 层次分明,重点突出 | 4 | |
| | | | 语言通顺,描述贴切 | 4 | |
| | | | 数字精确,术语专业 | 4 | |
| | | | 诊断准确,提示恰当 | 4 | |
| 实训评价 | 效果 | 10 | 检查顺利,患者反应良好 | 3 | |
| | 操作 | | 动作轻巧稳重 | 4 | |
| | 沟通 | | 有效 | 3 | |
| 总分 | | 100 | | | |

## 实训二 泌尿系统常见疾病超声诊断实训与考核

**【实训目标】**

1. 知识目标

(1)掌握肾脏常见疾病的病理基础及对应临床特征;超声探查病变的操作手法及技巧,诊断及鉴别诊断要点;常见疾病超声书写规范。

(2)了解探测时超声诊断仪的正确调节。

2. 能力目标 通过实训能够独立完成肾脏疾病的扫查,对声像图进行正确观察与分析,并能规范书写超声诊断报告。

**【实训器材】**

1. 仪器 多功能彩色多普勒超声仪(B/M、CDFI、PDI、PW、CW),凸阵探头[扇扫凸阵探头2~5 MHz(经腹)]。

2. 材料 耦合剂、检查用纸、检查床。

**【实训步骤】**

1. 由带教老师演示讲解常见肾脏疾病的病理生理学基础及相关临床疾病的特点。

2. 带教老师结合理论授课内容给出名词解释2~3个,单选、多选题各5个,简答题1~2个,识图题3~5个,病例分析1~2个,让学生抢答,同时可以增加延伸学习内容。建立云课堂与学生互动学习,充分利用现代网络技术,让学生有玩有学,极大地调动学生自主学习的积极性。

3. 带教老师实操演示操作手法,声像图表现及特点,让学生对肾脏疾病的探查顺序及要点有初步认识。

4. 学生分组上机操作实践。

5. 带教老师巡回辅导并纠错,对学生提出的难点、疑点进行讲解。

6. 超声检查实训效果考核。

**【实训内容】**

**(一)肾囊性病变**

1. 超声表现

(1)单纯性肾囊肿 发生率大于50%,单发,可发生于肾内外或肾盂旁。超声表现:与其他囊性病变一样。囊肿三个特征:薄壁、无回声、后方回声增强。

(2)其他肾囊性病变

1)常染色体显性遗传性多囊肾 是最常见遗传相关性肾囊性病变,可致进行性肾衰竭。约50%患者可伴有肝囊肿,少数可有胰腺囊肿及脾囊肿。超声表现:双肾形态失常,体积明显增大,未见正常集合部排列,见多个大小不等囊性回声,互不相通,囊肿间肾实质回声增强。

2）获得性肾囊肿　多见于肾弥漫性病变终末期及长期透析患者。终末期肾病患者可多发囊性回声，可能由增生性改变而来，此时需与常染色体多囊肾相鉴别，同时，肾病患者囊性回声可以恶变为小腺癌，不可大意。

3）其他复杂囊肿　囊内可见强回声沉积于囊壁，随重力变化而移动，称钙乳囊肿，可与囊壁钙化斑相鉴别；胆固醇结晶囊肿，囊内见点状回声漂浮，不难诊断；肾盂源囊肿，也称肾盂憩室，与肾盂相通，排尿后大小形态可变，造影检查有助鉴别。

2.探测要点

（1）除了观察囊肿形态、大小及边界规则与否等二维信息，需结合彩色多普勒进行观察，如果发现内部血流充填，需除外静脉瘤及动静脉瘘。

（2）注意肾多发囊肿与成人型多囊肾鉴别（图10-13）。

（3）囊性肾癌临床不常见，但发现囊壁不规则增厚，囊内见乳头状突起，囊内见分隔及透声差或见实性低回声，CDFI内见血流信号，有鉴别价值。

（4）囊肿需与巨大肾积水相区分，积水多伴有肾盏结构的扩张，囊肿只造成部分肾盂受压改变。

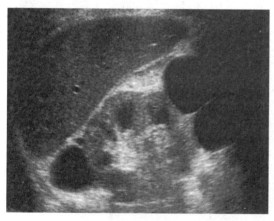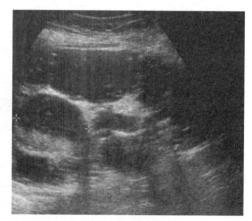

**图10-13　肾多发囊肿与多囊肾**

左图为肾多发囊肿，右图为常染色体显性遗传多囊肾，部分囊内并发感染

**（二）肾脏良、恶性肿瘤病变**

1.血管平滑肌脂肪瘤　常在一侧肾脏内单个发生，也可多个或双肾内出现。肾血管平滑肌脂肪瘤常位于肾髓质或皮质，是由成熟的脂肪组织、平滑肌及血管按不同比例组合构成。

（1）超声表现　超声图像表现的多样性，彩色血流多不显示，或仅棒状或点状血流，频谱为低速高阻型。

1）当瘤体内以脂肪成分为主时，表现较为典型呈强回声，内部回声均匀，边界清晰，瘤体直径较小，多呈类圆形或椭圆形。

2）当瘤体以血管和平滑肌成分为主而无脂肪或仅有散在少量脂肪细胞时，超声则表现为低回声,与肾皮质回声相当。此型较少见,与低回声型肾癌不易鉴别,多易误诊。

(2)探测要点

1)血管平滑肌脂肪瘤与正常肾组织间有明显界限,但无真正包膜,病灶周边无晕圈,而肾癌由于肾实质受压而形成的假包膜使肿块边界清晰,甚至形成典型的低回声晕。

2)小肾癌瘤体呈球体,内部回声较错构瘤低;可作为区别良恶性肿瘤的依据。

3)肾血管平滑肌脂肪瘤可以多发或双侧发病,而肾癌的双侧发病罕见。

4)肾癌多为富血供病变,频谱为高速低阻型,血管平滑肌脂肪瘤多为缺乏血供,低速高阻型。

2.肾细胞癌　是成人常见泌尿系统恶性肿瘤,多发生于肾近曲小管上皮,故多以肾透明细胞癌为主,其次为乳头状肾细胞癌。

(1)超声表现

1)常体积较大时被发现,为不均质肿块,多数呈中低回声,可发生囊性变及钙化。

2)大部分肿块可表现为边界清晰、形态规则,部分可见完整假包膜(为周围组织纤维化)。

3)可侵犯肾静脉及下腔静脉,发生远隔脏器转移。

4)彩色血流表现:血流较丰富,如"抱球征"(图10-14),呈动静脉分布紊乱血供象。

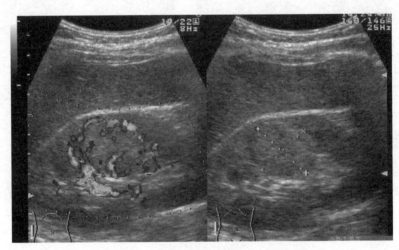

**图10-14　肾细胞癌彩色血流呈"抱球征"**

(2)探测要点

1)对于体积小于3 cm的高回声肿瘤,需慎重考虑良恶性,建议超声随访或强化CT。

2)探测发现癌灶后,需要对下腔静脉、腹膜后(肾上腺等)及腹部其他脏器探查,发现转移灶,对临床治疗决策有重要意义。

3)良、恶性鉴别同血管平滑肌脂肪瘤。

3.肾盂癌　发病年龄多在40岁以上,男女比例约为3∶1,占肾肿瘤总数10%左右,大多数为移行上皮癌,少数为鳞状上皮癌及腺癌(图10-15)。

（1）超声表现

1）典型超声表现为实性中等或稍低回声团,肾盂肾盏可有不同程度扩张(图10-15)。

2）回声与周边结构相关,肾窦内不伴积水,可表现为低回声;肾盂伴有积水的患者,多表现为回声增强。

3）少数表现为肾内不均质或混合回声团与肾实质分界不清晰,与肾癌不易区分。

4）可伴有肾门部淋巴结肿大及输尿管内团状转移。

5）团块内未见血流显示或不丰富,肾内血管可绕行或周边走行。

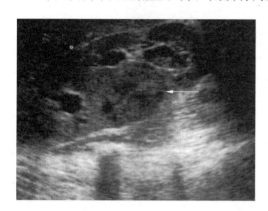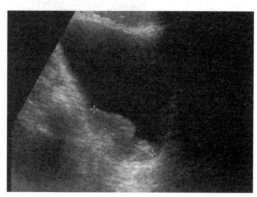

**图10-15　细胞癌**

左图为肾集合部移行细胞癌(箭),右图为输尿管膀胱入口移行细胞癌

（2）探测要点

1）肾盂癌造成肾盏漏斗部及肾盂输尿管结合部积水,需仔细探查集合部有无形态学改变。有无输尿管管壁异常不对称增厚。合并结石时,不能想当然认为是结石梗阻。

2）注意鉴别肾内血凝块与肾盂癌,随诊治疗、动态观察。

3）结合实验室检查排除肾结核。

**（三）弥漫性肾病**

1.髓质海绵肾　髓质海绵肾是一种先天性的肾髓质囊性病变,其特征为肾锥体部乳头管及集合管呈梭形或囊状扩张,可伴有肾锥体边缘钙质沉着和结石;此病常伴有腰痛和血尿的临床表现。但不出现肾衰竭表现。

（1）超声表现

1）因囊壁多重反射造成二维超声表现为肾锥体弥漫性高回声,呈放射状排列(图10-16)。

2）强回声团边缘毛糙、不光滑,大小一致。

3）强回声团内见小无回声区。

（2）探测要点

1）注意与肾多发结石鉴别。

2）肾钙质沉着症(包括海绵肾、痛风肾、高血钙症等)表现相似,超声有时鉴别困难,需提示临床结合实验室检查。

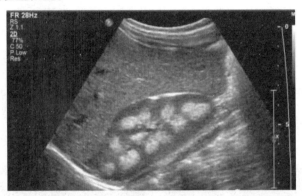

**图 10-16　肾钙质沉着症(包括海绵肾、痛风肾、高血钙症等)**

表现为肾椎体回声弥漫性增强,呈轮辐样高回声排布

2. **肾萎缩**　早期肾病(药物、毒物损伤、急性肾小管坏死、肾小球肾炎、肾病综合征等免疫性肾脏疾病)大多表现为正常肾脏组织回声,所以并不具备明确的超声特异性,中晚期弥漫性肾病则具有明显特异性。

(1)超声表现　双侧肾逐渐萎缩,肾实质回声增强,皮髓质分界模糊,与周围组织分界不清(图 10-17),双肾体积明显缩小,长径<9 cm,厚径<4 cm,肾包膜粗糙。肾实质呈弥漫性回声增强(高于肝、脾)。厚度变薄,彩色血流稀少,甚至不能显示,RI>0.8。有时肾区仅可见弧形强回声钙化影,称"油灰肾"或"粉笔肾",多见于肾结核晚期。

(2)探测要点　注意观察双肾形态大小及回声。

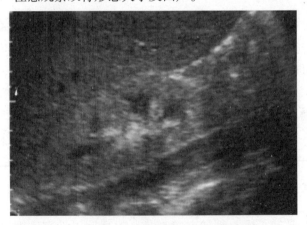

**图 10-17　慢性肾衰竭患者,肾萎缩超声表现**

### (四)肾积水

1. 肾积水常见病因

(1)肾盂肾盏生理性扩张　生理性憋尿所致。

(2)肾盂肾盏病理性扩张　分为梗阻性及非梗阻性肾积水。

**2. 肾积水超声表现**

（1）轻度肾积水　肾盂扩张 1.5～3.0 cm，肾小盏轻度扩张呈"杯口"征（图 10-18）。

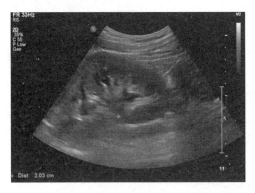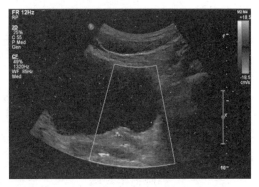

**图 10-18　左侧输尿管末端结石并左肾积水，结石后方伴闪烁伪像**

（2）中度肾积水　肾脏增大，肾盂扩张 3.0～4.0 cm，手套状或烟斗状，肾实质轻度受压变薄。

（3）重度肾积水　肾功能受损，肾盂肾盏重度扩张，肾盂扩张>4 cm，呈相互通联的多房囊状或调色碟形，肾实质明显变薄或消失，肾柱呈线状或消失。

（4）合并感染时可形成脓肾，液性暗区内见细密点状回声，实质可厚薄不均，见局灶性液化及钙化坏死区（图 10-19）。

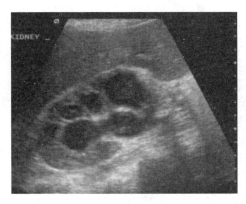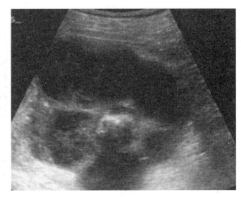

**图 10-19　肾积脓和肾积水**

左图为右肾积脓（内见低回声脓液，注意无回声并不能排除积脓，需要结合临床），右图肾重度积水（呈囊袋状），集合部见一鹿角结石回声，后伴声影

**3. 探测要点**

（1）与肾外肾盂（壶腹型肾盂）相鉴别　肾盂饱满凸向肾外，直接与肾小盏相联通而无肾大盏称肾外肾盂，肾积水时肾小盏扩张且肾乳头变平，排尿后无改变可与其鉴别。

（2）与肾静脉相鉴别　肾窦内条状无回声，CDFI 见血流显示可区别于轻度肾积水。

（3）重度肾积水需与肾囊肿相鉴别　肾积水合并输尿管扩张，且积水时肾盏扩张互通，鉴别不难。

**（五）输尿管结石**

1. 超声表现　输尿管内强回声,后伴声影,近端输尿管及肾盂可见扩张,累及肾盏（图10-18）。

2. 探测要点

（1）即使没有发现肾积水,但有肾绞痛征象,一般输尿管结石一定存在,需要仔细探查。

（2）结石后方伴有闪烁伪像,特异性强,诊断价值极大。

（3）输尿管内可能不止一块结石,需要全段扫查。

（4）膀胱过度充盈,不利于结石探查,腹壁脂肪层较厚者,可卧位背部探查上段输尿管。

**（六）肾动、静脉相关疾病**

1. 肾动脉狭窄　肾动脉硬化是狭窄常见病因,另外年轻人肾动脉肌纤维发育不良,也可造成狭窄,常见于青年女性。动脉狭窄常见临床症状为高血压,最终可导致肾衰竭。动脉狭窄也可由腹主动脉瘤、神经纤维瘤病或原发性创伤引起。

（1）超声表现　可在肾动脉狭窄处显示明亮湍流血流束,峰值流速（150~180 cm/s）,狭窄段后肾内段肾动脉可呈现"小慢波"样改变,AT<0.07 s,AC>3 m/s²（狭窄率>60%）,此类指数真正价值并不在于反映狭窄严重程度,当重度狭窄时（>70%）,反而不出现此类低波幅延迟效应。当侧支循环建立或存在血管僵硬及其他严重病变时,肾内段频谱反而接近正常（图10-20）。

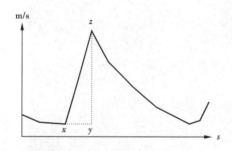

加速时间(AT)=y-x(正常值<0.07s)
加速指数(AZ)=z-x/y-x(正常值>3m/s)

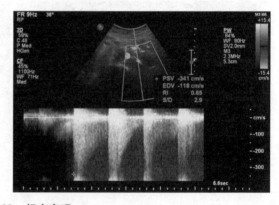

**图 10-20　超声表现**

左图为肾动脉狭窄时加速度 AC 及加速时间 AT 测量方法;右图为肾动脉硬化狭窄时主干血流频谱

（2）探测要点

1）调节声束角度与肾动脉血流方向<60°。

2）肾动脉与腹主动脉峰值流速比值 RAR>3.0。

3）患肾正常大小或肾萎缩,肾长径<9 cm 或较健侧小 1.5 cm 以上。

4）CDFI 狭窄段血流速度明显升高,肾内段流速降低,呈"小慢波"。

2. 肾静脉血栓　发生于慢性肾脏疾病或高凝状态下,如红细胞增多症。当然还有部分患者可发生肾静脉瘤栓,其至延伸至下腔静脉内。

（1）超声表现　扩张肾静脉内显示低回声血栓,CDFI 未见明显血流信号,若血栓引起肾静脉完全闭塞,在初 24 h,可造成肾增大,肾血流灌注减少,肾动脉阻力频谱增加,其至反向（图 10-21）。

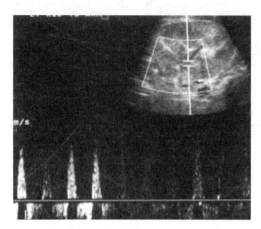

**图 10-21　肾静脉血栓时,肾动脉频谱舒张期血流反向,呈双向波**

（2）探测要点

1）需要与肾盂癌相鉴别,两者低回声内均探及不到血流信号,肾静脉血栓沿静脉走行分布,无周围浸润现象。

2）肾动脉阻力指数明显增高,其至反向,有诊断价值。

3）肾静脉主干内见低回声充填,且与管壁分界清晰。

**（七）膀胱、输尿管常见疾病**

1. 超声表现

（1）膀胱输尿管反流　①常双侧发病,轻者未见明显肾积水及输尿管扩张,重者可见中下段输尿管扩张明显。②输尿管壁内段缩短,虽可见输尿管喷尿征象,但喷尿流程缩短。③常见病因如表 10-2。

表 10-2　膀胱输尿管反流常见病因

| 先天因素 | 后天因素 |
| --- | --- |
| 膀胱三角区薄弱 | 慢性膀胱炎 |
| 重复输尿管畸形 | 输尿管口疾病（炎症、肿瘤） |
| 异位输尿管开口 | 前列腺电切术后 |
| 输尿管囊肿 | 影响抗反流解剖瓣的正常舒缩功能 |
| 神经源性膀胱 | |
| 膀胱出口梗阻引起尿潴留 | |

（2）膀胱肿瘤 ①多发生于膀胱三角区,呈菜花状或乳头状突起,表面不光滑。②CDFI内部及基底部见血流信号,不难鉴别（图10-22）。

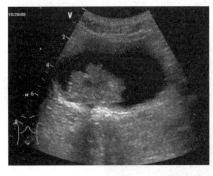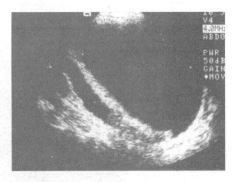

**图10-22 膀胱肿瘤**

左图为膀胱三角区一菜花状宽基底肿物凸向膀胱,右图为输尿管下段及壁内段内实性低回声充填,下段输尿管可见扩张

（3）膀胱结石 有膀胱炎或肾结石病史,膀胱内见强回声,随体位改变而移动,后伴声影。

（4）输尿管肿瘤 临床上80%以上为移行细胞癌,良性罕见（平滑肌瘤、息肉样变等）。多发生于输尿管中下段,呈浸润状或局部包块样生长,主要临床表现为无痛性血尿或镜下血尿,伴有腰痛或肾区绞痛（伴发梗阻时）（图10-22）。

2. 探测要点

（1）膀胱壁局限性增厚（多见）或弥漫性增厚。

（2）膀胱壁上有无肿块,其形状如何（菜花状、乳头状或结节状回声）,内部有无血流信号。

（3）肿瘤表面粗糙部分病例表面可出现强回声钙化斑。

（4）瘤蒂附着处膀胱壁模糊、连续性中断,可浸润性生长。

（5）注意凝血块与肿瘤的鉴别。

（6）注意双肾有无积水、双侧输尿管有无扩张。

【延伸学习】

1. 某些复杂囊肿,超声造影和强化CT均可行Bosniak分类（表10-3）。

**表10-3 CT肾囊性病变Bosniak分类**

| 分类 | 特征 |
| --- | --- |
| Ⅰ | 良性单纯性囊肿,壁薄,无分隔,钙化或实性成分,增强CT无强化 |
| Ⅱ | 内可见纤细分隔,壁可有良性钙化,边缘锐利,良性 |
| ⅡF | 内见较多纤细分隔,分隔及囊壁可有轻微的增厚,可含结节样钙化,实性成分无增强,边界清晰,良性可能性大 |
| Ⅲ | 可以囊性占位,囊壁及分隔增厚不规则,且可见强化 |
| Ⅳ | 恶性,实性成分可见强化 |

2.肾常见梗阻性疾病病因见表10-4。

表10-4　肾常见梗阻性疾病病因汇总

| 因素 | 特点 |
| --- | --- |
| 内源性因素 | |
| 　结石 | 常伴发肾绞痛,可位于尿路任何位置 |
| 　肿瘤 | 位于膀胱、肾盂肾盏系统或输尿管 |
| 　血凝块 | 由感染或创伤引起 |
| 　肾乳头坏死 | 坏死脱落的乳头可进入输尿管,引起梗阻 |
| 　感染性因素 | |
| 　狭窄 | 由慢性反复性感染引起 |
| 　真菌 | 罕见 |
| 　结核 | |
| 先天性因素 | |
| 　原发性肾盂输尿管连接处狭窄 | 常为单侧,只引起肾盂肾盏系统扩张 |
| 　后尿道瓣膜 | 整个尿路扩张,常用于产前诊断 |
| 　输尿管囊肿 | 单侧肾积水伴输尿管扩张 |
| 　流出道梗阻 | |
| 　前列腺增大 | 良性或恶性增大 |
| 　尿道狭窄 | 医源性、感染性或先天性引起常伴排尿不畅 |
| 外源性因素 | |
| 　宫颈癌 | 癌症靠近输尿管引起梗阻 |
| 　子宫内膜异位 | 病灶位于腹膜或输尿管表面,引起梗阻 |
| 　其他:肿大淋巴结、肠道炎性包块、妇科占位 | 当存在盆腔占位时,应常规扫查肾脏除外梗阻 |
| 医源性损伤 | |
| 　手术 | 妇科手术误扎输尿管 |
| 　创伤 | 引起输尿管狭窄或肾脏损伤血凝块致梗阻 |

【实训考核】

1.理论考核。

2.学生当场实操演示,带教老师按超声实训效果考核表给出分数,考核评估学生的实际操作能力(表10-5)。

表 10-5 泌尿系统常见疾病超声检查实训考核与评分标准

| 项目 | | 总分 | 内容要求 | 分值 | 得分 |
|---|---|---|---|---|---|
| 检查前准备 | 医生准备 | 15 | 礼仪适宜 | 2 | |
| | | | 人文关怀 | 2 | |
| | | | 核对信息无误 | 3 | |
| | | | 仪器调节适当 | 8 | |
| | 患者准备 | 5 | 体位选择正确 | 2 | |
| | | | 患者理解并合作 | 3 | |
| 操作过程 | | 50 | 选择适当的探头频率,调节机器至最佳状态 | 5 | |
| | | | 选择适当体位,充分暴露被检查部位,涂超声耦合剂 | 2 | |
| | | | 对肾脏进行多切面扫查并分析肾声像图 | 10 | |
| | | | 测量肾脏上下径、前后径、左右径;肾动脉血流频谱 | 4 | |
| | | | 描述病变形态、大小等二维信息并彩色血流观察病变,采集、记录图像信息 | 10 | |
| | | | 探头不可碰撞,手持探头灵活牢固 | 4 | |
| | | | 根据检查部位灵活变换被检查者体位 | 3 | |
| | | | 膀胱适度充盈条件下多切面扫查膀胱,记录病变信息并采集图像 | 9 | |
| | | | Freeze 冻结屏幕,擦净探头,放置于专用位置 | 3 | |
| 检查报告 | | 20 | 信息齐全,内容完整 | 4 | |
| | | | 层次分明,重点突出 | 4 | |
| | | | 语言通顺,描述贴切 | 4 | |
| | | | 数字精确,术语专业 | 4 | |
| | | | 诊断准确,提示恰当 | 4 | |
| 实训评价 | 效果 | 10 | 检查顺利,患者反应良好 | 3 | |
| | 操作 | | 动作轻巧稳重 | 4 | |
| | 沟通 | | 有效 | 3 | |
| 总分 | | 100 | | | |

# 理论考核题（一）

## （一）名词解释

1. 融合肾畸形

2. 海绵肾

3. 左肾静脉受压综合征

## （二）单选题

1. 正常肾声像图表现为（　　　）

　　A. 肾实质位于肾窦回声与肾轮廓之间,呈低回声

　　B. 肾实质可分为肾皮质与肾髓质

　　C. 肾窦位于肾中央区,由肾盏、肾盂、血管和脂肪等组织构成复合回声

　　D. 肾窦回声宽度因人而异,左右肾可不一致,一般肾窦宽度占肾的1/2~2/3

　　E. 以上均正确

2. 下列肾疾病哪一项不属于肾先天性异常（　　　）

　　A. 重复肾　　　　　　　　B. 肾发育不良　　　　　　　　C. 马蹄肾

　　D 肾自截　　　　　　　　E. 异位肾

3. 重复肾声像图描述中,下列哪一项不正确（　　　）

　　A. 肾窦回声分为上、下两团,不相连接

　　B. 上位肾盏往往较小,肾盏发育差或不发育

　　C. 上位肾盂易出现积水且颇似肾囊肿

　　D. 下位肾盂发育差,积水明显重于上位肾盂

　　E. 重复肾出现肾盂积水,同侧输尿管亦有扩张积水

4. 重复肾是指以下哪一种异常情况（　　　）

　　A. 双肾盂、双输尿管

　　B. 双肾盂、双输尿管,输尿管均开口于膀胱

　　C. 双肾盂、双输尿管,但输尿管下段合并为一条,呈"Y"形

　　D. 双肾盂、双输尿管,下位肾盂连接的输尿管开口于膀胱,上位肾盂连接的输尿管
　　　为异位开口

　　E. 以上均可

5. 肾柱肥大声像表现如下（　　　）

　　A. 肾窦回声的前外侧近中部出现低回声区

　　B. 低回声区与肾皮质间无分界

　　C. 低回声区大小一般不越过 3 cm

　　D. 低回声区肾表面不隆起

E. 以上均正确

## (三)多选题

1. 尿路梗阻对肾脏造成的危害中,哪些是正确的( )
    A. 尿路任何部位的梗阻均可造成肾积水
    B. 单侧肾积水是上尿路梗阻所致,双侧肾积水多为下尿路梗阻所致
    C. 梗阻部位越低,对肾脏造成危害的时间越快
    D. 肾外肾盂积水时,肾盂向外扩张,肾实质受影响慢
    E. 巨大肾积水均为长期部分性尿路梗阻所致

2. 正常肾脏在以下哪种情况时可出现肾盂轻度积水( )
    A. 大量饮水                B. 膀胱过度充盈                C. 妊娠期
    D. 药物影响                E. 前列腺过度增生患者

3. 下尿路梗阻性病变可以出现的声像图改变中哪些可能性不大( )
    A. 残余尿的出现            B. 膀胱嵴梁化和小房形成        C. 膀胱憩室形成
    D. 一侧肾积水              E. 膀胱恶性肿瘤

4. 尿路梗阻的常见原因是( )
    A. 前列腺增生症            B. 输尿管结石                C. 输尿管狭窄
    D. 输尿管囊肿              E. 多囊肾

5. 下列哪些符合成人型多囊肾特征( )
    A. 该病一般在40~60岁出现症状,有家族性
    B. 超声显示两肾内无数大小不等的囊肿,常合并多囊肝等其他脏器多囊性疾病
    C. 本病属常染色体隐性遗传病
    D. 本病为双侧性,临床上少数病例两肾发展可不一致
    E. 本病出现症状愈早,预后愈差,晚期症状为高血压,肾功能减退

## (四)简答题

1. 简述肾癌的典型超声表现。
2. 肾结石超声声像图表现。
3. 肾肿瘤的病理分型?

## (五)识图题

1. 患者,男,65岁,因"无痛性血尿2个月"就诊,腹部超声图像如下,可能的两个诊断是( )

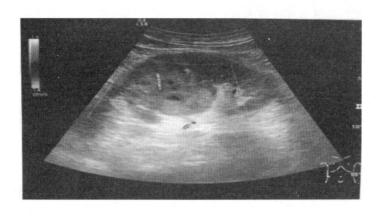

A.肾血管平滑肌脂肪瘤　　　B.肾盂内血肿　　　　　　　　C.肾盂肾癌

D.肾细胞癌　　　　　　　　E.肾母细胞瘤

2.患者,女,40岁,因"尿频、尿急、尿痛及血尿3个月"来诊。尿常规:大量白细胞及红细胞。其声像图如下,超声诊断包括(　　　)

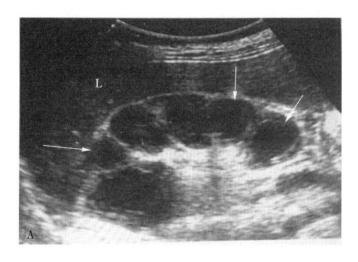

A.肾积水　　　　　　　　B.肾内钙化灶　　　　　　C.肾结核

D.肾囊肿　　　　　　　　E.多囊肾　　　　　　　　F.肾感染性病变

G.肾肿瘤

**(六) 病例分析**

患者,男,27岁,车祸后2 h,左腰部持续性疼痛,肉眼血尿。超声表现:右肾未见明显异常,左肾下极实质回声不均匀,可见不规则低回声区,肾周见不规则无回声包绕,膀胱充盈良好。内见不规则高回声浮动。

1.根据临床症状及超声表现,最有可能的诊断是(　　　)

A.左肾结核继发肾周脓肿

B.左肾肿瘤侵犯脂肪囊

C.肾盂肿瘤继发膀胱种植

D. 肾实质裂伤并肾周血肿形成

E. 左肾尿外渗

2. 对明确诊断最有价值的检查项目是( )

A. CT B. MRI C. X 射线肾区平片

D. X 射线静脉尿路造影

E. 超声引导下肾周无回声穿刺检查

3. 膀胱内不规则团块状高回声,首选考虑( )

A. 膀胱结石 B. 膀胱肿瘤 C. 膀胱血凝块

D. 膀胱异物 E. 输尿管囊肿

# 理论考核题(一)答案

**(一)名词解释**

1. 两侧肾相融合称为融合肾有各种类型,如蹄铁形肾、盘形肾、乙状肾、块肾等。其中最常见的是蹄铁形肾,其他都很少见。

2. 又称髓质海绵肾,发生率约 1/5 000。为先天性发育异常疾病。肾功能一般无影响。许多患者在 40~50 岁时因出现肾结石、尿路感染等获诊断。男性多见,一般无家族史。

3. 左肾静脉(LRV)在腹主动脉(AO)和肠系膜上动脉(SMA)间受机械性挤压后肾静脉血流回流受阻引起的左肾静脉高压现象,临床表现主要为血尿和(或)蛋白尿,伴或不伴精索静脉曲张。多普勒超声诊断标准为患者仰位时 LRV 肾门段扩张的直径超过夹角段直径 2 倍为疑诊,3 倍以上诊断更为可靠。

**(二)单选题**

1. E  2. D  3. D  4. E  5. E

**(三)多选题**

1. ABDE  2. ABCDE  3. DE  4. ABCD  5. ABDE

**(四)简答题**

1. 肾肿瘤以恶性肿瘤多见,占肾肿瘤的 85% 左右。肾恶性肿瘤可发生于肾实质内或肾窦内,以前者多见,常见的是肾透明细胞癌。肾外形异常,肾实质局限性回声异常:可为低回声、等回声、增强回声或混合性回声。CDFI:抱球型、星点型、少血管型及血管丰富型。实质肿瘤侵及肾盂致肾窦回声异常:移位、变形、中断或消失。肾静脉、下腔静脉转移及淋巴结转移征象。肾癌引起肝内转移者较少见。

2. ①肾窦内新月形或弧形带状强回声;②强回声后伴声影;③肾盂内或肾盏内结石,可伴有局部肾积水;④小于 2 mm 的结石、透声较好的结石及超声束与小结石不垂直时,可无声影。

3.分肾实质肿瘤和肾盂肿瘤,90%以上为恶性。

(1)肾实质肿瘤,恶性:成人最常见为肾细胞癌,儿童为肾母细胞瘤(Wilmsu 瘤),其他为各种肉瘤、恶性淋巴瘤、转移癌等。

(2)良性,血管平滑肌脂肪瘤(错构瘤)、血管瘤、纤维瘤、平滑肌瘤、脂肪瘤和腺瘤等。肾盂肿瘤:移行上皮细胞癌,约占80%,少数为鳞状上皮癌,移行上皮乳头状瘤临床一般按低度恶性处理(易于复发及癌变)。

(五)识图题

1.CD　2.AF

(六)病例分析

1.D　2.E　3.C

## 实训三　正常男性生殖系统超声诊断实训与考核

**【实训目标】**

1. 知识目标

（1）掌握超声检查前列腺及精囊腺的检查前准备、检查体位、检查途径及检查方法；前列腺解剖分区及分叶方法与精囊腺的解剖结构；正常前列腺（经腹、经直肠）的超声检查各标准切面获得方法和声像图表现以及规范的超声测量。

（2）掌握睾丸、附睾、阴囊壁及精索静脉超声检查途径及方法。

（3）掌握正常阴囊及其内容物的解剖结构及相关超声正常测值。

（4）了解探测时超声诊断仪的正确调节与使用。

2. 能力目标　通过实训能够独立完成精囊腺、前列腺各常规标准切面的扫查，并对声像图进行正确观察与分析，并能规范书写超声诊断报告。通过实训能够独立完成睾丸、附睾、阴囊壁相关常规标准切面的扫查，并对声像图进行正确观察与分析，并能规范书写超声诊断报告。理论结合实际，养成良好的临床思维，结合超声图像，提高自身素质。

3. 素质目标　通过实训让学生把课堂上理论知识与实践操作相结合，培养学生严肃认真、实事求是的工作态度，自主学习的热情以及不断总结经验的习惯。在具备独立从事本专业工作的实际能力之后，不断提高超声诊断水平。

**【实训器材】**

1. 仪器　多功能彩色多普勒超声仪（B/M、CDFI、PDI、PW、CW），凸阵探头：扇扫凸阵探头 2～5 MHz（经腹）、经直肠端扫凸阵（线阵、径向、三维），探头 5～12 MHz（经直肠），线阵平扫探头 5～10 MHz。

2. 材料　耦合剂、检查用纸、检查床、无菌探头套（避孕套）。

**【实训步骤】**

1. 由带教老师演示讲解正常前列腺解剖及分叶分区方法以及精囊腺正常解剖位置结构形态，阴囊及其内容物解剖构造及形态特征。

2. 带教老师结合理论授课内容给出名词解释 2～3 个，单选、多选题各 5 个，简答题 1～2 个，识图题 3～5 个，病例分析 1～2 个，让学生抢答，同时可以增加延伸学习内容。建立云课堂与学生互动学习，充分利用现代网络技术，让学生有玩有学，极大地调动学生自主学习的积极性。

3. 结合超声诊断仪的使用，讲解检查前准备，包括人文关怀和患者的沟通以及超声探头的选择及仪器的调节。

4. 带教老师实操演示不同检查途径各标准切面检查步骤、检查手法及声像图表现及特点，让学生在头脑中对各标准切面所显示的解剖结构及操作流程、操作手法及注意事项有一个初步认识。

5. 学生分组上机操作实践。

（1）学生重复老师演示的操作流程,尝试调节机器。

（2）让学生尝试应用老师所讲的检查操作手法,感受不同检查途径(经腹、经直肠)对显示解剖结构的影响,体会经直肠超声区别于经腹超声在图像显示与解剖走向方面的异同,同时感受阴囊超声检查手法及相关顺序。

（3）让学生尝试实践"你静我动""你动我静"的超声探测方法,以获得满意的声像图。

（4）特别注意前列腺外周带的超声表现、异常回声的解读与临床相互印证、提高诊断水平。

（5）认识正常前列腺声像图表现,完成内腺区、射精管、前列腺尿道部的显示与测量。

（6）认识睾丸、附睾正常声像图表现,结合解剖构造了解各自声像图特点。

6. 带教老师巡回辅导并纠错,对学生提出的难点、疑点进行讲解。

7. 超声检查实训效果考核。

【实训内容】

（一）前列腺与精囊腺

1. 前列腺解剖概要

（1）前列腺 Lowsley 五叶分法　前叶、后叶、中叶及两侧叶(图 10-23~图 10-25)。

（2）前列腺 Frank 内外腺分法　已不常用,根据腺体对性激素的敏感度不同,分为内、外腺,内腺较小(对雌激素、雄激素均敏感),约占前列腺体积1/4,为增生好发区域;外腺区(只对雄激素敏感)是前列腺癌好发区域。

（3）McNeal 带区分法(图 10-26)

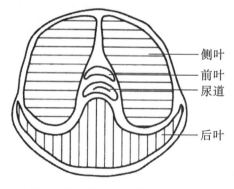

图 10-23　前列腺精阜水平横切面

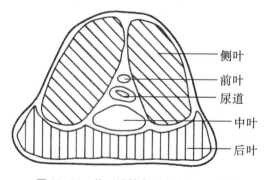

图 10-24　前列腺精阜以上水平横切面

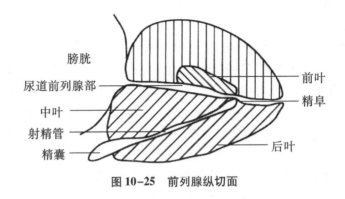

图 10-25　前列腺纵切面

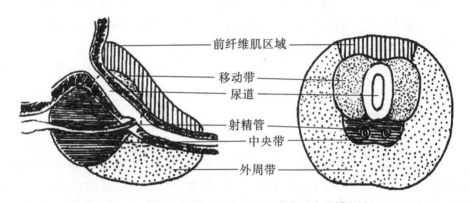

图 10-26　McNeal 带区分法(左图纵切面,右图横断面)

2. 检查前准备及检查体位

(1)检查前准备　经腹扫查,需适量充盈膀胱,不要过度,以免造成前列腺下移至耻骨后方,显示不清;经直肠扫查注意需清晨排便或灌肠后;对可疑前列腺癌患者,需空腹扫查腹膜后及盆腔淋巴结。

(2)检查体位

1)仰卧位　主要用于经腹扫查,了解前列腺与精囊腺大体形态,与膀胱毗邻关系。

2)左侧卧位(截石位)　经直肠超声扫查体位,将套有保险套的直肠探头缓慢插入患者肛门中,必要时涂于肛周抹利多卡因凝胶,减轻不适。

3. 扫查途径和标准切面

(1)经腹前列腺横切及纵切面　耻骨上区以充盈膀胱作声窗,横切面显示膀胱三角区,斜向下便可显示前列腺底部,左右侧动探头可显示后上方精囊腺,纵切面可显示尿道长轴,精囊腺长轴及一系列斜冠状切面及旁氏状切面(图 10-27A/B)。

(2)经直肠相关切面　检查前,需行 DRE 了解有无直肠狭窄,肿瘤,痔疮,避免损伤。端扫式探头无须进入过深,不过其无法做到完全横切面,操作者手法熟练,可以非常方便,径向及双平面探头可以获得一系列横切面,不过对前列腺过大患者,往往衰减严重移行区显示不清(图 10-27C/D)。

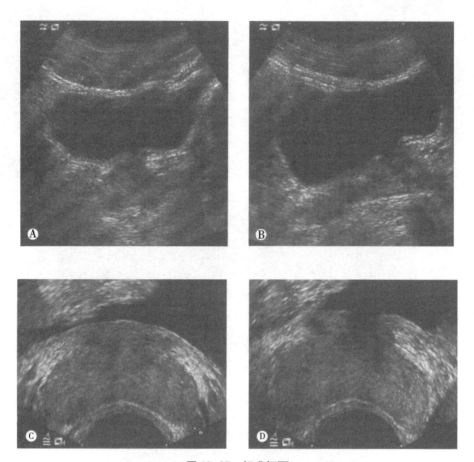

**图 10-27　标准切面**

A、B.经腹前列腺横纵切面　C、E.经直肠前列腺横纵切面

4.正常前列腺、精囊腺声像图常用标准切面。

5.正常前列腺、精囊腺声像图表现

(1)前列腺　正常形态的前列腺横切面二维超声呈对称栗子或倒三角形,纵切面呈草莓形,纵切可见尿道内口微微凹入前列腺。前列腺包膜呈强回声,内部回声呈均匀中等偏低回声。经直肠超声探查时,可观察到前列腺各区带结构,在横/斜冠状切面能区分周缘区及移行区,周缘区回声略高于移行区,呈"U"形包绕。

(2)精囊腺　经腹探查可于前列腺底部上方见到,位于左右两侧,呈低回声,形态不规则,精囊腺内侧近中线处可见椭圆形低回声左右对称,紧贴精囊腺,稍向下方可见精囊腺与之重合,称输精管壶腹(图 10-28B)。经直肠探查声像图呈条状低回声,能清晰显示前后囊壁。内部回声和囊壁厚度、在精囊腺的内侧前方,有时可见到输精管壶腹,正常精囊壁厚度不超过 1 mm。同一精囊内囊腔呈无回声,透声良好。另一部分囊腔可呈低回声,这可能与内容物稠厚有关。

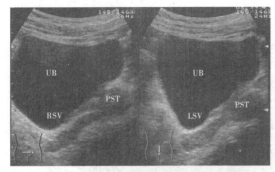
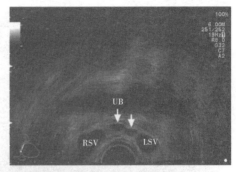
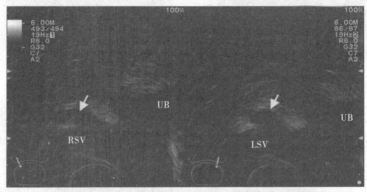
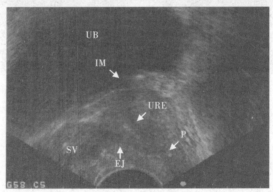

**图 10-28　精囊腺**

A. 经腹精囊腺长轴　B. 经直肠精囊腺短轴(箭头为输精
管壶腹)　C. 经直肠左右精囊腺长轴

D. 经直肠尿道长轴(UB:膀胱;IM:尿道内口;URE:前列
腺段尿道;EJ:射精管;P:精阜;SV:精囊腺;RSV:右精囊
腺;LSV:左精囊腺)

6. 正常前列腺、精囊腺的超声观察内容与测量(10-27A/B 中箭头为三径线测量)

(1)外形　观察前列腺的大小(体积≈1/2 前后径×左右径×上下径,正常≤20 mL)、形态、边缘、包膜(光滑、连续性)及内部回声(均匀程度)。

(2)异常回声病灶的有无　观察内外腺血流分布、大小形态是否对称,有无局灶丰富灌注区,内外腺分界是否清晰。

（3）精囊腺　大小、形态是否对称，内部回声，数目，囊壁厚度（正常<1 mm）。

（4）参考值　前列腺大小为 4 cm×3 cm×2 cm，精囊腺前后径<1.5 cm。

**（二）阴囊及其内容物**

1. 解剖概要　阴囊壁厚2~3 mm，睾丸位于阴囊内，左侧略低于右侧 1 cm，呈椭圆形，表面光滑，分内、外侧两面，前、后两缘和上、下两端。后缘有血管、神经和淋巴管出入，并与附睾和输精管的睾丸部相接触。上端和后缘为附睾头贴附，下端游离。附睾：紧贴睾丸的上端和后缘，可分为头、体、尾三部（图10-29）。睾丸动脉分两支进入睾丸内，沿包膜走行的称包膜动脉（图10-30）。

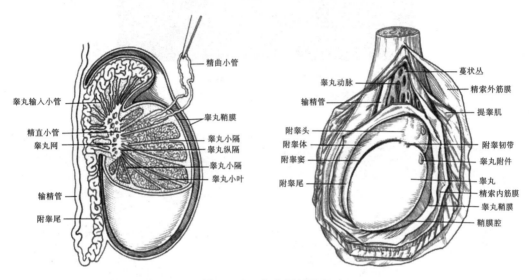

图 10-29　睾丸解剖示意

2. 检查体位

（1）仰卧位　充分暴露阴部，使用探头套或一次性薄膜包裹探头，涂抹耦合剂，一手固定探测阴囊内容物，防止移动；顺序探查，先健侧、后患侧。

（2）站立位　主要用于隐睾、交通性鞘膜积液、腹股沟疝的检查。

3. 扫查步骤及标准切面　双侧睾丸一系列横切及纵切面：充分涂抹耦合剂，对比双侧睾丸、阴囊壁、附睾大小、回声、内部结构及彩色多普勒血流信息，对于有症状患者，需仔细查对血流结构的异常，发现异常结构需手持固定，描述好形态结构，解剖层次。

4. 正常睾丸、附睾声像图及常用标准切面　儿童睾丸回声偏低，青春期及以后呈中等回声，高分辨率超声可见明暗相间睾丸纤维分隔及睾丸小叶（图10-31，图10-32）。

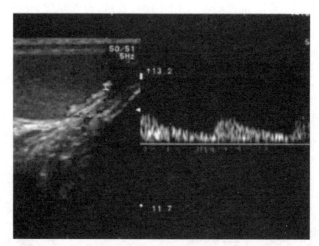

**图 10-30　睾丸包膜动脉频谱**

低速高阻,舒张期一般不出现反向血流,如出现对提示扭转有一定意义

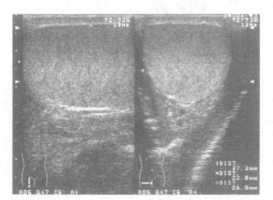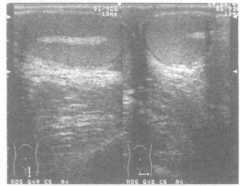

**图 10-31　正常睾丸及睾丸纵隔回声**

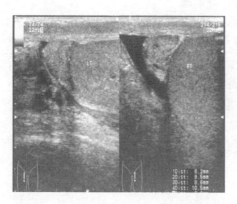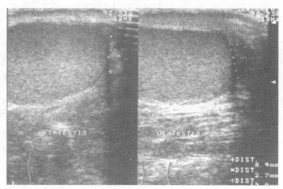

**图 10-32　正常附睾头与附睾体尾部声像**

5. 正常睾丸、附睾的超声测值　睾丸:4 cm×3 cm×2 cm;精索静脉:内径小于1.8 mm;附睾:附睾头直径<1 cm,附睾体0.2~0.5 cm,附睾尾0.5 cm。正常睾丸鞘膜腔内少量积液。

婴儿及儿童睾丸各径线偏小,睾丸回声低,内部结构不明显,白膜可见,附睾一般显示不清晰。

6. 正常报告模板范例

前列腺、精囊腺:

超声所见:

膀胱:充盈良好,内壁光滑,内未见明显异常回声。

前列腺:大小 X mm×X mm×X mm,形态正常,包膜完整,内实质回声呈分布均匀中低回声。CDFI血流分布对称。无明显异常集聚血流信号。

精囊腺:左右各一,形态正常,左、右侧横径分别为 X mm、X mm,囊壁不厚,囊内透声良好。

超声提示:双侧精囊腺、前列腺未见明显异常。

【延伸学习】

### 正常前列腺弹性成像简介

完成经直肠常规超声检查后,切换至弹性成像模式,探头对前列腺轻微施压,观察前列腺声像图,正常前列腺组织呈绿色(图10-33),评分2分为主,评分制评价组织软硬,1~5分表示,数字越小,组织越软。

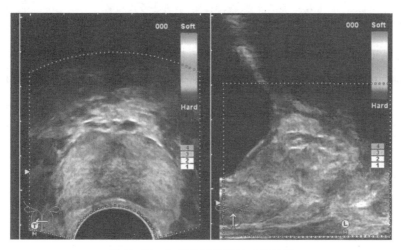

图10-33　正常前列腺弹性成像示例

【实训考核】

1. 理论考核(见实训四)。

2. 学生当场实操演示,带教老师按超声实训效果考核表给出分数,考核评估学生的实际操作能力(见表10-6)。

表 10-6　正常男性生殖系统超声实训考核与评分标准

| 项目 | | 总分 | 内容要求 | 分值 | 得分 |
|---|---|---|---|---|---|
| 检查前准备 | 医生准备 | 15 | 礼仪适宜 | 2 | |
| | | | 人文关怀 | 2 | |
| | | | 核对信息无误 | 3 | |
| | | | 仪器调节适当 | 8 | |
| | 患者准备 | 5 | 体位选择正确 | 2 | |
| | | | 患者理解并合作 | 3 | |
| 操作过程 | | 50 | 选择适当的探头频率,调节机器至最佳状态 | 5 | |
| | | | 选择适当体位,充分暴露被检查部位,涂超声耦合剂 | 2 | |
| | | | 对睾丸、附睾及其他阴囊内容物进行多切面扫查 | 10 | |
| | | | 观察分析精囊腺、前列腺声像图表现 | 10 | |
| | | | 测量睾丸、附睾各径线 | 4 | |
| | | | 探头不可碰撞,手持探头灵活牢固 | 4 | |
| | | | 彩色多普勒下探测包膜动脉血流频谱 | 3 | |
| | | | 正确分辨图像对应左右侧,分清结构层次 | 9 | |
| | | | Freeze 冻结屏幕,擦净探头,放置于专用位置 | 3 | |
| 检查报告 | | 20 | 信息齐全,内容完整 | 4 | |
| | | | 层次分明,重点突出 | 4 | |
| | | | 语言通顺,描述贴切 | 4 | |
| | | | 数字精确,术语专业 | 4 | |
| | | | 诊断准确,提示恰当 | 4 | |
| 实训评价 | 效果 | 10 | 检查顺利,患者反应良好 | 3 | |
| | 操作 | | 动作轻巧稳重 | 4 | |
| | 沟通 | | 有效 | 3 | |
| 总分 | | 100 | | | |

## 实训四  男性生殖系统常见疾病超声诊断实训与考核

**【实训目标】**

1. 知识目标  掌握一般常见病的相关临床特征表现,并能结合超声表现阐述征象;相关疾病超声特征征象,并能流畅运用各声学参数;超声报告书写规范,并能独立完整诊断。

2. 能力目标  能够独立完成常见精囊腺,前列腺及阴囊内容物常见疾病超声诊断,并能规范书写超声诊断报告。

3. 素质目标(同前述)。

**【实训器材】、【实训步骤】**同实训三。

**【实训内容】**

(一)超声表现

1. 前列腺与精囊腺常见疾病

(1)良性前列腺增生  老年男性常见疾病,下尿路梗阻是最常见因素。超声表现如下。

1)前列腺各径线增大,呈球形或椭球型,凸向膀胱部分呈僧帽状。

2)移行区增大并外周带明显变薄,两者之间见低回声晕(典型表现),称假包膜。

3)外科包膜。

4)另于内腺区见多个增生结节,CDFI 血流呈抱球状,增生多伴发囊肿及钙化(图10-34~图10-36)。

(2)急性前列腺炎  形态饱满,内回声不均,周缘区可见散在片状低无回声区,CDFI:血流弥漫或局限性丰富,需结合临床资料鉴别。

(3)慢性前列腺炎  ①前列腺体积正常或增大,周缘区一般回声欠均匀,内见斑片状低回声区或单发多发结节。②慢性炎症导致周缘区腺管扩张,表现为弥漫性或局灶性多囊状结构。③大多数患者前列腺内见结石样回声,后方一般无声影。④在伴有前列腺增生的患者中,结石多沿假包膜分布,后方伴声影(图10-37)。

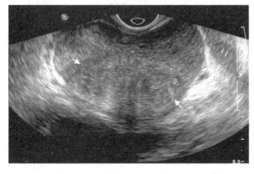

**图10-34  前列腺增生伴慢性前列腺炎**

箭头(白):假包膜  箭头(黑):增生结节

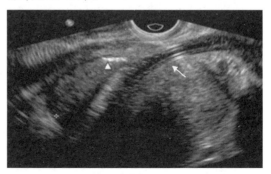

**图10-35  前列腺增生伴慢性前列腺炎**

三角:结石  箭头:导尿管

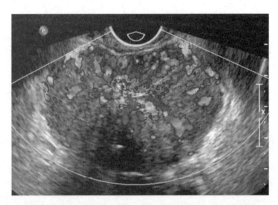

图 10-36　慢性前列腺炎周缘区血流信号丰富

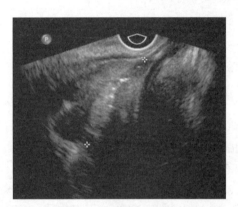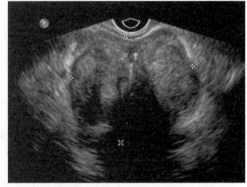

图 10-37　BPH 患者可见中央区增生明显,周缘区菲薄,假包膜形成并弧形钙化

（4）前列腺癌　①癌灶大多表现为低回声,位于周缘区,也可少数表现为高回声及等回声结节。②前列腺内外腺分界模糊,癌灶内可见簇状沙砾样钙化灶。③晚期可侵及直肠壁,发生包膜外浸润,盆腔淋巴结及远隔脏器转移（图 10-38）。④前列腺癌灶血供一般丰富,血管分布扭曲、不规则,且具有较高阻力指数。

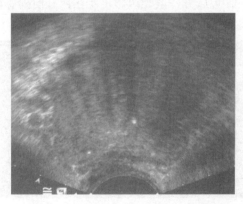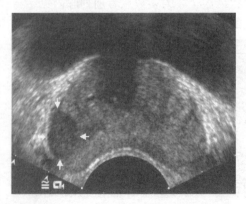

图 10-38　前列腺癌

左侧为晚期前列腺癌,与直肠壁分界不清,右侧为周缘区低回声癌灶,边界及形态尚清晰

（5）精囊炎　急性发作可有尿频、尿痛、会阴痛。①精囊增大，内回声减低，间隔增厚，呈蜂巢状。②严重者内见低弱回声闪动，则为脓肿。③慢性炎症多表现为血精、射精痛、不育，与慢性前列腺炎较难区分。

（6）精囊结石　结石细小者没有症状或仅有血精；结石堵塞射精管或引起射精痛，尿频尿痛，性交痛（图10-39）。

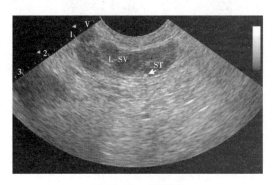

**图 10-39　精囊腺**

L-SV：左侧精囊腺　　ST：结石

**2. 睾丸、附睾及阴囊内容物常见疾病**

（1）隐睾症　胚胎时期各种原因致睾丸不下降或下降不全，阴囊内扪不及睾丸（图10-40）。超声表现为双侧腹股沟区、腹腔内髂血管旁可探及似卵圆形似睾丸回声，回声偏低，CDFI 血流稀少或不显示（图10-41）。

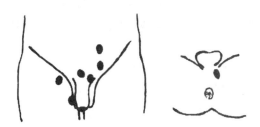

**图 10-40　隐睾常见部位分布**

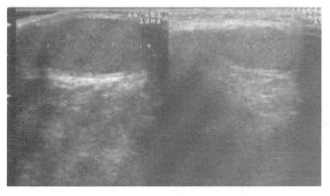

**图 10-41　正常睾丸（右），腹股沟管隐睾（左）**

(2)睾丸肿瘤　声像图表现多样,且多为恶性,内部回声往往不均匀,伴钙化及液化区,超声往往不能定性,需结合病理学检查(图10-42)。

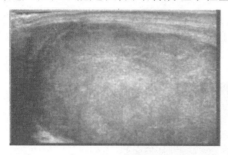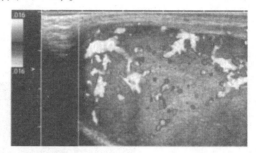

**图10-42　睾丸精原细胞瘤**

睾丸被团块状不均质低回声占据,未见正常血流走行

(3)急性睾丸、附睾炎　附睾明显肿大,回声不均匀,CDFI血流极丰富,累及睾丸者,睾丸可见轻度肿大,回声不均,CDFI血流丰富(图10-43)。

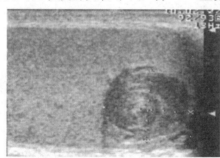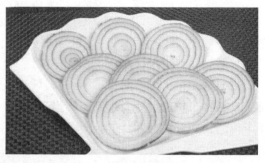

**图10-43　睾丸内"洋葱征"(二维钩层环样套筒经像),表皮样囊肿,CDFI瘤内无血流**

(4)睾丸附睾扭转　一侧睾丸及附睾明显肿大,CDFI未见明显血流信号,且附睾及精索呈"旋涡征"表现。扭转存在不完全扭转和间歇扭转可能,此时睾丸肿大,CDFI可显示血流信号,但PDI多阻力指数增高,舒张期血流显示,多可辅助明确诊断(图10-44)。

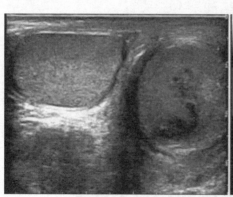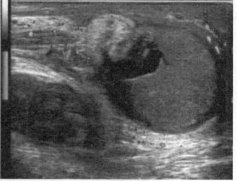

**图10-44　睾丸扭转**

左侧睾丸回声明显不均,精索增粗,CDFI睾丸未见血流信号,考虑扭转

（5）睾丸微石症诊断标准

1）每个切面均能发现 5 个以上 1~2 mm 大小的点状强回声,后方无声影。

2）弥漫分布于睾丸实质内。睾丸微石症声像图具有特征性表现,超声即可诊断,因此不必进行侵害性的检查。

**（二）探测要点**

1. 任何疾病诊断都离不开临床表现,把握好各类疾病的相关临床特征有助于提升诊断水平。

2. 年轻人前列腺病变多以炎症为主,中老年多是增生伴慢性炎症。

3. 中老年人往往 BPH 与 CP 共存,增生一般伴发慢性炎症。

4. 良、恶性结节一般不难分辨,恶性结节多为低回声,局部血供表现为聚拢或断续,良性可见环状血流,多以中高回声为主,频谱多普勒,恶性结节阻力指数明显增高,一般 >0.7。

5. 精囊腺原发肿瘤一般少见,慢性炎症超声表现一般不典型,需结合临床检查。

6. 儿童睾丸一般回声较低,CDFI 血流可能探测不到,是正常情况,不要误认为扭转,一般睾丸需双侧对比探查。

7. 睾丸扭转一般可表现出"旋涡征",超声可根据旋转的圈数,大致估测扭转多少度。

8. 睾丸炎轻症患者多表现为血流稍丰富,伴发附睾炎是其特点,如腮腺炎继发睾丸炎。有时附睾改变并不明显。

9. 根据睾丸内动脉血流频谱改变,可以帮助探查是否存在一过性扭转的发生,一过性扭转的睾丸动脉阻力指数一般增高,如果舒张期血流消失,多反映患侧睾丸梗死,预后差。

**【延伸学习】**

鉴别诊断（见表 10-7）。

**表 10-7　BPH、ABP、PCa、CP 鉴别诊断要点**

| 项目 | BPH | ABP | PCa | CP |
|---|---|---|---|---|
| 发病年龄 | 中老年 | 中青年多见 | 中老年 | 中年以后 |
| 症状 | 排尿困难、夜尿多、尿细、无力感、憋尿困难 | 膀胱刺激征；DRE 触痛感明显,感染重者可寒战、发热 | 无明显临床症状、多体检发现 Tapas't 异常 | 会阴、下腹隐痛不适,偶有血尿、血精、乏力不适 |
| TPSA. F/TPSA | 轻度升高或正常 | — | 明显升高或轻度升高 | — |
| 前列腺按摩液（EPS） | WBC<10 HP | WBC≥10 HP | WBC<10 HP | WBC≥10 HP |

续表 10-7

| 项目 | BPH | ABP | PCa | CP |
|---|---|---|---|---|
| 二维超声形态 | 前列腺增大、包膜光滑，周缘区菲薄，可见多发结节 | 肿大，内回声明显不均，见弥漫或局限散在低回声区 | 增大或正常，内外腺分界不清，可有簇状钙化，包膜不光滑 | 形态轻度增大或正常，内部回声可有钙化、多囊状结构（腺管扩张） |
| 彩色血流 | 血流分布正常，结节周围可见半环状包饶 | 血流明显丰富、增多，血流分布及走向正常 | 血流分布增多、杂乱，部分血流扭曲，可见局限性聚拢征象 | 血流信号略增多，临近周缘区被膜下尤为显著 |
| PW 频谱 | RI<0.75 多见 | RI<0.75 多见 | RI≥0.75 多见 | RI<0.75 多见 |
| 好发部位 | 中央区及移行区 | 周缘区 | 周缘区 | 多伴发 BPH |
| 超声下结节形态 | 等回声、膨胀性生长 | — | 低回声及等回声周缘区结节多见，低回声小结节需与良性相鉴别 | — |

【实训考核】

1.结合理论授课内容,以书面形式考核学生理论知识水平。

2.学生当场实操演示,带教老师按超声实训效果考核表给出分数,考核评估学生的实际操作能力(表 10-8)。

表 10-8 男性生殖系统常见疾病超声实训考核与评分标准

| 项目 | | 总分 | 内容要求 | 分值 | 得分 |
|---|---|---|---|---|---|
| 检查前准备 | 医生准备 | 15 | 礼仪适宜 | 2 | |
| | | | 人文关怀 | 2 | |
| | | | 核对信息无误 | 3 | |
| | | | 仪器调节适当 | 8 | |
| | 患者准备 | 5 | 体位选择正确 | 2 | |
| | | | 患者理解并合作 | 3 | |
| 操作过程 | | 50 | 选择适当的探头频率,调节机器至最佳状态 | 5 | |
| | | | 选择适当体位,充分暴露被检查部位,涂超声耦合剂 | 2 | |
| | | | 正确分辨图像对应左右侧,分清结构层次 | 3 | |
| | | | 对睾丸、附睾、精囊腺及前列腺进行多切面扫查 | 7 | |
| | | | 测量睾丸、附睾、精囊腺及前列腺各径线 | 7 | |
| | | | 描述病变部位、形态等二维信息并彩色血流观察图像信息并存图 | 10 | |
| | | | 彩色多普勒下探测病变血流频谱 | 9 | |
| | | | 探头不可碰撞,手持探头灵活牢固 | 4 | |
| | | | Freeze 冻结屏幕,擦净探头,放置于专用位置 | 3 | |
| 检查报告 | | 20 | 信息齐全,内容完整 | 4 | |
| | | | 层次分明,重点突出 | 4 | |
| | | | 语言通顺,描述贴切 | 4 | |
| | | | 数字精确,术语专业 | 4 | |
| | | | 诊断准确,提示恰当 | 4 | |
| 实训评价 | 效果 | 10 | 检查顺利,患者反应良好 | 3 | |
| | 操作 | | 动作轻巧稳重 | 3 | |
| | 沟通 | | 有效 | 4 | |
| 总分 | | 100 | | | |

# 理论考核题（二）

## （一）名词解释

1. 睾丸扭转

2. 精索静脉曲张分型

## （二）单选题

1. 前列腺增生症,尿道可能发生的形态改变是(　　)

    A. 尿道内口移位          B. 后尿道拉长超过 3 cm      C. 后尿道曲度改变

    D. 排尿期尿道腔变细或不规则

    E. 以上均是

2. 前列腺解剖学分叶中,易发性增生的腺叶是(　　)

    A. 前叶和中叶          B. 中叶和后叶          C. 中叶和左右侧叶

    D. 左右侧叶与后叶          E. 左右侧叶与前叶

3. 前列腺组织中易发生肿瘤及炎症的部位是(　　)

    A. 前叶和两侧叶          B. 中叶和后叶          C. 后叶或外腺

    D. 内腺          E. 两侧叶

4. 下列哪一项对前列腺增生声像图的描述是不正确的(　　)

    A. 前列腺体积增大,各径线超过正常值

    B. 增生的前列腺向膀胱腔内凸出

    C. 前列腺内、外腺之间出现弧形排列的结石光团

    D. 前列腺内、外腺均显示增大

    E. 前列腺内出现增生结节,呈低或中等回声,边界多清晰

5. 患者,男,65 岁,出现排尿费力,尿流缓慢,最常见的原因是(　　)

    A. 前列腺炎          B. 尿道狭窄          C. 前列腺增生

    D. 前列腺癌          E. 膀胱结石梗阻

## （三）多选题

1. 关于睾丸的解剖,下列哪几项是正确的(　　)

    A. 睾丸呈椭圆形,位于阴囊内,左右各一

    B. 左侧睾丸较右侧稍低

    C. 睾丸实质外有白膜包被

    D. 睾丸纵隔是由睾丸动脉放射状分布于睾丸内而形成的

    E. 睾丸纵隔将睾丸分出 200 多个睾丸小叶

2. 阴囊超声检查的常用体位是(　　)

    A. 仰卧位:为常用体位

B. 站立位:隐睾、精索静脉曲张、斜疝的探测体位

C. 坐位:隐睾、精索静脉曲张、斜疝的探测体位

D. A+B+C

E. B+C

3. 正常附睾的声像图表现是(　　)

　A. 附睾头、尾分别位于睾丸的后上方和下极下方,呈半圆形和新月形

　B. 附睾体最薄,连于头、尾之间

　C. 其内部回声略低于睾丸回声

　D. 头、尾与睾丸紧贴,体部疏松相连

　E. 以上都不是

4. 关于睾丸肿瘤的论述,下列哪几项是不正确的(　　)

　A. 睾丸肿瘤有生殖细胞性、间质细胞性、转移性三大类

　B. 生殖细胞性肿瘤 45% 为恶性

　C. 生殖设备性肿瘤中以精原细胞瘤最常见

　D. 间质细胞性,转移性肿瘤约占 35%

　E. 生殖细胞性肿瘤的转移途径主要是血行转移,其次为淋巴转移

5. 睾丸白血病的声像图特征是(　　)

　A. 两侧睾丸受累,肿大

　B. 内部呈中等亮度

　C. 光点细小,分布均匀

　D. 下列信号增多

　E. 以上都不是

## (四)简答题

1. 简述前列腺癌的超声诊断要点。

2. 常见睾丸旁良性肿瘤都有哪些并简述超声表现。

## (五)识图题

1. 患儿右侧腹股沟区探查如下:最有可能诊断是(　　)

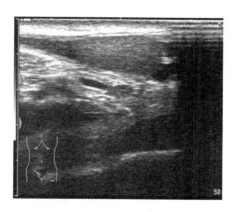

A.隐睾      B.肿大淋巴结      C.正常腹股沟声像图

D.盆腔肿瘤      E.斜疝

2.某男性因左侧阴囊疼痛不适数日就诊,超声检查声像图及彩色血流如下最有可能诊断是( )

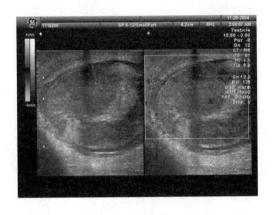

A.睾丸肿瘤      B.睾丸结核      C.睾丸炎

D.睾丸扭转      E.附睾肿瘤

3.某患者阴囊超声图像如下,最有可能诊断是( )

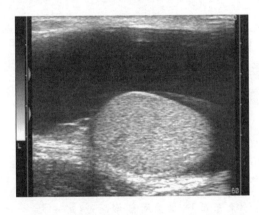

A.睾丸鞘膜腔积液      B.精索鞘膜腔积液      C.附睾囊肿

D.交通性鞘膜积液      E.阴囊水肿

(六)病例分析

一初中男生突感下腹部及阴囊疼痛,伴恶心、呕吐,3 h后入院就诊,血尿常规未见明显异常。

1.初步诊断可能是那种疾病( )

A.斜疝绞窄      B.睾丸破裂      C.睾丸扭转

D.肾结石      E.肠梗阻      F.肠套叠

2.目前必须进行哪项常规检查( )

A.X射线      B.CT      C.MRI

D. 超声　　　　　　　　　　E 以上都可以

3. 若超声提示:膀胱无尿,右肾轻度积水,输尿管显示不清。初步考虑(　　)

A. 斜疝绞窄　　　　　　　　B. 睾丸破裂　　　　　　　　C. 睾丸扭转

D. 肾结石　　　　　　　　　E. 输尿管结石　　　　　　　F. 肠套叠

4. 若需要确诊还需进行哪几项检查(　　)

A. 尿常规　　　　　　　　　B. 血常规　　　　　　　　　C. X 射线

D 磁共振　　　　　　　　　E. 以上都不可以

5. 若超声提示右侧睾丸轻度肿大,中等回声,周围出现少量积液。24 h 后 CDFI 右侧睾丸血流信号消失。最可能是(　　)

A. 睾丸鞘膜积液　　　　　　B. 急性睾丸炎　　　　　　　C. 睾丸扭转

D. 睾丸肿瘤　　　　　　　　E. 睾丸破裂　　　　　　　　F. 急性附睾炎

# 理论考核题(二)答案

**(一)名词解释**

1. 睾丸扭转的原因主要是鞘状突发育异常,少数患者伴有外伤或活动增加等诱发因素,其典型症状是突然繁盛一侧阴囊睾丸持续性疼痛,随之疼痛加剧和放射到股沟和下腹部,或伴有恶心.呕吐和低热,继之患侧阴囊增大,间歇扭转病历,上述症状可数小时后自行好转,髓质不久症状又重复出现,或可反复多次,最终不能自行好转。

2. 精索静脉曲张根据引流途径不同,可分3型:Ⅰ型,回流型,反流血流经精索内静脉原路返回,本型主要是精索静脉瓣缺如或关闭不全。Ⅱ分流型,反流血流通过建立侧枝返回,常通过侧枝回流到提睾肌静脉汇入髂外静脉,精索内静脉与精索外静脉间交通支形成。Ⅲ型,瘀滞型由于近侧静脉受压、回流受阻,蔓状静脉极度扩张,而无明显反流,此型应行高位静脉结扎和静脉分流术。

**(二)单选题**

1. E　2. C　3. C　4. D　5. C

**(三)多选题**

1. ABCE　2. AB　3. ABCD　4. ABDE　5. ABCD

**(四)简答题**

1. (1)前列腺不规则增大,左右不对称,较大病变可向外突出。

(2)被膜回声出现间断或不规则,不完整,不整齐。内部回声不均,局部出现点状团块状回声或大小不等的低回声暗区,后方常有声衰减。

(3)病变多位于外腺,晚期癌肿可向精囊–前列腺周围和膀胱浸润。

2. 睾丸旁良性肿瘤多指位于附睾、精索、鞘膜及胚胎残留物的各类良性肿瘤统称。

常见良性肿瘤有:

腺瘤样瘤,20岁以上男性,多无痛感,呈圆形或卵圆形,高回声或等回声,有包膜。主要发生于附睾,常位于附睾尾部,左侧常见,其形态及特征多变,特征性不明显。

脂肪瘤,精索最常见良性肿瘤,符合一般脂肪瘤特征,无固定形态,内部回声低回声,边缘呈高回声。

平滑肌瘤,发生于50岁左右,常位于附睾头部,呈有包膜的等回声及低回声团,部分可有囊性变及钙化。

囊腺瘤,多同VHL综合征同发,但也有偶发。肿瘤位于附睾头部或尾部,分两型,Ⅰ,为囊性回声,内壁上见乳头状突起。Ⅱ,实行结构,有包膜,呈高回声或等回声,内见囊性回声。

(五)识图题

1. A  2. D  3. A

(六)病例分析

1. ABCD  2. AD  3. DE  4. ACD  5. C

(付遵峰  刘红霞  董  莹)

# 第十一章

# 腹膜后间隙与肾上腺超声诊断

## 实训一　正常腹膜后超声诊断实训与考核

【实训目标】

1. 知识目标

（1）掌握腹膜后解剖结构及相关脏器毗邻关系；正常腹膜后脏器（腹主动脉、下腔静脉、肾上腺等）相关超声图像。超声检查各标准切面获得方法和声像图表现以及规范的超声测量及相关正常值。

（2）了解探测时超声诊断仪的正确调节。

2. 能力目标　通过实训能够独立完成腹膜后间隙（大血管、肾上腺、升降结肠及直肠、肾脏、输尿管、胰腺、十二指肠肠襻）各常规标准切面的扫查，并对声像图进行正确观察与分析，并能规范书写超声诊断报告。

3. 素质目标　通过实训学习，学生把课堂上所学理论知识与实践操作有机结合起来，培养学生良好的团队协作精神，培养学生自主学习的习惯，培养学生把基础理论、基本知识和基本技能融会贯通的能力，培养学生严肃认真，实事求是的工作态度和以患者为中心的良好职业道德。从而具备独立从事本专业工作的实际能力。

【实训器材】

1. 仪器　多功能彩色多普勒超声仪（B/M、CDFI、PDI、PW、CW）。凸阵探头：扇扫凸阵探头 2～5 MHz（经腹）、5～12 MHz 线阵或微凸探头（儿童及婴幼儿）。

2. 材料　耦合剂、检查用纸、检查床。

【实训步骤】

1. 由带教老师演示讲解正常腹膜后间隙解剖及脏器毗邻结构形态。

2.带教老师结合理论授课内容给出名词解释 2~3 个,单选、多选题各 5 个,简答题 1~2 个,识图题 3~5 个,病例分析 1~2 个,让学生抢答,同时可以增加延伸学习内容。建立云课堂与学生互动学习,充分利用现代网络技术,让学生有玩有学,极大地调动学生自主学习的积极性。

3.结合超声诊断仪的使用,讲解检查前准备,包括人文关怀和患者的沟通以及超声探头的选择及仪器的调节。

4.带教老师实操演示不同检查途径各标准切面检查步骤、检查手法及声像图表现及特点,让学生在头脑中对各标准切面所显示的解剖结构及操作流程、操作手法、注意事项有一个初步认识。

5.学生分组上机操作实践。

6.带教老师巡回辅导并纠错,对学生提出的难点、疑点进行讲解。

7.超声检查实训效果考核。

【实训内容】

（一）解剖概要

腹膜后间隙的范围:腹膜壁层和腹后壁之间的间隙。

界限:上至后横膈、下至腹膜的骨盆反折处、前壁至后腹膜、侧壁及后壁至腰部肌肉的前筋膜、中央至脊柱椎体前缘。由前向后分为三个间隙。

1.肾前间隙　后腹膜与肾前筋膜之间(升结肠、降结肠、部分十二指肠、胰腺及肝脾动脉)。

2.肾周间隙　肾前筋膜和肾后筋膜围成(肾、肾上腺、输尿管、肾血管、肾周脂肪等)。

3.肾后间隙　肾后筋膜与覆盖腰大肌和腰方肌的髂腰筋膜之间(交感干、血管、淋巴结)(图 11-1,图 11-2)。

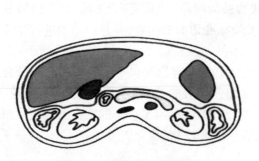
图 11-1　横断面显示腹膜后

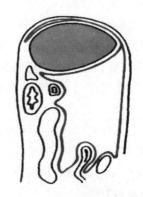
图 11-2　矢状面显示腹膜后

（二）检查前准备

凡是腹膜后超声检查,需要空腹 12 h 后进行,排空粪便,或应用缓泻药,必要时可嘱患者大量饮水,充盈胃肠作为声窗,进行诊断。

（三）探测方法与途径

1.腹主动脉 位于剑突下方,脊柱左前方,可利用肝左叶作为透声窗扫查,纵切面需要探查腹腔干及肠系膜上动脉(图11-3),两者均从腹主动脉前壁发出,腹腔干又分出肝总动脉及脾动脉(图11-4)。肾动脉开口于肠系膜上动脉下方,水平横断面上左肾动脉开口位于时钟位3点(图11-5),右肾动脉开口于11点。

2.下腔静脉 超声对下腔静脉显示率较高,利用肝脏作为声窗。肠气遮挡,IVC远段可能显示不清。同时不同于主动脉,下腔静脉受压易变形,与腹主动脉相比,IVC管壁更薄,管腔受压力变化明显。吸气或Valhalla动作后管腔变小。横切面上可以显示肾静脉主干在胰腺下方水平入下腔静脉,冠状切面可显示下腔静脉长轴及右肾动脉长轴(图11-6)。

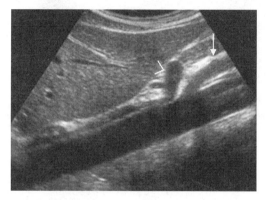

**图11-3 腹腔干(>) 与肠系膜上动脉(箭头)**

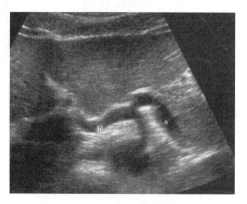

**图11-4 肝动脉(h)与脾动脉(S)**

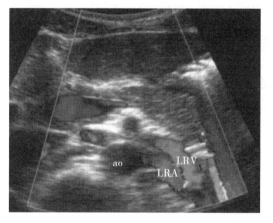

**图11-5 腹主动脉横切面显示左肾动脉(LRA)、左肾静脉(LRV)长轴,左肾动脉起自腹主动脉3点位**

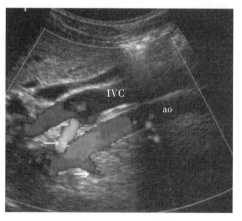

**图11-6 腹主动脉、下腔静脉冠状切面,红色血流显示肾动脉长轴**

3.肾上腺 如果能够明确肾上腺的位置,超声检查可显示大部分正常肾上腺,每侧肾上腺由指向前内侧的前中脊,及向外延伸的薄"翼"——中翼和侧翼组成(图11-7)。

肾上腺翼为低回声,厚度<2 mm。右侧腋中线水平经过肝脏扫查右肾上极,侧动声束指向肾内侧,肾上腺位于肝脏与膈脚之间,继续向内侧转动探头,声束显示IVC,可见肾上腺前中脊部分位于IVC后方(图11-8)。

利用脾作为透声窗扫查左肾上腺。患者仰卧位,冠状切面扫查可避免肠气干扰。经过脾扫查左肾上极,可见左肾上腺位于脾、肾脏和膈脚组成的小三角区内。

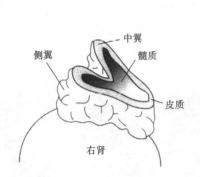

图11-7 右肾上腺解剖示意

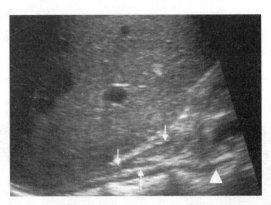

图11-8 前面箭头指右肾上腺前中脊及侧翼,腺体位于膈脚(箭头)前方

**(四)肾上腺与腹膜后间隙正常超声表现**

1. 正常肾上腺 位置深、组织薄,周边脂肪厚等原因,既往超声认为发现困难。高分辨率超声的今天,右侧第8~9肋间腋前线及腋中线及左侧腋后线探查,可显示70%~80%的肾上腺(图11-9)。双侧肾上腺扫查声像图特点:①正常肾上腺切面图像呈"V"或"Y"形;②左侧显示率低于右侧;③皮质于周边呈低回声,髓质中心呈高回声。

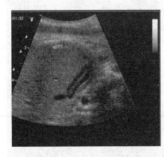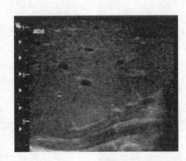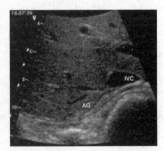

图11-9 从左到右分别是胎儿、小儿及成人肾上腺声像图表现(IVC 下腔静脉 AG 肾上腺)

2. 腹膜后各间隙声像图表现

(1)肾前间隙 正常升结肠及降结肠呈节段状充气肠管、十二指肠呈"C"环绕胰腺头部,肠系膜上动脉、静脉平行走行,肝脾动脉走行自然无受压、移位、胰腺周围软组织层次清晰、不模糊。

(2)肾周间隙 正常肾周脂肪囊因人而异,超声厚薄可不同、但厚度均匀,呈稍高回声或略低回声,输尿管走行区自然、平滑;肾血流充填满意,探查频谱有无异常,肾上腺区无异常回声及结节影。

（3）肾后间隙　肾后筋膜于覆盖腰大肌和腰方肌的髂腰筋膜之间,此处位置深在,一般因气体影响探查首选,儿童、体瘦者可通过浅表探头探查局部小肠走行及淋巴结回声。

**（五）腹膜后相关超声正常测值(仅供参考)**

1.腹主动脉　近心端平均 20 mm,远端(分叉水平)平均 15 mm。

2.下腔静脉　吸气时 11.34±3.94 mm,呼气时 18.75±3.92 mm(近心段 20~24 mm,中段 19~21 mm,远心段 17~19 mm)。

3.肾上腺　长 40~60 mm,宽 20~30 mm,厚径 3~6 mm(一般超声正常测值厚度<10 mm,注意双侧对比),新生儿肾上腺为肾脏大小 1/3,成人为肾脏的 1/13。

**（六）探测要点**

1.腹膜后间隙因位置深,必须空腹条件下检查,胀气明显者,需排空宿便。

2.熟悉各脏器血管走行及解剖分布,有助于发现占位性病变定位。

3.双侧对比,配合呼吸,有助于肾上极及肾上腺的扫查。

4.多切面配合扫查,多间隙探查减少小病灶的漏诊。

**【延伸学习】**

神经母细胞瘤是儿童腹膜后最常见恶性肿瘤(图 11-10)。源于交感神经链的恶性肿瘤,最常见于肾上腺髓质。发病年龄多在 4 岁前,腹部扪及包块,且多处发现时已经转移至肝、骨髓、皮肤或淋巴结。超声表现:①体积常巨大,推移肾脏,可侵犯肾脏及相邻组织器官。②实性包块,内部回声多样,多伴钙化灶;瘤内见无回声为出血.坏死所致。③可边界清晰或模糊,跨越中线者常包绕血管。

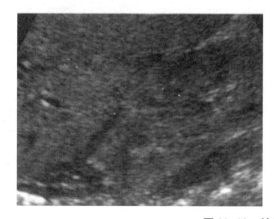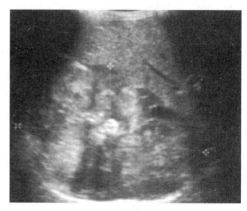

**图 11-10　神经母细胞瘤**

左图为正常肾上腺声像图,右图为源于肾上腺髓质的神经母细胞瘤,可见不规则钙化

**【实训考核】**

1.理论考核(见实训二)。

2.学生当场实操演示,带教老师按超声实训效果考核表给出分数,考核评估学生的实际操作能力(表 11-1)。

**表 11-1 正常腹膜后超声检查实训考核与评分标准**

| 项目 | | 总分 | 内容要求 | 分值 | 得分 |
|---|---|---|---|---|---|
| 检查前准备 | 医生准备 | 15 | 礼仪适宜 | 2 | |
| | | | 人文关怀 | 2 | |
| | | | 核对信息无误 | 3 | |
| | | | 仪器调节适当 | 8 | |
| | 患者准备 | 5 | 体位选择正确 | 2 | |
| | | | 患者理解并合作 | 3 | |
| 操作过程 | | 50 | 选择适当的探头频率,调节机器至最佳状态 | 5 | |
| | | | 选择适当体位,充分暴露被检查部位,涂超声耦合剂 | 2 | |
| | | | 对腹膜后相关脏器进行多切面扫查 | 10 | |
| | | | 观察分析后腹膜(腹主动脉、下腔静脉、肾上腺)声像图表现 | 10 | |
| | | | 测量下腔静脉.腹主动脉内径及血流频谱 | 4 | |
| | | | 探头不可碰撞,手持探头灵活牢固 | 4 | |
| | | | 根据检查部位灵活变换被检查者体位 | 3 | |
| | | | 正确使用超声诊断的基本扫查手法 | 9 | |
| | | | Freeze 冻结屏幕,擦净探头,放置于专用位置 | 3 | |
| 检查报告 | | 20 | 信息齐全,内容完整 | 4 | |
| | | | 层次分明,重点突出 | 4 | |
| | | | 语言通顺,描述贴切 | 4 | |
| | | | 数字精确,术语专业 | 4 | |
| | | | 诊断准确,提示恰当 | 4 | |
| 实训评价 | 效果 | 10 | 检查顺利,患者反应良好 | 3 | |
| | 操作 | | 动作轻巧稳重 | 4 | |
| | 沟通 | | 有效 | 3 | |
| 总分 | | 100 | | | |

## 实训二　腹膜后占位及相关疾病超声诊断实训与考核

**【实训目标】**

1. 知识目标

(1)掌握腹膜后常见占位性病变及相应临床特征;腹膜后占位相关超声图像及超声报告描述。

(2)了解探测时超声诊断仪的正确调节。

2. 能力目标　通过实训能够独立完成腹膜后间隙占位及异常回声的超声检查,并对声像图进行正确观察与分析,并能规范书写超声诊断报告。

3. 素质目标　通过实训学习,学生把课堂上所学理论知识与实践操作有机结合起来,培养学生良好的团队协作精神,培养学生自主学习的习惯,培养学生把基础理论、基本知识和基本技能融会贯通的能力,培养学生严肃认真、实事求是的工作态度和以患者为中心的良好职业道德。从而具备独立从事本专业工作的实际能力。

**【实训器材】**

1. 仪器　多功能彩色多普勒超声仪(B/M、CDFI、PDI、PWCW)。凸阵探头:扇扫凸阵探头 2~5 MHz(经腹)。5~12 MHz 线阵探头(儿童及婴幼儿)。

2. 材料　耦合剂、检查用纸、检查床。

**【实训步骤】**

1. 由带教老师演示讲解腹膜后(腹主动脉、下腔静脉、肾上腺等)常见病变及相关超声表现。

2. 带教老师结合理论授课内容给出名词解释 2~3 个,单选、多选题各 5 个,简答题 1~2 个,识图题 3~5 个,病例分析 1~2 个,让学生抢答,同时可以增加延伸学习内容。建立云课堂与学生互动学习,充分利用现代网络技术,让学生有玩有学,极大地调动学生自主学习的积极性。

3. 结合超声诊断仪的使用,讲解检查前准备,包括人文关怀和患者的沟通以及超声探头的选择及仪器的调节。

4. 学生分组上机操作实践。

5. 带教老师巡回辅导并纠错,对学生提出的难点、疑点进行讲解。

6. 超声检查实训效果考核。

**【实训内容】**

**(一)超声表现**

1. 腹主动脉瘤　病理可将腹主动脉瘤分为真性、假性、夹层动脉瘤。

(1)夹层动脉瘤　管腔内漂浮的内膜片将管腔分为真假腔,假腔一般大于真腔,假腔内血流缓慢,甚至反向,真腔内血流速度正常或增快(图11-11)。

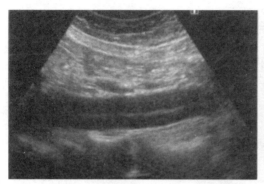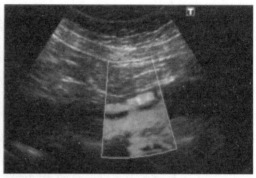

**图11-11 腹主动脉夹层,真腔内血流明亮,假腔内血流暗淡**

(2)假性动脉瘤 腹主动脉旁搏动性囊性包块,有窄口联通腹主动脉,频谱呈双向,彩色多普勒显示红蓝相间图像,呈"阴阳"征。

(3)真性动脉瘤 腹主动脉局部膨大,管腔直径>近端1.5倍,管壁连续性良好,内血流暗淡或呈涡流。

2.腹主动脉移位 腹主动脉并没有沿脊柱方向逐渐变细,而是迂曲状走行、呈左右移位,动脉管壁增厚、毛糙,见斑片状强回声附着。

3.下腔静脉癌栓

(1)下腔静脉内见低回声充填或附着,边界及形态不规则。

(2)依据附着部位不同,附着点以下静脉扩张、血流暗淡,频谱平直、呼吸相消失。

(3)附着部分可延续至一侧肾静脉,呈分支状充填,CDFI见血流信号。

(4)伴有肝淤血、双下肢水肿或血栓形成。

4.肾上腺相关疾病

(1)皮质醇增多症

1)皮质增生 双侧形态饱满,厚度>1.0 cm。

2)皮质腺瘤 多2~4 cm低回声圆形或椭圆形结节,有包膜(图11-12)。

3)皮质腺癌 多形态不规则,体积较大、回声复杂。

(2)原发性醛固酮增多症 病理上以皮质腺瘤多见,皮质腺癌少见。临床表现为高血压、肌无力或麻痹、多尿,患者一般消瘦、一般降压效果差。超声表现:皮质腺瘤一般体积小,1~2 cm,界清规则、呈低回声。

(3)嗜铬细胞瘤

1)位于肾上腺髓质(图11-13),多为单侧、有包膜,可见囊性变。

2)瘤体呈圆形或椭圆形,边界清,形态规则,3~5 cm,内回声均匀,或有囊变区。

3)10%~15%可位于肾上腺以外,如肾门区、腹主动脉旁、髂动脉旁。

(4)肾上腺转移瘤 可单侧或双侧出现,以肺癌转移居多,多有明确病史(图11-14)。

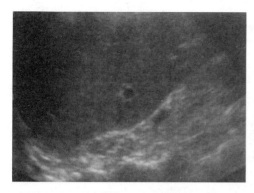

**图 11-12**　无功能肾上腺腺瘤,小于 2 cm,临床意义不大,无须随访

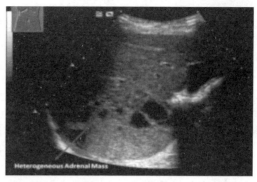

**图 11-13**　肾上腺嗜铬细胞瘤,体积较腺瘤大,内可见囊变区

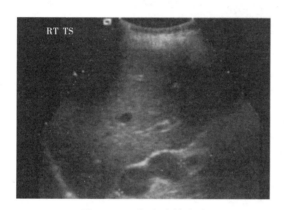

**图 11-14**　肾上腺转移瘤

## (二)探测要点

1. 注意与胰腺癌、壶腹癌的鉴别。

2. 源于肠道的疾病需要积累一定临床经验、结合病史及相关临床症状。

3. 静脉内血栓及癌栓的鉴别可通过超声造影或二维观察静脉管壁是否同肿物分界清晰来加以区分。

【延伸学习】

1. 不常见腹膜后肿瘤回声分类见表 11-2。

2. 腹膜后良恶性肿瘤鉴别要点见表 11-3。

表 11-2　不常见腹膜后肿瘤回声分类

| 腹膜后囊性肿物 | 腹膜后实性均质肿物 | 腹膜后实性不均质肿物 | 腹膜后混杂回声肿物 |
|---|---|---|---|
| 腹膜后囊肿 | 恶性淋巴瘤 | 平滑肌肉瘤 | 黏液肉瘤 |
| 囊性淋巴管瘤 | 网状细胞肉瘤 | 纤维肉瘤 | 良性囊性畸胎瘤 |
| 海绵状淋巴管瘤 | 恶性纤维组织细胞瘤 | 脂肪肉瘤 | 神经鞘瘤 |
| 手术后淋巴囊肿和乳糜囊肿 | 腹膜后巨大淋巴结增殖 | 横纹肌肉瘤 | 恶性神经鞘瘤 |
| 皮样囊肿 | 脂肪瘤 | 神经纤维肉瘤 | 黄色肉芽肿 |
| 中肾管源性囊肿 | 脊索瘤 | 神经纤维瘤 | 海绵状血管瘤 |
| 苗勒管源性囊肿 | 腹膜后放线菌病 | 神经母细胞瘤 | 嗜铬细胞瘤 |
| 恶性混合性苗勒管 | | 节细胞神经瘤 | 内胚窦癌 |
| 黏液瘤 | | 血管外皮瘤 | |
| 外伤性囊肿 | | 中肾瘤 | |
| 包虫囊肿 | | 恶性畸胎瘤 | |
| 腹主动脉瘤 | | 间皮肉瘤 | |
| 腹膜后脓肿 | | 特发性腹膜后纤维化 | |
| 腹膜后结核性冷脓肿 | | | |

表 11-3　腹膜后肿物良恶性鉴别要点

| 项目 | 良性 | 恶性 |
|---|---|---|
| 形状 | 椭圆形、哑铃形 | 分叶状、不规则形 |
| 体积 | 一般较小、病程长可巨大 | 常较大 |
| 数量 | 常单发 | 单发或多发 |
| 轮廓 | 平滑、整齐 | 不整齐、波浪形 |
| 境界 | 清楚 | 不清楚、伪足样浸润 |
| 包膜回声 | 有、清晰 | 无、中断 |
| 侧壁声影 | 常有 | 无 |
| 内侧缘回声 | 光滑,也可乳头状 | 多菜花状、不规则 |
| 肿块内部回声 | 分布均匀,有分层 | 不规则,可有钙化 |
| 后方回声 | 增强或无改变 | 衰减、不变、增强 |
| 彩色多普勒 | 血流少 | 血流丰富 |
| 肝及腹膜后淋巴结 | 无 | 可有 |

【实训考核】

1.理论考核。

2.学生当场实操演示,带教老师按超声实训效果考核表给出分数,考核评估学生的实际操作能力(表11-4)。

表11-4　腹膜后常见疾病超声检查实训考核与评分标准

| 项目 | | 总分 | 内容要求 | 分值 | 得分 |
|---|---|---|---|---|---|
| 检查前准备 | 医生准备 | 15 | 礼仪适宜 | 2 | |
| | | | 人文关怀 | 2 | |
| | | | 核对信息无误 | 3 | |
| | | | 仪器调节适当 | 8 | |
| | 患者准备 | 5 | 体位选择正确 | 2 | |
| | | | 患者理解并合作 | 3 | |
| 操作过程 | | 50 | 选择适当的探头频率,调节机器至最佳状态 | 5 | |
| | | | 选择适当体位,充分暴露被检查部位,涂超声耦合剂 | 2 | |
| | | | 对腹膜后相关脏器进行多切面扫查 | 10 | |
| | | | 观察分析后腹膜占位声像图表现(配合呼吸、双侧对比及多切面扫查) | 10 | |
| | | | 测量肿物彩色血流及频谱,存储图像 | 4 | |
| | | | 观察临近脏器有无受压及受侵征象 | 9 | |
| | | | 根据检查部位灵活变换被检查者体位 | 3 | |
| | | | 不可碰撞,手持探头灵活牢固 | 4 | |
| | | | Freeze冻结屏幕,擦净探头,放置于专用位置 | 3 | |
| 检查报告 | | 20 | 信息齐全,内容完整 | 4 | |
| | | | 层次分明,重点突出 | 4 | |
| | | | 语言通顺,描述贴切 | 4 | |
| | | | 数字精确,术语专业 | 4 | |
| | | | 诊断准确,提示恰当 | 4 | |
| 实训评价 | 效果 | 10 | 检查顺利,患者反应良好 | 3 | |
| | 操作 | | 动作轻巧稳重 | 4 | |
| | 沟通 | | 有效 | 3 | |
| 总分 | | 100 | | | |

# 理论考核题

## (一)名词解释

1.腹膜后间隙

2.肿瘤"悬吊征"

## (二)单选题

1.在声像图上检出夹层动脉瘤的最好方法是(　　)

　　A.开始横切面扫描并记录一系列的扫描图

　　B.显示伴随血流的内膜飘动

　　C.嘱患者向左侧卧,以便更好地显示侧壁

　　D.嘱患者做 Valhalla 动作以便扩张腹主动脉

　　E.以上都不是

2.腹膜后积液可能是(　　)

　　A.尿性囊肿　　　　　　　B.出血　　　　　　　C.脓肿

　　D.淋巴囊肿　　　　　　　E.以上都有可能

3.肠系膜上动脉是在(　　)

　　A.胰体部的后方　　　　B.脾静脉的前方　　　C.肾静脉的后方

　　D.通常管径比肠系膜上静脉大　　E.以上都不是

4.以下哪条血管不可能出现在胰腺的后方(　　)

　　A.脾静脉　　　　　　　B.肠系膜上动脉　　　C.肠系膜上静脉

　　D.腹腔动脉　　　　　　E.下腔静脉

5.哪条血管可见于胰腺钩突突起之前(　　)

　　A.胃十二指肠动脉　　　B.肠系膜上静脉　　　C.肠系膜下动脉

　　D.胃左静脉　　　　　　E.左肾静脉

6.腹主动脉瘤最常见的病因是(　　)

　　A.动脉粥样硬化　　　　B.霉菌病　　　　　　C.创伤

　　D.大动脉炎　　　　　　E.以上都不是

## (三)多选题

1.腹膜后肿瘤超声表现的一般规律是(　　)

　　A.肿瘤位置较深

　　B.肿瘤常为多形性

　　C.肿瘤不随呼吸体位改变

　　D.胸膝位时,腹前壁探查,肿瘤前缘与腹壁距离增大并为胃肠所充填

　　E.以上都不是

2. 布加综合征声像图特点(　　)

A. 下腔静脉阻塞段管腔呈膜状、筛孔状或闭锁状狭窄梗阻

B. 下腔静脉管腔狭窄或闭锁,病变段远侧扩张、搏动消失

C. 下腔静脉管腔狭窄,多普勒呈高速血流,流速>1.5 m/s

D. 下腔静脉管腔闭锁,多普勒无血流信号,远段可见血液反流

E. 下腔静脉管腔狭窄、闭锁,肝静脉间交通支形成

3. 下列哪几项不会造成下腔静脉受压并前移(　　)

A. 胰头部肿瘤　　　　　B. 右肾静脉血栓形成　　　C. 肝脏尾叶的肿块

D. 右肾动脉瘤　　　　　E. 腹膜后淋巴瘤

4. 脾静脉位于(　　)

A. 腹腔动脉的尾侧　　　　B. 腹主动脉前方

C. 肠系膜上动脉前方　　　D. 以上各项均不是

E. 肠系膜上动脉后方

5. 门静脉栓塞声像图特点是(　　)

A. 门静脉内边缘不光滑的低回声或中等回声

B. 阻塞部门静脉管腔增宽

C. 阻塞部门静脉管腔变窄或闭塞

D. 部分梗阻门脉内血流变细不规则,狭窄部血流速度增快

E. 阻塞段门脉内无血流信号,周围有时可见小侧支血流及背离肝脏逆向血流

**(四)简答题**

1. 简述腹膜后肿物和腹腔肿物区别。

2. 简述腹主动脉瘤分类及超声检查特点。

**(五)识图题**

1. 患者,男,59 岁,肺癌手术病史 3 年,于 2 个月前体检发现如下图声像图表现,请简述最可能诊断。

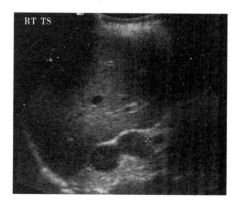

2. 患者,女,52 岁,体检发现肝功异常,为进一步检查,超声表现如下图,请简述最可能诊断。

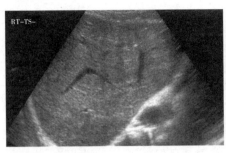
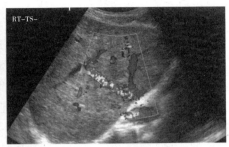

（六）病例分析

1.患者,女,39岁,突然头痛、心悸、呕吐、视力模糊就诊,血压:160/120 mmHg。超声特征:右肾上腺区可见一3 cm大小边界清楚的低回声实性肿块。本病最有可能的诊断为（　　）

    A.肾上腺皮质腺瘤　　　　　　B.肾上腺血肿

    C.肾上腺嗜铬细胞瘤　　　　　D.肾上腺神经母细胞瘤

    E.肾上腺结核

2.患者,男,59岁,经股动脉逆行冠脉造影术后半小时,突发腹痛,面色苍白,心悸,血压:70/50 mmHg。超声特征:左后腹膜可见一10.8 cm×7.6 cm大小、边界清楚、形态欠规则的低回声区,内未见明显血流信号。本病最有可能的诊断为（　　）。

    A.左后腹膜血管瘤　　　　B.左后腹膜囊肿　　　　C.左后腹膜脓肿

    D.左后腹膜血肿　　　　　E.左后腹膜脂肪瘤

3.患者,男,54岁。低热、腹痛近20年。于20年前感冒后逐渐发生低热、腹痛,查体无阳性发现,实验室多次检查血象正常范围,红细胞沉降率及各类酶数值在正常上限或略高,曾抗炎治疗无效。长期以低热、腹痛待查多次入院诊疗,曾开腹探查2次未有阳性发现,院内外多次会诊未能明确诊断。1989年10月18日再次住院,内科要求做肝、胆、胰常规腹部超声检查。患者体瘦,慢性病容,精神略差。超声显像检查肝、胆、胰、脾、双肾未见异常。考虑患者长期低热、腹痛,应该有病灶存在于体内,只不过以往未能发现。为了排除血液病疾患,遂对腹腔淋巴结进行检查(内科并未要求)。腹腔淋巴结应在动脉旁边寻找,此患者未发现有肿大淋巴结,但发现腹主动脉病变,显示为管壁不均匀增厚,回声增强,并有不规则斑块。进行了详细的血管超声检查,在腹主动脉、腹腔动脉、肝固有动脉和脾动脉的起始部、肠系膜上动脉、左髂动脉均发现了异常,管壁节段性增厚、回声增强,以左髂动脉为明显,管壁呈现明显的双侧局限性增厚。听诊:在患者左下腹(左髂动脉处)听到了柔和的微弱的吹风样血管杂音。

超声提示可能诊断是什么? 列举相关临床证据。

# 理论考核题答案

## （一）名词解释

1. 是腹后壁的壁腹膜和腹内筋膜之间区域的总称,上起膈肌,下至骶部及盆腔,两侧为腰方肌的外缘和腹横肌的腱部。

2. 用于中等大小的肿瘤定位。受检者胸膝卧位,在腹侧扫查,腹腔肿瘤多因重力作用压向腹壁,腹膜后肿瘤受后腹膜限制不能向腹侧移动,此为肿瘤悬吊征阳性。

## （二）单选题

1. B　2. E　3. A　4. D　5. B　6. A

## （三）多选题

1. ABCD　2. ABCDE　3. ABD　4. ABC　5. ABDE

## （四）简答题

1. 腹膜后肿块随呼吸移动性小,嘱患者深吸气并用力将腹部鼓起时,将探头置于前壁相当于肿物投影部位,以实时超声观察,可见腹腔器官在吸气鼓腹过程中越过肿物向下移动,呼气时恢复原位,而腹膜后肿物则无移动或移动性较小,以此区分。

2. 腹主动脉瘤分类及超声检查特点:①真性动脉瘤,二维显示动脉局部呈梭形或球形扩张,瘤壁与动脉壁延续;彩色多普勒显示瘤腔内血流色彩暗淡或花色涡流,频谱多普勒显示为缓慢涡流血流或狭窄处高速射流。②假性动脉瘤,瘤壁由纤维组织、血块机化物、动脉壁等共同组成,声像图显示动脉旁厚壁无回声区,瘤壁与动脉壁不连续,搏动不明显;彩色及频谱多普勒显示动脉破口处血流随心动周期往返进出于瘤体,瘤内见涡流。③夹层动脉瘤,又称壁间动脉瘤,声像图显示动脉壁分离呈双层改变,外层为高回声,内层为细弱撕裂内膜回声,中间为剥离形成的无回声假腔;彩色及频谱多普勒显示收缩期血流由真腔经内膜破口进入假腔,假腔内血流暗淡缓慢。

## （五）识图题

1. 诊断:超声发现右侧肾上腺区占位,结合肺癌容易发生肾上腺区转移,最可能是肾上腺转移瘤,需要与肾上腺腺瘤相鉴别。

2. 诊断:布加氏综合征,如图肝右静脉区未见管腔显示,呈线状或条索状强回声。肝回声增粗、呈早期肝硬化表现。

## （六）病例分析

1. C　2. D

3. 超声可能诊断为多发性大动脉炎。

依据:(1)大动脉炎是指主动脉及其主要分支和肺动脉的慢性非特异性炎性疾病。

(2)以头臂血管、肾动脉、胸腹主动脉及肠系膜上动脉为好发部位,常呈多发性。超声发现血管壁弥漫性增厚具有极高特异性。

（3）单侧或双侧肢体出现缺血症状,动脉搏动减弱或消失,血压降低或测不出。

（4）不明原因低热,可闻及血管杂音,脉搏有异常改变。

（付遵峰　刘红霞　董　莹）

# 第十二章

## 妇科超声诊断

## 实训一  正常妇科超声诊断实训与考核

【实训目标】

1.知识目标

(1)掌握子宫、附件经腹部超声检查的准备工作及注意事项。

(2)掌握正常子宫、卵巢的超声表现。

(3)了解经阴道、直肠、会阴超声探测方法的准备及临床应用价值。

2.能力目标  能够独立进行子宫、卵巢常规标准切面的扫查,并对其声像图进行正确观察和分析,能够规范书写相关的超声报告。

3.素质目标  通过实训练习,使学生完成书本知识到实践能力的转化。培养学生良好的团队协作精神,并能够灵活正确运用实际工作所必需的基本知识和基本技能,具备独立从事本专业工作的实际能力。

【实训器材】

1.仪器  多功能彩色多普勒超声仪(B/M、CDFI、PW、CW),凸阵探头(频率 2~5 MHz),腔内探头(频率 5~7.5 MHz),投影仪。

2.材料  耦合剂、检查用纸、检查床。

【实训步骤】

1.带教老师演示讲解正常子宫、附件经腹部探测的方法、标准切面、图像方位及图像识别。带教老师播放图片视频等,让学生了解妇科超声检查的不同探测体位及不同途径(经阴道、经直肠、经会阴)。

2.学生分组上机操作实践。

（1）重复老师示教的内容，感受不同探测体位与途径对扫查切面的影响。重点观察子宫、卵巢的位置、大小、形态、回声特点，体会操作手法，感受不同充盈条件下子宫卵巢的显示，总结操作技巧。尝试正常子宫的超声测量。

（2）同时练习仪器最佳效果的调节。

3. 带教老师巡回辅导并纠错，对学生提出的疑点、难点进行讲解。

4. 超声检查实训效果考核。

**【实训内容】**

1. **仪器选择**　选用腹部实时超声诊断仪。经腹部检查，选用凸阵探头，频率2~5 MHz；经阴道检查，选用腔内探头，频率5~7.5 MHz。

2. **检查前准备**

（1）经腹部检查　检查前必须适当充盈膀胱，排空大便。充盈度以能够清楚显示子宫底部为标准。

（2）经阴道、经直肠及经会阴检查　检查前必须排空膀胱，使膀胱处于不充盈或轻度充盈状态。

3. **探测体位**

（1）经腹部检查通常采取仰卧位，必要时也可采取头低臀高位。

（2）经阴道、经直肠及经会阴检查通常都采取膀胱截石位。

子宫、附件探测体位及方法

4. **扫查手法**

（1）经腹部检查　受检者仰卧位，暴露下腹部。探头涂抹耦合剂后置于下腹正中，先行纵切，探头分别向左右两侧扫查以确定子宫位置、形态、大小、回声等；再行横切，探头由下向上依次显示阴道、宫颈及宫体至宫底各段的横切面。卵巢一般位于双侧宫角的外侧，以子宫为参照物，向两侧探查。

（2）经阴道或直肠检查　二者均为腔内超声，操作手法相同。受检者取膀胱截石位，探头头端涂抹耦合剂，套上塑料套，再涂抹耦合剂。检查者右手持探头柄，将探头轻轻插入腔内，先行纵切扫查，再行横切扫查，以确定子宫及卵巢的位置、形态、大小、回声等。

（3）经会阴检查　受检者取膀胱截石位。腹部探头涂抹耦合剂，套上塑料套，再涂抹耦合剂。将探头轻轻置于会阴部表面，先行纵切扫查，再行横切扫查，以确定尿道、阴道、宫颈，直肠的位置、形态、回声及相邻关系。

5. **正常声像图**

（1）子宫

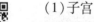
子宫、附件正常声像图

1）前位子宫纵切呈梨形（图12-1），后位子宫纵切呈球形。

2）子宫横切近宫底角部呈三角形，体部呈椭圆形（图12-2）。子宫从外到里依次为浆膜层、肌层及内膜层。浆膜层呈线样强回声，肌层呈均质中等回声，内膜层回声随月经周期而变化。宫腔位于子宫中央，为一潜在的腔隙，经腹部探查时子宫内膜前后壁与子宫腔合为一体，呈线样强回声。

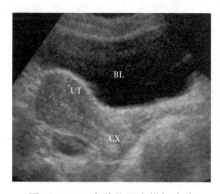

**图 12-1　正常前位子宫纵切声像**
UT:子宫　CX:宫颈　BL:膀胱

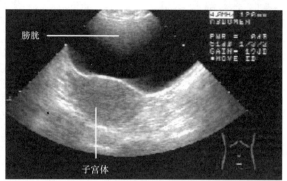

**图 12-2　正常前位子宫横切声像**

3)子宫颈纵切呈圆柱形,横切呈圆形,回声比宫体略强。阴道的上部约1/3可从超声图像中看到,表现为一含气亮线贯穿阴道。

(2)卵巢　呈椭圆形,左右各一,表面常可见卵泡,呈无回声区,卵巢内部呈中低回声水平(图12-3)。

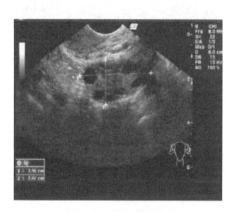

**图 12-3　正常卵巢声像**

6.测量(图12-4)

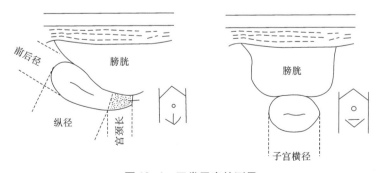

**图 12-4　正常子宫的测量**

（1）子宫纵径　正中纵切扫查时,宫底浆膜面至宫颈内口的距离。正常范围5.5～7.5 cm。

（2）子宫前后径　纵切扫查时,与子宫纵径相垂直的最大前后距离。正常范围3.0～4.0 cm。

（3）子宫横径　横切扫查,在两侧宫角下缘处,子宫横断面呈椭圆形时,左右两侧的距离。正常范围4.5～5.5 cm。

（4）卵巢　卵巢显示最大时,测量其长、宽、厚3个互相垂直的最大径线。成年女性卵巢大小约4 cm×3 cm×2 cm。

（5）子宫内膜　子宫正中纵切扫查时,从前壁内膜与肌层分界处至后壁内膜与肌层分界处,测量内膜全层,测量线与宫腔线垂直。

7.月经周期中子宫、卵巢声像图变化

（1）子宫内膜变化(图12-5)

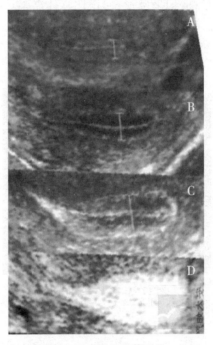

**图12-5　子宫内膜变化**

B、C、D分别对应增生晚期、分泌早期、分泌晚期

1)月经期:子宫内膜较薄,显示不清。

2)增殖期早期至中期(月经后6～11 d):子宫内膜呈线样高回声。

3)增殖期晚期:内膜回声呈略增厚的条状高回声,周围有低回声晕。

4)分泌早期(月经后15～19 d):内膜呈增厚的梭状高回声,呈清晰"三线"征。

5)分泌晚期(月经后20 d):内膜呈梭状均质性高回声。

（2）卵巢

1)早期卵泡期:卵巢回声偏低,皮质内充满小卵泡。

2）晚期卵泡期:定期随访,随着卵泡的生长发育,卵巢内可探及一由小变大的无回声区,称为优势卵泡,于排卵前达到最大并突出于卵巢表面,此时称为成熟卵泡(图 12-6)。

3）黄体早期:排卵后卵泡塌陷,边缘不规则或呈锯齿样、边界模糊,内部可见光点。

4）黄体晚期:黄体形成后一般呈中等偏高回声,与小卵泡并存。

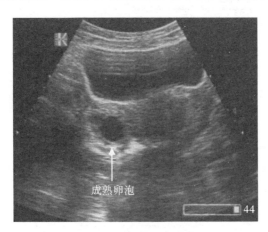

图 12-6 成熟卵泡声像

8.注意事项

1）经腹部超声检查时,充盈膀胱要适度,以子宫底完整显示为标准。充盈不足,容易遗漏宫底部病变,双侧附件无法清晰显示,充盈过度,会影响子宫真实大小的测量。

2）后位子宫在横切扫查时,初学者容易将宫体宫颈误认为子宫肌瘤,要分清二者位置关系。

3）已婚女性,必要时可以采取经腹部和经阴道相结合的检查方法,提高诊断率。

9.正常子宫附件超声模板 子宫 X 位,大小约 X cm×X cm×X cm,形态正常,被膜光滑,肌层回声均匀,内膜居中厚约 X cm。双侧附件区未见异常回声。

超声提示:子宫及双侧附件区未见明显异常。

【延伸学习】

子宫、输卵管超声造影检查:常用于了解输卵管通畅度,用 1.5% 双氧水注入宫腔,同时用超声观察造影剂进入子宫及输卵管的情况。

【实训考核】

1.教师结合本章节理论授课内容,出测试卷一张(见实训二),通过学习软件发布出来,规定在一个时间段内完成答题。

2.学生当场实操演示,带教老师按超声实训效果考核表给出分数(表 12-1),考核评估学生的实际操作能力。学生课后独立完成实训报告书写。

表 12-1　正常妇科超声检查实训考核与评分标准

| 项目 | | 总分 | 内容要求 | 分值 | 得分 |
|---|---|---|---|---|---|
| 检查前准备 | 医生准备 | 15 | 服装整洁,仪表端庄 | 2 | |
| | | | 言语通俗易懂,态度和蔼可亲 | 2 | |
| | | | 核对正确无误 | 3 | |
| | | | 仪器调节适当 | 8 | |
| | 患者准备 | 5 | 体位选择正确 | 2 | |
| | | | 患者理解并合作 | 3 | |
| 操作过程 | | 50 | 选择适当的探头频率,调节仪器至最佳状态 | 2 | |
| | | | 选择适当体位,充分暴露被检查部位,涂以超声耦合剂 | 2 | |
| | | | 对子宫进行多切面扫查,分析子宫声像图表现 | 10 | |
| | | | 测量子宫大小及内膜厚度 | 7 | |
| | | | 观察分析卵巢声像图表现 | 8 | |
| | | | 探头不可碰撞,手持探头灵活牢固 | 4 | |
| | | | 根据检查部位的变换正确调整被检查者的体位 | 3 | |
| | | | 正确运用超声诊断的基本扫查手法 | 10 | |
| | | | 完毕冻结屏幕,将探头擦净、放置于专用位置 | 3 | |
| 检查报告 | | 20 | 名号齐全、内容简洁 | 4 | |
| | | | 层次分明、重点突出 | 4 | |
| | | | 语言流畅、描述贴切 | 4 | |
| | | | 测绘易懂、简明准确 | 4 | |
| | | | 提示适当、鉴别诊断 | 4 | |
| 评价 | 效果 | 10 | 检查顺利,患者反映良好 | 3 | |
| | 操作 | | 动作轻巧、稳重、准确 | 4 | |
| | 沟通 | | 有效 | 3 | |
| 总分 | | 100 | | | |

## 实训二　妇科疾病超声诊断实训与考核

**【实训目标】**

1. 知识目标

(1)掌握子宫肌瘤、子宫腺肌症、卵巢囊肿的超声诊断与鉴别要点。

(2)熟悉子宫内膜癌的超声表现。

(3)了解卵巢肿瘤的超声表现。

2. 能力目标　能够独立进行子宫肌瘤、卵巢囊肿等的超声诊断及鉴别诊断,能够规范书写相关的超声报告。

3. 素质目标　通过实训练习,使学生完成书本知识到实践能力的转化。培养学生良好的团队协作精神,并能够灵活正确运用实际工作所必需的基本知识和基本技能,具备独立从事本专业工作的实际能力。

**【实训器材】**

1. 仪器　多功能彩色多普勒超声仪(B/M、CDFI、PW、CW),凸阵探头(频率2~5 MHz),腔内探头(频率5~7.5 MHz),投影仪。

2. 材料　耦合剂、检查用纸、检查床。

3. 妇科常见疾病的超声典型病例图片、幻灯片、视频等。

**【实训步骤】**

1. 通过播放典型病例的图片视频或医院见习示教,讲述妇科常见疾病的声像图特点、诊断方法及鉴别诊断。让学生对不同疾病声像图的表现有一真实感受,见习时注意对患者的尊重和保护,融关爱患者的理念于教学实践中。

2. 病例讨论,通过典型病例的图片分析,讨论疾病的超声诊断要点。

3. 指出和纠正学生在描述讨论过程中可能出现的问题和错误,重申探测注意事项和分析疾病的方法和步骤,以提高学生操作能力和分析诊断疾病的水平。

**【实训内容】**

# 一、子宫疾病

**(一)超声表现**

1. 子宫肌瘤

(1)肌壁间肌瘤

1)最多见,表现为子宫增大,增大程度与肌瘤大小、数目成正比。

2)单发肌瘤多表现为低回声结节,边界清。多发肌瘤表现为子宫形态失常,宫壁表面凸凹不平(图12-7),宫区出现多发结节状或旋涡状杂乱回声,伴后方回声衰减。

子宫肌瘤

3）若肌瘤压迫宫腔，可见宫腔线偏移或消失。

4）肌瘤表面及内部可见星点状、短条状血流信号，肌瘤表面亦可见环状或半环状血流信号。

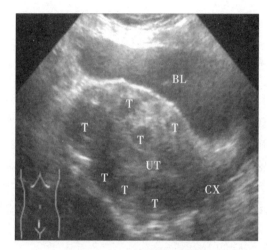

**图12-7　多发肌壁间肌瘤声像**

BL:膀胱　T:肌瘤　CX:宫颈

（2）浆膜下肌瘤

1）子宫形态不规则，可见异常回声结节突出于子宫表面（图12-8）。

2）结节边界清，内呈低或中等回声。

3）彩色多普勒超声可显示瘤体内血供来源于子宫。

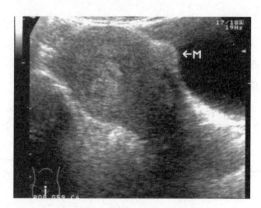

**图12-8　浆膜下子宫肌瘤声像**

M:肌瘤

（3）黏膜下肌瘤

1）位于子宫腔内的肌瘤，可显示"宫腔分离征"（图12-9）。

2）若肌瘤脱入宫颈管及阴道，可见宫颈管增大，其内见异常回声。

3）多发黏膜下肌瘤可使宫腔形态改变。

4)彩色多普勒超声:肌瘤有蒂的话,可从瘤蒂血供来源判断出肌瘤附着处。

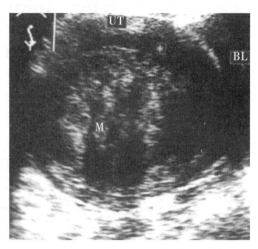

**图 12-9　黏膜下子宫肌瘤声像**

BL:膀胱　UT:子宫　M:肌瘤

**2.子宫腺肌症**

(1)子宫均匀性增大,尤其前后径增大明显,呈"球拍样"(图 12-10)。

(2)子宫肌层回声增粗增强,且多以后壁病变为主。局限性病灶可呈结节样,称为子宫腺肌瘤,与子宫肌瘤相似,但无包膜。

子宫腺肌瘤

(3)子宫内膜线因受病变区的挤压而偏移。

(4)彩色多普勒显示病变区血流信号弥漫性增多。

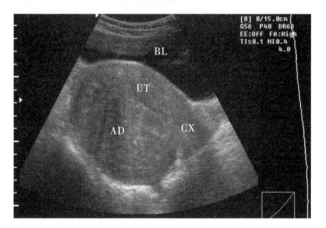

**图 12-10　子宫腺肌症声像**

UT:子宫　CX:宫颈　BL:膀胱　AD:腺肌瘤

**3.子宫内膜癌**

(1)局限性子宫内膜癌　仅表现为子宫内膜尤其是宫底部近宫角处局部不规则增厚,厚度达 6 mm 以上。

子宫内膜癌

（2）弥漫性子宫内膜癌　常表现为子宫增大，回声不均，子宫内部回声紊乱（图12-11），可见多个小低回声区及不规则回声增强区，病灶周围无包膜。

（3）宫腔积液　因癌组织堵塞宫颈管，分泌物引流不畅或继发感染，宫腔内出现积液、分离。当内部混有坏死组织、小血块时，宫腔无回声区内可见点状、团状低回声。

**（二）探测要点**

1. 浆膜下子宫肌瘤容易与卵巢实性囊肿相混淆。细致观察肿瘤内部回声及其分布对判断有明确帮助，另外若能找到双侧正常卵巢，则判断更为明确。

2. 子宫内膜增生有时会误为黏膜下肌瘤。内膜增生无宫腔分离和局部隆起的表现。

3. 子宫腺肌瘤需要和肌壁间的子宫肌瘤相区别，腺肌瘤的瘤体无明显包膜边界，局部血流信号不明显。

4. 早期子宫内膜癌多呈正常声像图，中、晚期子宫内膜癌也缺乏特异性超声表现。诊断需要与临床其他有关资料相结合。

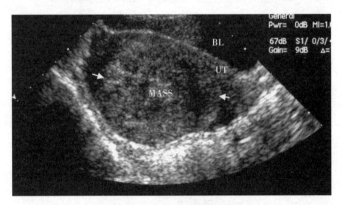

**图12-11　子宫内膜癌声像**

UT:子宫　BL:膀胱　MASS:占位

## 二、卵巢疾病

**（一）超声表现**

1. 卵巢非赘生性囊肿　一种特殊的囊性结构而非真性的卵巢囊肿，一般体积小，多能自行消退。包括滤泡囊肿、黄体囊肿、黄素囊肿、多囊卵巢等。

（1）滤泡囊肿　卵巢内见圆形无回声区（图12-12），边缘清楚，腔内透声好，内径多在1~3 cm，定期随访可自行消失。

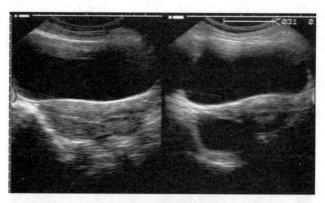

**图 12-12 右侧卵巢滤泡囊肿声像**

（2）黄体囊肿 卵巢内无回声区（图 12-13），其内可有分隔光带，内径一般在 3 cm 左右或更大。较大的黄体囊肿可出现自发破裂，需与宫外孕破裂相鉴别。

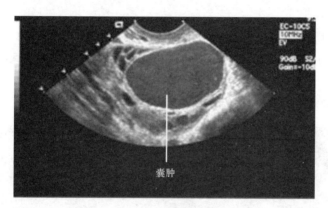

**图 12-13 黄体囊肿声像**

（3）黄素囊肿 与滋养细胞疾病相伴发。卵巢内见圆形或椭圆形无回声区，亦可呈分叶状。内有多房性间隔光带回声（图 12-14）。囊肿一般 3~5 cm 大小。随滋养细胞肿瘤治愈，囊肿可自行消退。

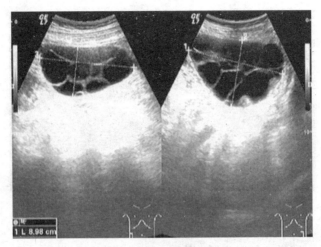

图12-14 黄素囊肿声像

（4）多囊卵巢

1）双侧卵巢均匀性增大，轮廓清晰，包膜回声增高。

2）卵巢切面内见10个以上的大小不一的无回声区（图12-15），多数内径小于0.5 cm。

3）有时可见陶氏窝内少量液性暗区。

多囊卵巢

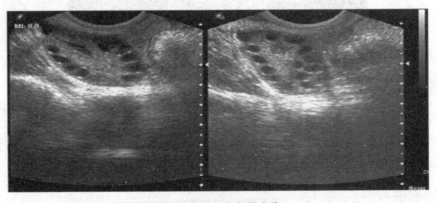

图12-15 多囊卵巢声像

2.卵巢囊性畸胎瘤　除了显示一般卵巢囊肿的特征外，声像图表现错综复杂，可有下列特异性征象。

（1）脂液分层征　肿瘤内有一高回声水平分界线，线上方为脂质成分，线下为液性无回声。

（2）面团征（图12-16）　无回声区内见一边缘清晰的高回声团块，团块附于囊肿壁的一侧，为发-脂裹成的团块所致。

（3）瀑布征或垂柳征　肿瘤表现为表面回声高，后方回声渐次减弱的特征表现。

（4）星花状　表现为高回声光点,浮游于无回声区中。

（5）多囊征　肿瘤无回声区内见小囊,即囊中囊表现。

（6）壁立结节征(图12-17)　肿瘤囊壁可见到隆起的结节高回声,似乳头状,其后伴声影。

（7）线条征　肿瘤无回声区内见多条短线状高回声,平行排列,浮于其中,可随体位移动。

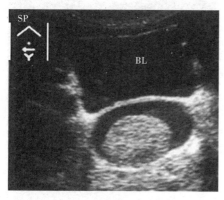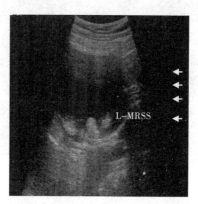

图12-16　卵巢囊性畸胎瘤面团征声像　　　图12-17　卵巢囊性畸胎瘤壁立结节征声像
BL:膀胱　　　　　　　　　　　　　　　L-MASS:左侧卵巢占位

3. 卵巢子宫内膜异位囊肿(巧克力囊肿)　声像图表现为子宫后方出现圆形或不规则形无回声区(图12-18),壁厚欠光滑,其内回声不均匀。在月经期探查时,尚可显示肿块的增大及液性暗区内可见细弱光点,随体位而移动。

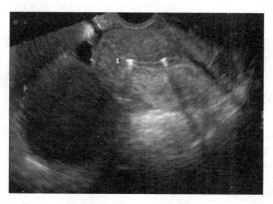

图12-18　巧克力囊肿声像

4. 卵巢囊腺瘤(癌)

（1）浆液性囊腺瘤　肿瘤呈圆形或椭圆形,内呈单房或多房,彩色多普勒见囊壁或分隔上的点状血流信号(图12-19)。

（2）浆液性囊腺癌　圆形无回声区,囊壁不均匀增厚,内见乳头状凸起,晚期可见周边脏器的转移及腹水。彩色多普勒可见肿物实质部分的丰富血流信号,频谱呈高速低阻型。

（3）黏液性囊腺瘤　多在单侧附件区见圆形或椭圆形无回声区，轮廓清晰，囊壁均匀增厚，腔内可见多房分隔（图 12-20），瘤体较大，直径多在 10 cm 以上。彩色多普勒于肿瘤囊壁及分隔上见点状血流信号。

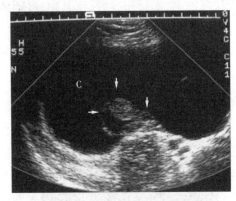

图 12-19　浆液性囊腺瘤声像
C:囊肿　箭头示囊内结节

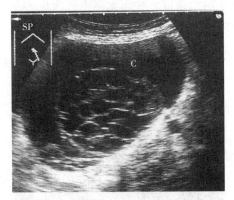

图 12-20　黏液性囊腺瘤声像
C:囊肿

（4）黏液性囊腺癌　肿瘤呈圆形或分叶状无回声区，边界明显增厚且不规则，囊腔内见增厚的分隔光带（图 12-21），多伴腹水。彩色多普勒于囊壁及分隔上见丰富血流信号，频谱呈高速低阻型。

5. 卵巢实性肿瘤

（1）卵巢纤维瘤　子宫的一侧见圆形或分叶状实性肿块（图 12-22），轮廓清晰，有包膜，内呈实性低回声或中、高回声，有的后方伴衰减，可伴腹水或胸水。

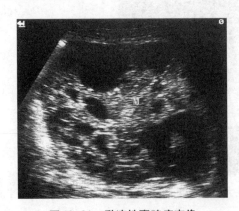

图 12-21　黏液性囊腺癌声像
M:占位

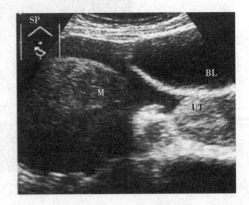

图 12-22　卵巢纤维瘤声像
UT:子宫　BL:膀胱　M:肿块

（2）卵巢癌

1）原发性实质性卵巢癌　肿瘤形态不规则，多样型。边缘厚薄不均，内部呈不均质点状中低回声。实质性肿物中心常见液性暗区。合并腹水。彩色多普勒见瘤体内血流丰富，频谱呈高速低阻特点。

2）转移性卵巢癌　双侧卵巢增大。内部呈实性不均质回声（图12-23），后方回声轻度衰减。肿瘤内坏死时可见不规则液暗区,可伴血性腹水。彩色多普勒可见肿瘤内部及周边丰富血流信号。

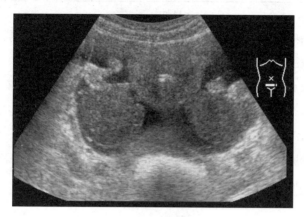

图12-23　转移性卵巢癌声像

**（二）探测要点**

1.卵巢占位首先需要对肿块的来源进行定位判断,排除是子宫占位的可能。有时无法区分子宫占位或附件区占位时,子宫内膜的识别可以起到重要作用。

2.有些卵巢占位为伴随某些生理周期出现的,不一定为病理现象,需要月经后随访才能做出诊断结论。

3.卵巢肿瘤需要进行良恶性的大致判断。

**【延伸学习】**

1.妇科疾病鉴别诊断

（1）子宫良、恶性病变鉴别诊断

1）子宫内膜息肉与局限性子宫内膜癌　内部回声与正常内膜周边界限,息肉内回声均匀,与正常内膜的界限清晰;而癌则内部回声不均,与正常内膜界限不清;与肌层分界,息肉的内膜基底部完整,与肌层分界清晰,癌则有浸润,分界不清;彩色多普勒,癌在病变内可见异常彩色血流信号,检测到低阻型血流频谱（RI<0.4）。

2）子宫内膜增生与弥漫性子宫内膜癌　内膜回声,内膜增生者回声均匀增厚,癌则回声杂乱、不均;内膜基底线,内膜增生者清晰,癌者不清;彩色多普勒,内膜癌病灶内可见异常增多血流信号,检测到低阻型血流频谱（RI<0.4）。

3）子宫内膜癌与子宫肉瘤　多数情况下子宫肉瘤发生于肌层,只有子宫内膜间质肉瘤可发生于内膜内,此时需依靠病理诊断。

4）多发性子宫肌瘤与晚期子宫内膜癌　肌瘤结节周边可见假包膜,子宫内膜回声正常,内膜基底部与肌层分界清晰;晚期子宫内膜癌内膜增厚明显,回声杂乱不均,基底部与肌层分界不清,肌层回声杂乱,病灶无边无界呈弥漫性生长,于病灶内可见丰富血流信号,检测到低阻型血流频谱,子宫变形。

（2）卵巢良、恶性疾病的鉴别诊断（表 12-2）

表 12-2　卵巢良、恶性肿瘤的鉴别诊断

| 项目 | | 良性 | 恶性 |
|---|---|---|---|
| 症状与体征 | 病程 | 长,进展缓慢 | 短,进展迅速 |
| | 查体 | 单侧,表面光滑活动 | 多为双侧,不规则固定 |
| | 腹水 | 无腹水 | 多有腹水,血性 |
| 声像图特点 | 形态 | 多半圆形,规整 | 多样,不规整 |
| | 边缘 | 光滑,整齐 | 不整齐,厚薄不均,中断 |
| | 内部回声 | 均匀一致 | 高低不均,杂乱,有液性暗区 |
| | 血流信息 | 不丰富 | 丰富 |

2. 超声声学造影　现阶段超声领域的一个研究热点,已广泛应用于临床很多领域。目前多采用声诺威(六氟化硫微泡)静脉注射。通过观察占位病变与周围组织的关系和供血特点,进行良恶性的判断。有助于内膜癌和内膜增生症的鉴别,能够显示子宫肌瘤内部变形坏死区,评价子宫肌瘤微创治疗术后疗效。

3. 三维超声检查　用超声三维容积探头获得立体图像,从三个互相垂直的切面实时显示正常与病变结构的立体形态及动态变化,显示二维超声无法获得的剖切面深部的结构,对于病变的定性与定量诊断具有重要价值。具体到妇科领域,三维超声能够清楚描述子宫及内膜形状,有助于子宫发育异常的诊断;能够显示子宫肌瘤的位置、肌瘤与宫腔的关系;能够明确子宫内膜癌侵犯子宫肌层及宫颈范围,为子宫内膜癌的分期提供证据;亦能够显示节育器的形状,明确节育器的位置,另外还可以更为准确的测量估算卵巢和肿瘤的体积。

【实训考核】

1. 教师结合本章节理论授课内容,出测试卷一张,通过学习软件发布出来,规定在一个时间段内完成答题。

2. 学生课后独立完成实训报告书写。

3. 学生当场实操演示,带教老师按超声实训效果考核表给出分数,考核评估学生的实际操作能力(参考实训一)。

# 理论考核题

## (一)名词解释

1. 三线两区征

2. 脂液分层征

## (二)单选题

1. 关于子宫腺肌症,下列哪项描述是不正确的( )

   A. 子宫均匀增大,形态规则或呈球形

   B. 其病因与多次人工流产有关

   C. 内膜线居中或稍前移

   D. 子宫肌层回声不均匀

   E. 子宫大小及病变回声与月经周期无明显关系

2. 卵巢黏液性囊腺瘤声像图表现,不正确的是( )

   A. 囊壁均匀光整　　　B. 囊壁边界不清晰　　　C. 无回声区内有细小点状回声

   D. 少数有乳头状物　　　E. 直径多在 10 cm 以上

3. 关于妇科超声检查方法,不正确的是( )

   A. 经腹超声检查,应使膀胱适度充盈

   B. 经阴道超声检查,膀胱应充盈

   C. 阴道探头应放入阴道穹窿部

   D. 经阴道超声检查的基本检查手法包括倾斜、推拉、旋转等

   E. 经宫腔超声检查对宫内病变的观察较经阴道检查更为细致和全面

4. 下面哪一项与多囊卵巢不相关( )

   A. 库兴综合征　　　B. 月经稀发　　　C. 不排卵

   D. 多毛　　　E. 盆腔炎

5. 与子宫肌瘤声像图表现鉴别诊断最困难的是( )

   A. 子宫内膜弥漫性增厚　　B. 黄体囊肿　　　C. 盆腔炎性包块

   D. 子宫腺肌症　　　E. 卵巢畸胎瘤

## (三)多选题

1. 超声检查盆腔之前,适度充盈膀胱的目的是( )

   A. 推开肠管　　　B. 作为透声窗　　　C. 作为辨认脏器的标志

   D. 作为解剖的参照结构　　E. 有助于提高子宫位置,以便充分暴露脏器

2. 子宫体壁包括( )

   A. 内膜层　　　B. 内膜下层　　　C. 肌层

   D. 浆膜　　　E. 浆膜下层

3.子宫肌瘤的声像图特点(　　)

    A.子宫增大,局限性隆起

    B.肌瘤结节一般边界清晰

    C.肌瘤多呈低回声

    D.子宫内膜移位及变形

    E.膀胱产生压迹及变形

4.下列符合子宫体癌的是(　　)

    A.又称子宫内膜癌,多发生于子宫内膜

    B.常见于绝经期妇女,主要临床表现为阴道出血排液

    C.子宫内膜不规则增厚或呈团状

    D.仅凭子宫内膜增厚,就可早期诊断

    E.病灶内部或周边可见较丰富血流信号,RI<0.5

5.卵巢非赘生性囊肿包括(　　)

    A.滤泡囊肿          B.黄素化囊肿         C.黄体囊肿

    D.卵巢血肿          E.皮样囊肿

**(四)识图题**

1.下图为子宫纵切声像图,识别图中子宫属于哪种子宫位置?

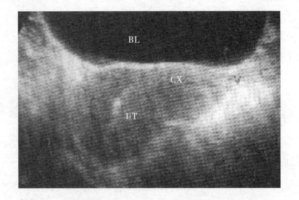

2.下图为早孕期子宫横切超声图像,其中"C"指的是哪种卵巢占位?

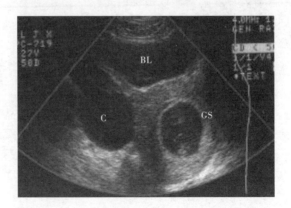

3. 下图为子宫纵切超声图像,其中箭头所指的解剖部位是什么?

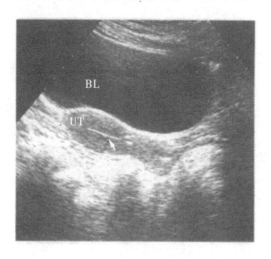

**(五)病例分析**

1. 女,40岁,常规体检。超声描述:子宫前位,宫底右前壁可见 5.0 cm×4.6 cm 稍低回声区,边界清晰,形态规则,内回声均匀,向包膜外突起,CDFI:稍低回声区内及周边可见丰富动静脉血流信号。超声提示( )

    A. 阔韧带肌瘤      B. 子宫腺肌瘤      C. 子宫肌瘤(肌壁间)

    D. 子宫肌瘤(黏膜下)     E. 子宫肌瘤(浆膜下)

2. 女,24岁,常规体检。妇科内诊:左侧附件区扪及一肿物,质软。超声描述:左侧附件区可见圆形无回声区,边界清晰,形态规则,上半部呈点状高回声,下半部呈无回声,随体位移动而变化。超声提示( )

    A. 左卵巢囊性畸胎瘤(脂-液分层征)

    B. 左卵巢囊肿

    C. 左卵巢巧克力囊肿

    D. 左附件区包裹性积液

    E. 左卵巢黄素化囊肿

# 理论考核题答案

**(一)名词解释**

1. 在卵泡晚期,子宫前后壁的内膜呈 2 条弱回声区,1 条高回声的宫腔线及 2 条高回声的内膜与前后壁肌层的交界处,总体构成"三线两区"征,厚度 7~11 mm。

2. 指畸胎瘤内部形成一高回声分界线,线上为均匀细密的脂质成分,线下为无回声的浆液。

**（二）单选题**

1. E　2. B　3. B　4. E　5. D

**（三）多选题**

1. ABCDE　2. ACD　3. ABCDE　4. ABCE　5. ABCD

**（四）识图题**

1. 后位子宫

2. 黄体囊肿

3. 子宫内膜

**（五）病例分析**

1. D　2. A

（董　莹　刘红霞　付遵峰）

# 第十三章

## 产科超声诊断

## 实训一 早期妊娠超声诊断实训与考核

### 【实训目标】

1. 知识目标

（1）掌握 早期妊娠的声像图表现。

（2）熟悉 早期妊娠超声检查的适应证、最适检查时间、检查内容。

（3）了解 早期妊娠超声检查的临床价值。

2. 能力目标 能够独立进行早孕期超声检查，并对声像图进行正确的观察与分析，能够规范书写超声诊断报告。

3. 素质目标 通过实训学习使学生理论联系实际，养成自主学习的习惯，培养学生良好的团队协作精神和严肃认真、实事求是的工作态度，并养成以患者为中心的良好职业道德素质。

### 【实训器材】

1. 仪器 多功能彩色多普勒超声诊断仪，凸阵探头（2.0~5.0 MHz）。

2. 材料 耦合剂、检查用纸、检查床。

### 【实训步骤】

1. 教师示教实训内容与方法

（1）病例教学法 教师可提前预约早孕受检者在进行检查的同时进行示教，让学生真实体会不同的早孕阶段声像图表现及特点，检查过程中需注意对患者的尊重与隐私保护。

（2）影视教学法 根据影视教学资料讲解正常早期妊娠及异常妊娠的声像图表现。

（3）演示法　应用超声体模演示讲解早期妊娠的子宫及卵巢的声像图表现及特点。

2.学生分组上机操作实践

（1）学生之间互相检查，观察正常子宫、卵巢的声像图特征，熟练操作流程和扫查手法。

（2）播放《超声诊断学》教材课件、多媒体资料片等，识别早期妊娠不同时期的声像图表现。

3.教师巡回辅导、纠错答疑　老师在同学互相检查过程中进行巡视，及时发现探头操作手法、切面识别等方面的问题，纠正讲解和答疑。

**【实训内容】**

1.仪器　实时超声诊断仪，常用凸阵探头，在可探测深度内尽可能使用高频率探头，常用腹部探头频率3.0~5.0 MHz，阴道探头频谱7.0~10.0 MHz。

2.检查前准备　检查前应告知孕妇产科超声检查的适应证、最适检查时间、该次检查内容、检查的风险、检查所需时间、孕妇所需准备等。经腹部超声检查早孕期（孕11周前），患者需充盈膀胱，要求与妇科经腹部超声检查前一致；孕11周及其后检查胎儿无需特殊准备。经会阴、阴道超声检查排空膀胱后进行。

3.体位　经腹部超声检查孕妇一般取仰卧位，患者充分暴露下腹部，中晚孕期为了更好地显示胎儿解剖结构，可根据胎儿体位调整孕妇检查体位，如左侧卧位、右侧卧位。为了更好显示宫颈与宫颈内口，可垫高孕妇臀部。孕妇经会阴、阴道超声检查取膀胱截石位。

4.扫查方法　早孕期主要通过子宫系列纵切面、横切面观察妊娠囊、卵黄囊、胚胎/胎儿数目、胎心搏动、胚胎长或头臀长、绒毛膜囊数、羊膜囊数、孕妇子宫形态及其肌层、宫腔情况。在宫底横切面上探头稍向左侧、右侧偏斜观察双侧附件情况。

5.观察内容

（1）妊娠囊　正常妊娠囊位于宫腔中上段，是超声最早发现的妊娠标志，表现为宫腔内圆形或椭圆形的无回声区，无回声区周边为完整的、厚度均匀的强回声环（图13-1）。经腹部超声一般在妊娠5~6周可检出妊娠囊，经阴道超声4~5周可检出妊娠囊。测量妊娠囊可取最大宽径和横径，测量时以内壁间距离为标准，简便估计孕龄的方法：孕龄（周）＝妊娠囊最大直径（cm）＋3。妊娠6周前妊娠囊直径≤2 cm；妊娠8周时妊娠囊约占宫腔1/2；妊娠10周时妊娠囊占满子宫腔。

（2）卵黄囊　卵黄囊是妊娠囊内能够发现的第一个解剖结构，声像图上表现为小环状，中央为无回声，囊壁薄，呈细线状回声，可见细长的卵黄囊蒂（图13-2）。正常妊娠5~10周可见到卵黄囊，最大直径不超过10 mm。

（3）胚芽　在妊娠囊无回声区内可见豆芽状的光团为胚胎始基，妊娠6~7周可见，正常情况下，妊娠8周时胚芽显示率为100%。此时胚胎初具人形，可通过测量顶臀径（CRL）推算胎龄，顶臀径测量方法：显示胚胎头部至臀部的正中矢状切面，从头部顶点测量到臀部的最低点，卵黄囊及肢体不包含在内。简便估测方法：CRL（cm）＋6.5＝孕龄（周）。

8周胚芽

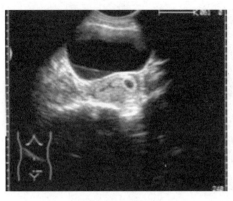

图 13-1　妊娠囊

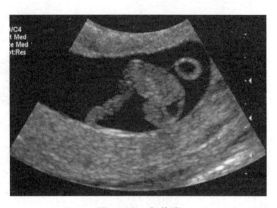

图 13-2　卵黄囊

（4）羊膜　早期羊膜囊非常薄,超声常难以显示。妊娠 7 周后加大增益或采用经阴道探头可清楚显示在绒毛膜腔内一球形囊状结构即为羊膜(图 13-3),一般在妊娠 12~16 周羊膜与绒毛膜全部融合,绒毛膜腔消失,羊膜不再显示。

（5）颈项透明层颈部透明层(NT)　是指胎儿颈部皮下的无回声带,位于颈后皮肤高回声带与深部软组织高回声带之间。这是早孕期尤其早孕晚期,所有胎儿均可出现的一种超声征象。NT 检查时间在 $11\sim13^{+6}$ 周,此时头臀长相当于 $45\sim84$ mm,NT$\geq3$ mm 为异常标准。测量方法应取得胎儿正中矢状切面,并在胎儿自然姿势时测量 NT(图 13-4)。将图像尽量放大,使影像只显示胎儿头部及上胸及令光标尺的轻微移动只会改变测量结果 0.1 mm。应在皮肤与颈椎上的软组织之间距离最宽的透明带位置测量,注意分辨胎儿皮肤及羊膜。早孕期 NT 增厚与唐氏综合征的危险性增高有关,现已广泛用于筛查胎儿染色体异常。据统计,利用 NT 及孕妇年龄可以筛查 75% 左右的唐氏综合征患儿。

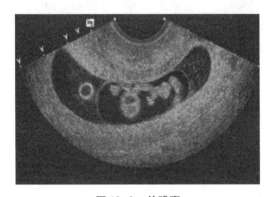

图 13-3　羊膜囊

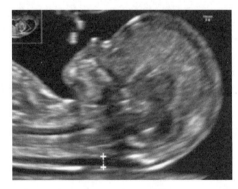

图 13-4　NT 测量

（6）胎心　于妊娠 6 周末在胚芽内见节律的胎心跳动,频率为 120~180 次/min,即原始心管的搏动(图 13-5),是早期胚胎存活的重要标志。利用实时成像可以清楚地观察到胚胎的胎心搏动。经腹超声检查胎芽长>9 mm 或经阴道超声检查胎芽长>5 mm,应观察到胎心搏动,如果没有观察到应该复查以了解胚胎是否存活。

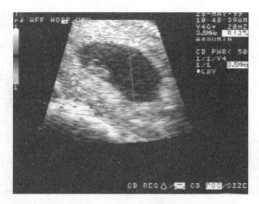

图 13-5　原始心管搏动

胎心搏动

（7）胎动　妊娠第 7 周时可见胚芽蠕动,8~9 周开始见四肢典型活动,12 周胎动活跃,表现为各部位的活动。

（8）胎盘　妊娠 8~9 周超声显像可见胎盘,位于妊娠囊周边,其回声均匀且比宫壁回声高。

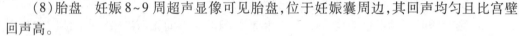

胎动

【延伸学习】

孕期超声检查的临床注意事项可链接网址 http://www. 360doc. com/content/ 17/0711/19/31785324_670619134. shtml。

胎儿 NT 检查可链接网址 https://wenku. baidu. com/view/8d04ee87c8d376eeaeaa31ae. html。

国际妇产科超声学会早孕期胎儿超声指南可链接网址 https://wenku. baidu. com/view/50ba59790b4c2e3f572763f0. html。

产前超声检查规范可链接网址 https://wenku. baidu. com/view/5d185e37c8d376 ee-aeaa31f2. html。

【实训考核】

1. 结合理论授课内容,以书面形式考核学生理论知识水平。

2. 学生实操演示,带教老师按超声实训效果考核表给出分数(表 13-1),考核评估学生的实际操作能力。

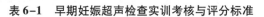

表 6-1 早期妊娠超声检查实训考核与评分标准

| 项目 | | 总分 | 内容要求 | 分值 | 得分 | 备注 |
|---|---|---|---|---|---|---|
| 检查前准备 | 检查者准备 | 10 | 服装整洁、仪表端庄 | 2 | | |
| | | | 人文关怀 | 3 | | |
| | | | 信息核对有效无误 | 3 | | |
| | | | 仪器选择适当 | 2 | | |
| | 受检者准备 | 5 | 体位选择正确 | 2 | | |
| | | | 病人理解合作 | 3 | | |
| 操作过程 | | 55 | 选择合适的探头频率,调节仪器至最佳状态 | 1 | | |
| | | | 选择适当体位充分暴露被检查部位,涂以超声耦合剂 | 2 | | |
| | | | 妊娠囊:位置、形态、大小 | 5 | | |
| | | | 卵黄囊:数量、大小、形态 | 5 | | |
| | | | 胚芽:数量、大小或顶臀径长度 | 5 | | |
| | | | 观察胎心或原始心管搏动 | 5 | | |
| | | | NT:孕 11~13$^{+6}$,头臀长相当于 45~84 mm,胎儿正中矢状切面,在胎儿自然屈曲时测量 | 5 | | |
| | | | 胎盘:位置 | 5 | | |
| | | | 羊水:最大深度 | 5 | | |
| | | | 子宫:大小形态,肌层回声 | 5 | | |
| | | | 探头不可碰撞,手持探头灵活牢固 | 4 | | |
| | | | 正确使用超声诊断的基本扫查手法 | 4 | | |
| | | | 检查完毕冻结探头,将探头清洁,放置于专用位置 | 4 | | |
| 诊断报告 | | 20 | 名号齐全、内容简洁 | 4 | | |
| | | | 层次分明、重点突出 | 4 | | |
| | | | 语言顺畅、描述贴切 | 4 | | |
| | | | 测绘易懂、简明准确 | 4 | | |
| | | | 提示适当、鉴别诊断 | 4 | | |
| 评价 | 效果 | 10 | 检查顺利,病人反应良好 | 3 | | |
| | 操作 | | 动作轻巧、稳重、准确 | 4 | | |
| | 沟通 | | 有效 | 3 | | |
| 总分 | | 100 | | | | |

# 理论考核题（一）

## （一）名词解释

1. 妊娠囊

2. 卵黄囊

## （二）单选题

1. 早孕时估测胎龄的最可靠指标为（　　）

    A. 双顶径　　　　　　　　　B. 头围　　　　　　　　　　C. 孕囊大小

    D. 腹围　　　　　　　　　　E. 股骨长径

2. 经腹扫查，妊娠几周时可显示妊娠囊结构（　　）

    A. 4 周　　　　　　　　　　B. 4~5 周　　　　　　　　　C. 5 周

    D. 5~6 周　　　　　　　　　E. 7 周

3. 最早在妊娠几周显示胎盘（　　）

    A. 4 周　　　　　　　　　　B. 9 周　　　　　　　　　　C. 10 周

    D. 20 周　　　　　　　　　　E. 24 周

4. 患者，女，27 岁，已婚，停经 10 周，要求确诊是否妊娠，最好的检查方法是（　　）

    A. 腹部 X 射线摄片　　　　B. 超声检查　　　　　　　　C. 尿妊娠试验

    D. 耻骨联合上方触及包块　　E. 阴道检查子宫较正常增大

5. 患者，女，24 岁，婚后半年，因停经 2 个月，腹痛伴阴道流血 3 d 来就诊。妇科检查：宫口见有胚胎样组织物堵塞，子宫 2 个月妊娠大小，诊断为（　　）

    A. 先兆流产　　　　　　　　B. 不全流产　　　　　　　　C. 难免流产

    D. 过期流产　　　　　　　　E. 习惯性流产

## （三）多选题

1. 下列早孕超声检查的内容有（　　）

    A. 妊娠囊　　　　　　　　　B. 卵黄囊　　　　　　　　　C. 胎心搏动

    D. 胎芽　　　　　　　　　　E. 胎儿心脏结构

2. 关于胎儿头臀长的描述，下面哪项是正确的（　　）

    A. 是胎儿头顶到臀部的最大直线距离

    B. 胎儿前屈或后倾均可影响测量结果

    C. 测量应包括卵黄囊　　　　D. 是最准确的估测孕龄的超声监测指标

    E. 是测量胎儿长度的指标

3. 下列病变不与早孕并发的是（　　）

    A. 子宫肌瘤　　　　　　　　B. 黄体囊肿　　　　　　　　C. 皮样囊肿

    D. 内膜囊肿　　　　　　　　E. 滤泡囊肿

4.下面属于早孕期间经阴道超声检查指征的是( )

    A.除外异位妊娠        B.鉴别正常与异常的宫内孕

    C.确定早期宫内孕        D.孕龄             E.除外前置胎盘

    E.鉴别附件包块性质

5.下列关于早期妊娠描述正确的是( )

    A.约妊娠6周末可见胎心跳动

    B.胎心率120~180次/min

    C.胎心率120~160次/min

    D.妊娠12周胎头颅骨光环显示清晰

    E.妊娠12周胎头颅骨光环不显示

（四）简答题

1.简述早孕期超声检查内容。

2.试述NT超声测量方法。

（五）识图题

1.指出下图箭头所示的结构。

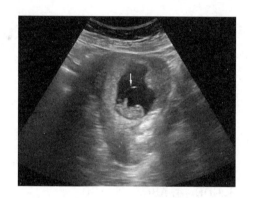

2.指出下图数字所示的结构。

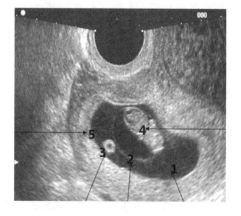

3.指出下图箭头所示的结构。

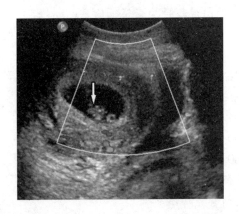

# 理论考核题(一)答案

## (一)名词解释

1. 妊娠囊是超声最早发现的妊娠标志,正常妊娠囊位于宫腔中上段,表现为宫腔内圆形或椭圆形的无回声区,无回声区周边为完整的、厚度均匀的强回声环。

2. 卵黄囊是妊娠囊内能够发现的第一个解剖结构,胚胎学上称为继发卵黄囊,声像图上表现为小环状,中央为无回声,囊壁薄,呈细线状回声。

## (二)单选题

1. C　2. B　3. B　4. B　5. C

## (三)多选题

1. ABCD　2. ABDE　3. CDE　4. ABCE　5. ABD

## (四)简答题

1. 早孕期主要通过子宫系列纵切面、横切面观察妊娠囊、卵黄囊、胚胎/胎儿数目、胎心搏动、胚胎长或头臀长、绒毛膜囊数、羊膜囊数、孕妇子宫形态及其肌层、宫腔情况。在宫底横切面上探头稍向左侧、右侧偏斜观察双侧附件情况。

2. NT超声测量方法:应取得胎儿正中矢状切面,并在胎儿自然姿势时测量NT。将图像尽量放大,使影像只显示胎儿头部及上胸及令光标尺的轻微移动只会改变测量结果0.1 mm。测量胎儿颈部皮下的无回声带,位于颈后皮肤高回声带与深部软组织高回声带之间的距离最宽的透明带位置测量,注意分辨胎儿皮肤及羊膜。

## (五)识图题

1. 羊膜囊。

2. 1示胚外体腔;2示羊膜囊;3示卵黄囊;4示胚胎;5示胎盘。

3. 原始心管。

## 实训二 中、晚期妊娠超声诊断实训与考核

【实训目标】

1. 知识目标

(1)掌握 中、晚期妊娠超声检查的适应证、最佳检查时间、检查内容、检查的风险、孕妇所需准备等。

(2)熟悉 中、晚期妊娠的正常声像图表现。

(3)了解 产前超声筛查的临床意义。

2. 能力目标 能够独立进行中、晚期妊娠超声基本检查,可识别常用的超声切面并进行标准测量,能够规范书写超声诊断报告。

3. 素质目标 通过实训学习使学生理论联系实际,养成自主学习的习惯,培养学生良好的团队协作精神和严肃认真、实事求是的工作态度,并养成以患者为中心的良好职业道德素质。

【实训器材】

1. 仪器 多功能彩色多普勒超声诊断仪,凸阵探头(2.0~5.0 MHz)。

2. 材料 耦合剂、检查用纸、检查床。

【实训步骤】

1. 教师示教实训内容与方法

(1)病例教学法 教师可提前预约中、晚孕受检者,在进行检查的同时进行示教,让学生真实体验中、晚孕阶段胎儿声像图表现及特点,检查过程中需注意对患者的尊重与隐私保护。

(2)影视教学法 根据影视教学资料讲解正常中、晚期妊娠的声像图表现。

2. 学生分组上机操作实践

(1)学生之间互相检查,观察正常子宫、卵巢的声像图特征,熟练产科操作流程和扫查手法。

(2)播放《超声诊断学》教材课件、多媒体资料片等,识别中、晚期妊娠胎儿及附属物的声像图表现。

3. 教师巡回辅导、纠错答疑 老师在同学互相检查过程中进行巡视,及时发现探头操作手法、切面识别等方面的问题,纠正讲解和答疑。

【实训内容】

中、晚期妊娠超声检查内容包括胎儿某些解剖结构的测量,如双顶径、头围、腹围、股骨长等,预测孕周大小;其次是估计胎儿体重、判断胎位、胎儿数目、估测羊水量、观察胎盘、脐带、孕妇子宫、宫颈等,最后也是这个时期最重要的检查内容,对胎儿解剖结构的全面检查。

目前已有多个产科超声检查指南发表(见延伸学习《中国医师协会超声医师分会2012版产前超声检查指南》),最详细的检查为胎儿系统超声检查。中孕期最适检查时间是20~24孕周,此时期是检查胎儿解剖结构和筛查胎儿畸形的最佳时期,能对胎儿各个系统的重要解剖结构进行系统检查。要求检查的胎儿解剖结构包括颅脑结构、颜面部、颈部、肺、心脏、腹腔脏器(肝、胆囊、胃肠道、肾、膀胱)、腹壁、脊柱、四肢(包括手和足)等。这些结构的观察与检查,可以通过胎儿多个标准切面实现,常用的超声切面有32~36个。

(一)胎儿头颅

妊娠9周超声可显示胎头,12周后可清晰显示胎头颅骨光环。由于胎儿体位影响,对胎儿头颅的观察主要采用横切面检查。胎头的颅骨显示为椭圆形的光环,光环内实质回声为脑组织,中间可见条状光带为脑中线结构的回声。因头颅各结构不同,自头端向下有3个不同的典型平面。

1.侧脑室水平横切面 此切面上,颅骨光环呈椭圆形,侧脑室呈无回声,内有强回声脉络丛,侧脑室前角内侧壁与大脑镰接近平行,侧脑室枕角显示清楚,整个孕期,胎儿侧脑室枕角内径均小于10 mm,此切面是测量侧脑室的标准平面(图13-6)。

2.丘脑平面 侧脑室水平横切面平行向下即可显示,此平面要清楚显示透明隔腔、两侧丘脑及裂隙样第三脑室,是测量双顶径、头围的标准平面(图13-7)。双顶径的测量方法:测量线垂直于脑中线,从近端颅骨外缘测量到远端颅骨内缘。头围的测量:应用椭圆功能键沿胎儿颅骨外缘测量头围长度,也可测量枕额径后进行计算,头围=(枕额径+双顶径)×1.57。

3.小脑横切面 在颅后窝内见蝴蝶状对称的两侧小脑半球,两侧小脑半球中间有强回声的蚓部相连(图13-8)。

胎头除观察上述结构外,还需要观察颜面部的双眼、鼻、唇等结构(图13-9,图13-10)(延伸学习四维超声成像技术)。

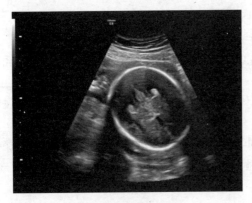

图13-6 侧脑室水平

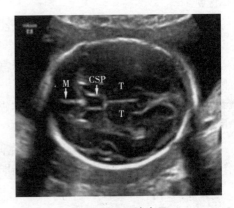

图13-7 丘脑水平

M:脑中线 CSP:透明隔腔 T:丘脑

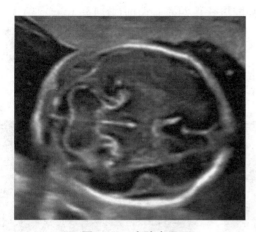

图 13-8 小脑水平

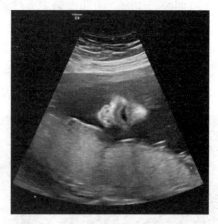

图 13-9 胎儿鼻唇冠状切面

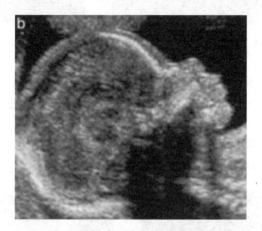

图 13-10 颜面部正中矢状切面

**（二）胎儿脊柱**

矢状切面上胎儿脊柱为两条排列整齐的串珠状平行强回声带，骶尾部略向后翘，最后融合在一起，两强回声带之间为椎管，其内有脊髓。侧动探头在近腹侧的冠状切面上可显示整齐排列的三条平行强回声，中间为椎体回声，两侧为椎弓骨化中心。脊柱横切面呈三个分离的圆形或短棒状强回声，为两个椎弓及一个椎体的骨化中心，两个后骨化中心向后逐渐靠拢（图 13-11）。

**（三）胎儿胸部**

1.肋骨　在胸椎部位与脊柱成角的半圆形光环，如篱笆样的为肋骨的声影（图 13-12）。

2.肺　肺脏位于胎儿心脏两侧，中孕期超声检查可清楚显示胎肺，呈均匀中等回声，随孕周增大，肺脏回声逐渐增强。

3.心脏　胎儿心脏几乎与胎儿躯干垂直，超声扫查胎儿心脏有以下几个重要切面。

（1）四腔心切面　胎儿横膈之上横切胸腔可获得四腔心切面（图13-13）。

1）在胎儿四腔心切面上显示　心脏主要位于左侧胸腔内,心尖指向左前方,心/胸比值（心脏面积/胸腔面积比值）正常值0.25～0.33。心轴（沿房间隔与室间隔长轴方向的连线与胎儿胸腔前后轴线之间的夹角）正常值45°±20°。

2）两个心房大小基本相等,两个心室大小也基本相等。

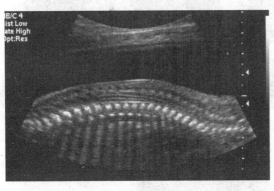

图13-11　胎儿脊柱

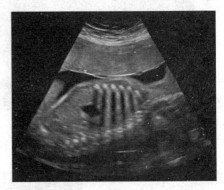

图13-12　胎儿肋骨

（2）左室流出道切面　在心尖四腔心切面显示后探头声束朝胎儿头侧方向倾斜,即可获得左室流出道切面（图13-14）。该切面显示主动脉前壁与室间隔连续,主动脉后壁与二尖瓣前叶连续。

（3）右室流出道　在显示心尖五腔心切面后,探头声束朝胎儿头侧略倾斜,即可显示右室流出道、肺动脉瓣及肺动脉长轴切面（图13-15）。

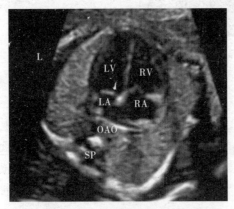

图13-13　胎儿心脏四腔心切面

SP:脊柱　OAO:腹主动脉　LA:左心房
LV:左心室　RA:右心房　RV:右心室

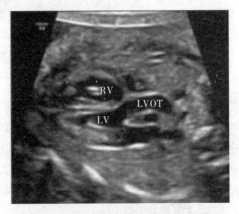

图13-14　胎儿心脏左室流出道切面

LV:左心室　RV:右心室　LVOT:左室流出道

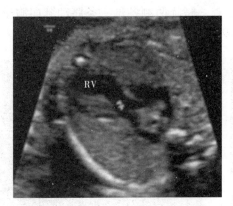

**图 13-15 胎儿心脏右室流出道切面**

RV:右心室 PA:肺动脉

### (四)胎儿腹部

1. **胃** 妊娠 12 周时 95% 的胎儿可见胃泡(图 13-16),位于左上腹腔,随着孕周的增大,显示更加清晰,形状及大小随胎儿吞咽羊水的量而变化,如果胃腔显示不清楚,应在 30~45 min 后复查。

2. **肝脏** 位于膈肌下方右侧,是胎儿腹内最大的实质性脏器,肝脏实质回声均匀,可见肝静脉、门静脉、脐静脉。

3. **胆囊** 胆囊在妊娠 24 周可显示,正常情况下位于脐静脉右侧,且与脐静脉宽度相似(图 13-17)。

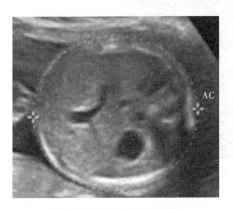

**图 13-16 胎儿腹围平面**

AC:腹围

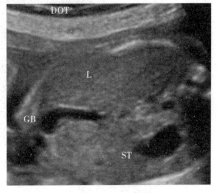

**图 13-17 胎儿胆囊**

L:肝脏 GB:胆囊 ST:胃泡

4. **肠道** 正常情况下,晚期妊娠时结肠内径<20 mm,小肠内径<7 mm。

5. **双肾** 妊娠 14 周时,超声可显示出双肾,妊娠 20 周后,肾脏显示更清楚,肾脏位于脊柱两侧,矢状切面呈蚕豆形,横切面呈圆形,皮质与髓质回声低,中间集合系统回声高(图 13-18)。

6. **膀胱** 妊娠 15 周超声可显示膀胱,位于盆腔,呈圆形或椭圆形无回声区,膀胱充盈不良或过度充盈时应在30~45 min 后复查。膀胱两侧各见一条脐动脉向腹壁方向走行并与脐静脉共同走行于脐带中（图13-19）。

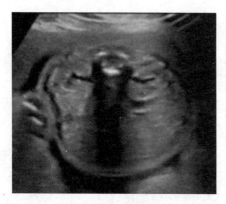
图13-18　胎儿肾脏

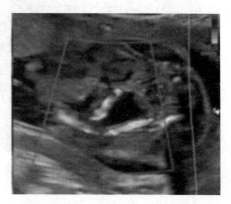
图13-19　胎儿膀胱水平面

### （五）四肢

在妊娠8周后胎儿骨骼开始出现初级骨化中心，妊娠32周后胎儿的骨骺软骨内陆续出现次级骨化中心。在妊娠中期，羊水适中，四肢显像较好，应用超声可观察股骨、肱骨、胫腓骨、尺桡骨等四肢骨骼（图13-20）。超声检查胎儿四肢时应遵循一定的顺序进行，如果发现胎儿手、足姿势异常，应注意观察手或足是否受到子宫壁、胎盘或胎体的压迫。

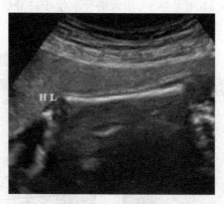
图13-20　胎儿长骨

### （六）胎儿外生殖器

在妊娠中期判断胎儿性别较为准确，在适当羊水量及适当胎儿体位时可显示胎儿外生殖器，男性胎儿外生殖器可显示阴囊及阴茎，女性胎儿外生殖器可显示大阴唇及阴蒂。

### （七）胎盘

正常妊娠胎盘超声图像在妊娠8~9周可显示，可观察胎盘位置、大小、数目、内部回声、成熟度、与宫颈内口关系、胎盘后方回声以及内部血流情况等。

1.胎盘厚度　正常胎盘厚度为2~4 cm，一般不超过5 cm。测量时应在近胎盘中心的横切面或纵切面上,垂直于胎盘内外缘测量最厚处厚度(图 13-21)。

　　2.胎盘位置　正常胎盘位于宫体部位,可位于宫底部,也可位于前壁、后壁或侧壁。中期妊娠时胎盘下缘位置偏低时需要考虑到胎盘的正常位移,妊娠 28 周后才能做出前置胎盘的诊断。

　　3.胎盘成熟度　超声检查按绒毛膜、胎盘实质,基底膜回声变化来进行胎盘分级(表 13-1),临床上按胎盘分级来估测胎盘功能和胎儿成熟度(图 13-22)。

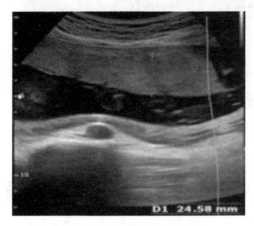

图 13-21　胎儿胎盘厚度测量

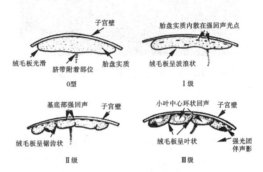

图 13-22　胎儿胎盘成熟度

表 13-2　胎盘成熟度分级

| 项目 | 0 级 | Ⅰ 级 | Ⅱ 级 | Ⅲ 级 |
| --- | --- | --- | --- | --- |
| 绒毛膜 | 直而平坦 | 稍有波状 | 出现切迹并伸入胎盘实质内,未达到基底膜 | 切迹深达基底膜 |
| 胎盘实质 | 均匀分布细密点状回声 | 出现散在点状强回声 | 出现逗点状强回声 | 出现环状回声和不规则的点状和团状强回声 |
| 基底膜 | 分辨不清 | 无回声 | 出现线状排列的点状强回声,长轴与胎盘长轴平行 | 粗大强回声 |

## (八)羊水

　　羊水超声图像为无回声区,羊水的超声测量方法有以下两种。

　　1.最大羊水池深度　声束平面垂直于水平面,寻找宫腔内羊水最深处无回声,测量其最大垂直深度即为最大羊水池深度(图 13-23)。测量线内不能有胎儿肢体或脐带,最大羊水池深度<2.0 cm 为羊水过少,>8.0 cm 为羊水过多。

　　2.羊水指数　以母体脐部为中心,划分出左上、左下、右上、右下 4 个象限,声束平面垂直于水平面,分别测量4个象限内羊水池的最大深度(图13-24),4个测值的总和即为羊水指数(amniotic fluid index, AFI)。AFI≥20.0 cm 时为羊水过多,<5.0 cm 时为羊水过少。

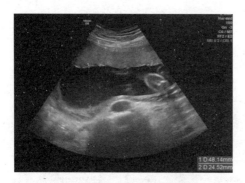
图 13-23　最大羊水深度测量

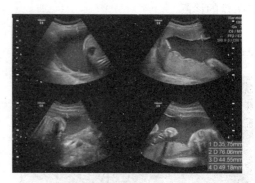
图 13-24　羊水指数测量

### (九)脐带

脐带呈一条绳索样结构,2条脐动脉和1条脐静脉螺旋走行(图13-25),横切面呈"品"字形排列,较粗一条的血管为脐静脉。彩色多普勒血流可见红蓝相交的索带。正常脐动脉在妊娠12~14周前无舒张末期血流,至12~14周时才出现舒张末期血流,并随着孕周的增加而流速增高,在中晚期妊娠,可通过多普勒超声评估胎盘循环。脐动脉搏动指数(PI)、阻力指数(RI)及收缩期最大血流速度(S)与舒张末期血流速度(D)比值(S/D)均是用来反映胎盘血管阻力,正常情况下 PI、RI、S/D 随孕周增大而降低,通常孕晚期S/D 比值<3.0(图13-26)。

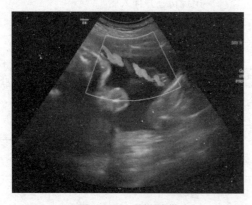
图 13-25　胎儿脐带

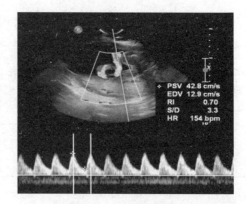
图 13-26　脐带频谱多普勒

【延伸学习】

2012 版产前超声检查指南可链接网址 https://wenku.baidu.com/view/d4feb6601eb91a37f1115ccd.html。

胎儿超声测量数值可链接网址 https://wenku.baidu.com/view/df5a1845b207e87101

f69e3143323968011cf42d. html。

中孕期胎儿超声检查标准切面可链接网址 https://wenku. baidu. com/view/65de 78f3376baf1ffc4faddb. html。

胎儿心脏超声筛查指南可链接网址 https://wenku. baidu. com/view/515d2ecfed3a87c 24028915f804d2b160b4e86ca. html。

胎儿核磁共振检查适应证与禁忌证可链接网址 https://wenku. baidu. com/view/ 3dab8e66a6c30c2258019e18. html。

【实训考核】

1. 结合理论授课内容,以书面形式考核学生理论知识水平。

2. 学生实操演示,带教老师按超声实训效果考核表给出分数(表13-2),考核评估学生的实际操作能力。

表 13-2　中、晚期妊娠超声检查实训考核与评分标准

| 项目 | | 总分 | 内容要求 | 分值 | 得分 | 备注 |
|---|---|---|---|---|---|---|
| 检查前准备 | 检查者准备 | 10 | 服装整洁、仪表端庄 | 2 | | |
| | | | 人文关怀 | 3 | | |
| | | | 信息核对有效无误 | 3 | | |
| | | | 仪器选择适当 | 2 | | |
| | 受检者准备 | 5 | 体位选择正确 | 2 | | |
| | | | 病人理解合作 | 3 | | |
| 操作过程 | | 55 | 选择合适的探头频率,调节仪器全最佳状态 | 1 | | |
| | | | 选择适当体位充分暴露被检查部位,涂以超声耦合剂 | 2 | | |
| | | | 头颅:形态,光环完整,测量双顶径、头围 | 5 | | |
| | | | 面部:正中矢状切面显示面部轮廓,鼻骨;横切面经双眼眶、冠状切面显示上唇 | 5 | | |
| | | | 脊柱:颈、胸、腰、骶尾段矢状切面、横切面、冠状切面 | 5 | | |
| | | | 胸腔:形态、膈肌、肺、心脏位置 | 5 | | |
| | | | 心脏:四腔心切面、左右室流出道切面、三血管气管切面 | 5 | | |
| | | | 腹部:腹壁完整,肝、胆、胃、双肾、膀胱、测量腹围 | 5 | | |
| | | | 四肢:观察四肢肱骨、尺桡骨、股骨、胫腓骨和手脚 | 5 | | |
| | | | 胎盘:附着位置,测量厚度 | 3 | | |
| | | | 脐带:脐带血管数目,脐带两端插入位置 | 3 | | |
| | | | 羊水:最多深度,羊水指数 | 3 | | |
| | | | 宫颈:子宫下段纵切面显示胎盘下缘和宫颈的关系 | 2 | | |
| | | | 探头不可碰撞,手持探头灵活牢固 | 2 | | |
| | | | 正确使用超声诊断的基本扫查手法 | 2 | | |
| | | | 检查完毕冻结探头,将探头清洁,放置于专用位置 | 2 | | |

续表 13-2

| 项目 | | 总分 | 内容要求 | 分值 | 得分 | 备注 |
|---|---|---|---|---|---|---|
| 诊断报告 | | 20 | 名号齐全、内容简洁 | 4 | | |
| | | | 层次分明、重点突出 | 4 | | |
| | | | 语言顺畅、描述贴切 | 4 | | |
| | | | 测绘易懂、简明准确 | 4 | | |
| | | | 提示适当、鉴别诊断 | 4 | | |
| 评价 | 效果 | 10 | 检查顺利,病人反应良好 | 3 | | |
| | 操作 | | 动作轻巧、稳重、准确 | 4 | | |
| | 沟通 | | 有效 | 3 | | |
| 总分 | | 100 | | | | |

# 理论考核题（二）

## （一）名词解释

1. 脐带

2. 羊水指数

## （二）单选题

1. 测量胎头双顶径的标准平面为（　　）

　　A. 侧脑室平面　　　　　　B. 丘脑平面　　　　　　C. 小脑平面

　　D. 中脑平面　　　　　　　E. 侧脑室以上平面

2. 脐带内有（　　）

　　A. 两条动脉，一条静脉　　B. 两条动脉，两条静脉　　C. 两条静脉，一条动脉

　　D. 一条动脉，一条静脉　　E. 一条动脉，几条静脉

3. 最早可在妊娠几周显示胎盘（　　）

　　A. 4 周　　　　　　　　　B. 9 周　　　　　　　　　C. 10 周

　　D. 20 周　　　　　　　　　E. 24 周

4. 脐动脉 S/D 比值在妊娠过程中（　　）

　　A. 不断升高　　　　　　　B. 不断下降　　　　　　　C. 不断波动

　　D. 保持恒定　　　　　　　E. 先下降后上升

5. 对判断胎儿宫内生长迟缓，下列哪一项最重要（　　）

　　A. 胎囊　　　　　　　　　B. 羊水　　　　　　　　　C. 胎儿头围

　　D. 胎盘　　　　　　　　　E. 胃泡

## （三）多选题

1. 关于胎儿双顶径的标准切面及测量，正确的是（　　）

　　A. 标准切面为丘脑水平横切面

　　B. 同时显示透明隔腔、第三脑室和两侧对称的丘脑

　　C. 标准切面为侧脑室水平横切面

　　D. 测量自近侧颅骨环外缘至远侧颅骨环内缘，与脑中线垂直的最大距离

　　E. 颅骨光环呈椭圆形，左右对称

2. 下列与评定胎儿孕龄相关的是（　　）

　　A. 羊水量　　　　　　　　B. 肱骨长　　　　　　　　C. 双顶径

　　D. 股骨长　　　　　　　　E. 腹围

3. 对胎儿进行腹围测量时，超声图像上需要包括的结构是（　　）

　　A. 脊柱　　　　　　　　　B. 胃泡　　　　　　　　　C. 肝脏

　　D. 门脉窦　　　　　　　　E. 肾门

4.下列是早孕超声检查的内容(　　)

　　A.妊娠囊　　　　　　　　B.卵黄囊　　　　　　C.胎心搏动

　　D.胎芽　　　　　　　　　E.胎儿心脏结构

5.关于胎儿头臀长的描述,正确的是(　　)

　　A.是胎儿头顶到臀部的最大直线距离

　　B.胎儿前屈或后倾均可影响测量结果

　　C.测量应包括卵黄囊

　　D.是最准确的估测孕龄的超声监测指标

　　E.是测量胎儿长度的指标

## (四)简答题

1.如何准确测量胎儿双顶径和头围?

2.简述羊水的测量方法及正常值。

## (五)识图题

1.指出下图数字所示结构。

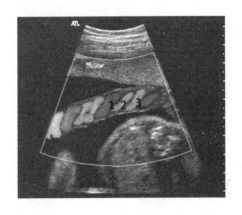

2.指出下图箭头所示结构。

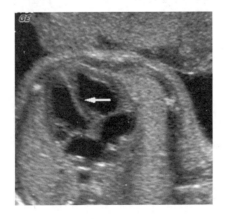

3.指出下图箭头所示结构。

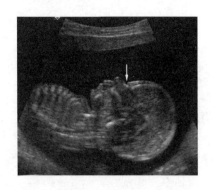

# 理论考核题(二)答案

**(一)名词解释**

1. 呈一条绳索样结构,2 条脐动脉和 1 条脐静脉螺旋走行,横切面呈"品"字形排列,较粗一条的血管为脐静脉。

2. 以母体脐部为中心,划分出左上、左下、右上、右下 4 个象限,声束平面垂直于水平面,分别测量 4 个象限内羊水池的最大深度。

**(二)单选题**

1. B　2. A　3. B　4. B　5. C

**(三)多选题**

1. ABDE　2. BCDE　3. ABCD　4. ABCD　5. ABDE

**(四)简答题**

1. 丘脑平面是测量双顶径、头围的标准平面。双顶径的测量方法:测量线垂直于脑中线,从近端颅骨外缘测量到远端颅骨内缘。头围的测量:应用椭圆功能键沿胎儿颅骨外缘测量头围长度。

2. 羊水的测量方法。羊水超声图像为无回声区,羊水的超声测量方法有以下两种。①最大羊水池深度:声束平面垂直于水平面,寻找宫腔内羊水最深处无回声,测量其最大垂直深度即为最大羊水池深度。②羊水指数测量:以母体脐部为中心,划分出左上、左下、右上、右下 4 个象限,声束平面垂直于水平面,分别测量 4 个象限内羊水池的最大深度 4 个测值的总和即为羊水指数。

**(五)识图题**

1. 1 示脐静脉;2 示脐动脉;3 示脐动脉。

2. 室间隔。

3. 鼻骨。

# 实训三　异常妊娠超声诊断实训与考核

**【实训目标】**

1. 知识目标

(1)掌握　胎儿六大致死性畸形的超声诊断。

(2)熟悉　流产、异位妊娠、胎盘异常的超声诊断。

(3)了解　葡萄胎、多胎妊娠的超声诊断。

2. 能力目标　能够正确诊断常见异常妊娠及胎儿六大致死性畸形。

3. 素质目标　通过实训学习使学生理论联系实际养成自主学习的习惯,培养学生良好的团队协作精神和严肃认真、实事求是的工作态度,并养成以患者为中心的良好职业道德素质。

**【实训器材】**

1. 仪器　多功能彩色多普勒超声诊断仪,凸阵探头(2.0~5.0 MHz)。

2. 材料　耦合剂、检查用纸、检查床。

**【实训步骤】**

1. 教师示教实训内容与方法

(1)病例教学法　教师可通过学生临床见习,在孕妇超声检查过程中将典型异常妊娠超声诊断病例对学生进行示教,让学生真实体验异常妊娠疾病的诊断思路与方法,注意检查过程中尊重与保护患者的隐私。

(2)影视教学法　根据影视教学资料讲解常见异常妊娠的声像图特点。

2. 学生分组操作实践

(1)学生通过观看异常妊娠的声像图资料,观察疾病的声像图特征,讲述诊断依据和步骤。

(2)播放《超声诊断学》教材课件、多媒体资料片等,识别中、晚期妊娠常见异常的声像图表现。

**【实训内容】**

**(一)流产**

1. 先兆流产　子宫、妊娠囊、囊内胚芽或胎儿大小与停经孕周相符,有胎心搏动,宫颈内口紧闭。部分先兆流产患者可表现为妊娠囊一侧局限性新月形无回声区或云雾样低回声区。

2. 难免流产　宫颈内口已开,妊娠囊可部分下移至宫颈内口或宫颈管,妊娠囊变形呈"葫芦状"。

胚胎停育后流产症状迟早会发生,也属难免流产。

胚胎停育超声表现:妊娠囊变形,塌陷、轮廓异常。经腹部超声检查妊娠囊平均内径≥20 mm 或经阴道超声检查妊娠囊平均内径≥8 mm 时,未显示卵黄囊;经腹部超声检查妊娠囊平均内径≥25 mm 时,未显示胚芽;经阴道扫查显示妊娠囊平均内径≥16 mm 时,未显示胎心搏动;胚芽长度≥5 mm 时,未显示胎心搏动。

3. 不全流产　部分妊娠物排出宫腔,宫腔内见不规则斑状、团状回声,CDFI 检查无明显血流信号,但相邻子宫肌层内可见局灶性血流信号。

4. 完全流产　妊娠物已全部排出,子宫内膜呈线状,宫腔内可有少许积血声像,无斑状或团块状回声。

5. 稽留流产　胚胎或胎儿已死亡,无胎心搏动;妊娠囊存在者,妊娠囊皱缩变形,囊壁回声减弱、变薄,内壁毛糙;妊娠囊消失者,宫腔内回声杂乱,不能分辨妊娠囊和胚胎结构,呈团块状实质性回声和低或无回声区杂乱分布。CDFI 检查团块状实性回声区及无回声区周边可见较丰富血流信号。宫颈内口未开,子宫较停经孕周小。

胎死宫内:胎儿无胎心搏动和胎动征象。胎儿刚死亡时,其形态、结构无明显改变。胎死宫内时间较长时可表现:①超声测量胎儿生长参数小于孕周预测值;②胎儿颅骨重叠、塌陷,颅内结构显示不清;③脊柱失去正常生理弯曲,甚至成角,胸廓塌陷;④胎儿出现水肿表现,胎头、胸腹部以及肢体表面呈双层回声;⑤胸腹腔内结构显示不清,有时可见胸腹腔积液;⑥胎盘肿胀、增厚,回声减弱或不均匀。⑦羊水减少。

**(二)葡萄胎**

1. 完全性葡萄胎

(1)子宫一般显著增大,明显大于孕周。极少数患者由于水肿、变性的绒毛组织大量排出,子宫增大可不明显,甚至子宫各径线减小,与孕周不符。

(2)在宫腔内充满弥漫分布的大小不等的液性无回声区,数毫米至厘米,呈蜂窝状(图 13-27)。分辨力低的仪器显示弥漫分布的粗点状强回声或落雪状图像。

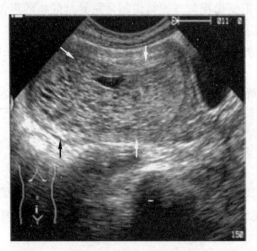

图 13-27　完全性葡萄胎

(3)宫腔内无妊娠囊、胎儿、胎盘影像。

（4）子宫肌壁薄，回声与蜂窝状回声分界清楚，肌壁完整。

（5）常合并双侧卵巢黄素囊肿，表现为双附件区多房囊肿，壁薄，后壁回声增强。

2. 部分性葡萄胎

（1）子宫大小可增大，亦可与孕周相符或小于孕周。

（2）宫腔内可见到存活或死亡的胎儿。

（3）宫腔内见部分胎盘呈蜂窝状改变，部分胎盘组织未见异常，正常与异常胎盘组织间分界清楚。

（4）附件区可见卵巢黄素囊肿。

**（三）异位妊娠**

1. 输卵管妊娠　输卵管妊娠的共同声像图表现：子宫稍增大，子宫内膜明显增厚，但宫内无妊娠囊结构，有时可见宫腔内积液或积血，形成假妊娠囊声像图。根据输卵管妊娠症状的轻重、结局分为 4 种类型。

（1）未破裂型　附件区可见一类妊娠囊环状高回声结构，壁厚回声强，中央呈无回声，似"甜面圈"（图 13-28），在类妊娠囊周围可记录到类滋养层周围血流频谱。停经 6 周以上经阴道超声扫查常可观察到卵黄囊、胚胎和原始心管搏动。此期盆腔和腹腔多无积液声像。

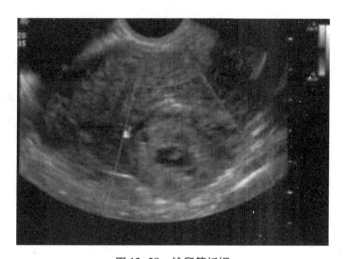

**图 13-28　输卵管妊娠**

（2）流产型　附件区可观察到边界不清、形态不规则混合回声包块，包块内有时可以辨认类妊娠囊结构，盆腔内可见积液，量较少。

（3）破裂型　附件区可见较大、形态不规则混合回声包块，无明显边界，内部回声紊乱，难以辨认妊娠囊结构，盆、腹腔内大量游离液体，内有大量细密点状回声或云雾样回声。

（4）陈旧型　附件区可见实质性不均匀中、高回声包块，边界清楚，包块内不能辨认妊娠囊结构，可有少量盆腔积液。CDFI 显示包块内血流信号不丰富。

输卵管间质部妊娠是一种较特殊的输卵管妊娠，与宫腔距离近，需要与宫角妊娠区分。超声表现为子宫内膜增厚，宫腔内无妊娠囊，宫底一侧向外突出一包块，内见妊娠囊结构，囊内可见胚芽或胎儿，妊娠囊周围有薄层肌组织围绕，但子宫内膜线在角部呈闭合状，子宫内膜与包块无连续关系。

**2. 腹腔妊娠**

（1）子宫内无妊娠囊或胎儿影像。晚孕期宫颈纵切面难以显示宫颈与增大宫体肌壁组成的倒喇叭口声像。

（2）腹腔内见妊娠囊或胎儿回声，其周围无光滑而较厚的低回声子宫肌壁包绕，胎儿与孕妇腹壁贴近。

（3）胎盘胎儿面与宫内妊娠相似，但母体面的基底层界线不清，且其后方找不到正常子宫肌壁层。

**3. 卵巢妊娠**　超声诊断卵巢妊娠主要通过显示妊娠囊与卵巢的关系来诊断。卵巢妊娠未破裂时，超声扫查可见一侧卵巢增大，形态不规则，其内可见一小的环状强回声，卵巢周围无肿块。破裂后形成杂乱回声包块，与输卵管妊娠破裂难以鉴别。

**4. 宫颈妊娠**

（1）子宫体正常大小或稍大，宫腔内未见妊娠囊。

（2）子宫颈增大，宫颈和宫体呈"葫芦样"改变，宫颈管内见妊娠囊样结构。如有出血可形成回声杂乱区。

（3）宫颈内口关闭，宫腔内无出血。

（4）CDFI 显示宫颈肌层血管扩张，血流异常丰富。

**（四）多胎妊娠**

多胎妊娠是指一次妊娠同时有 2 个或 2 个以上胎儿的妊娠。人类的多胎妊娠中以双胎多见，双胎妊娠可以由 2 个独立的卵子或单个卵子受精而形成。大约 2/3 的双胎是双卵双胎，1/3 是单卵双胎。

**1. 早孕期双胎类型确定**

三胎妊娠

（1）绒毛膜囊的计数　绒毛膜囊数等于妊娠囊数目。于第 6～10 孕周，超声计数妊娠囊数目很准确，此时期通过超声显示妊娠囊数目可预测绒毛膜囊数。第 6 孕周以前超声可能会少计算妊娠囊数目，这种情况大约出现在 15% 的病例中。

（2）羊膜囊的计数

1）单绒毛膜囊双胎妊娠的羊膜囊计数　单绒毛膜囊双胎妊娠，可以是双羊膜囊，也可以是单羊膜囊。如果超声显示 1 个妊娠囊内含有 2 个胚芽（图 13-29），则可能为单绒毛膜囊双羊膜囊或单绒毛膜囊单羊膜囊双胎妊娠。通过显示清楚羊膜囊数目或卵黄囊数目来确定羊膜囊数目。

2）双绒毛膜囊双胎妊娠的羊膜计数　由于羊膜分化晚于绒毛膜，双绒毛膜囊一定有双羊膜囊。妊娠囊和胚芽的数目为 1∶1，因此，如果 2 个妊娠囊各自有单个胚芽或胎心搏动则可诊断为双绒毛膜囊双羊膜囊双胎妊娠（图 13-30）。

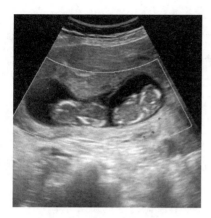 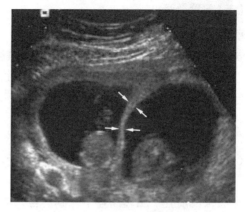

图 13-29　单绒毛膜囊双胎　　　　　图 13-30　双绒毛膜囊双胎

2.中、晚期妊娠绒毛膜囊、羊膜囊的确定

（1）胎儿生殖器　双胎性别不同是由于源于两个不同的卵子受精,总是双绒毛膜囊双羊膜囊双胎妊娠,但如果胎儿性别相同或外生殖器不能确定,则不能通过这个标准评估绒毛膜囊个数。

（2）胎盘数目　如果超声显示两个独立的胎盘则可确定为双绒毛膜囊双胎妊娠。但当2个胚泡植入地相互靠近,两胎盘边缘融合在一起时,超声则难以凭显示胎盘数目来区分单绒毛膜囊双胎和双绒毛膜囊双胎。

（3）双胎之间分隔膜　双绒毛膜囊双胎妊娠,两胎之间的分隔膜通常较厚,一般>1 mm,或者显示为3~4层;单羊膜囊双胎妊娠,两者之间的分隔膜较薄,或者只能显示两层。但是继发于羊水过少的贴附胎儿则难显示两者之间的分隔膜。

（4）双胎峰　在胎盘绒合的双绒毛膜囊双胎妊娠中,一个呈三角形与胎盘实质回声相等的滋养层组织,从胎盘表面突向间隔膜内（图13-31）。超声横切面呈三角形,较宽的一面与绒毛膜表面相连接,尖部指向两胎分隔膜之间。这一特征也是中、晚期区分双胎类型的一种有效方法。

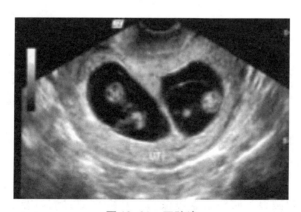

图 13-31　双胎峰

**（五）前置胎盘**

前置胎盘是指孕 28 周以后,胎盘部分或全部位于子宫下段,甚至胎盘下缘达到或覆盖宫颈内口,其位置低于胎先露部,称之为前置胎盘。

1. 中央性前置胎盘　子宫颈内口完全被胎盘覆盖。

（1）中央型　胎盘的中心部分覆盖子宫颈内口（图 13-32）。

（2）前壁型　胎盘大部分附着于子宫前壁,小部分跨过宫颈内口延伸至后壁。

（3）后壁型　胎盘大部分附着于子宫后壁,小部分跨过宫颈内口延伸至前壁。

（4）侧壁型　胎盘大部分附着于子宫左/右侧壁,下段小部分跨过宫颈内口延伸至对侧。

2. 边缘性前置　胎盘胎盘下缘到达宫颈内口,但未覆盖宫颈内口。

3. 低置胎盘　胎盘下缘距离宫颈内口距离<2 cm。

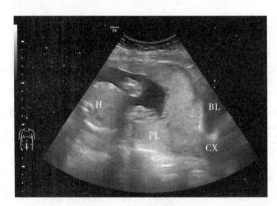

**图 13-32　中央型前置胎盘**
CX:宫颈　PL:胎盘　BL:膀胱　H:胎体

**（六）胎盘早剥**

因胎盘着床部位、剥离部位、剥离面大小、出血时间等的不同,胎盘早剥有不同超声表现。

1. 胎盘剥离早期　正常胎盘应紧贴子宫壁。胎盘剥离时胎盘与子宫壁间见边缘粗糙、形态不规则的无回声区,其内可见散在斑点状回声,有时为条带状回声。随着时间的推移,胎盘后方呈不均质团块状高回声,该处胎盘胎儿面突向羊膜腔,CDFI 无明显血流信号。也可表现为胎盘异常增厚,呈不均匀高回声。凝血块突入羊膜腔,可形成羊膜腔内肿块,为重型胎盘早剥的声像。

2. 胎盘剥离后期　胎盘剥离出血不多自行停止后,胎盘后血肿于数天后逐渐液化,内部呈无回声,与子宫壁分界清楚。血肿机化后,呈不均质高回声团,该处胎盘明显增厚,胎盘的胎儿面可向羊膜腔内膨出。

3. 胎盘边缘血窦破裂　如果胎盘边缘与子宫壁剥离,胎盘边缘胎膜与宫壁分离、隆起,胎膜下出血表现为不均质低回声,不形成胎盘后血肿。

（七）胎儿严重致死性畸形的超声诊断

1. 无脑儿　在妊娠9周时经阴道超声观察,经腹超声通常在妊娠12周后进行诊断。

（1）颅盖骨缺失,胎儿头部无椭圆形颅骨光环（图13-33）,面部扫查眼眶部上无额骨,双眼突出,呈"蛙眼征"。

（2）颅内脑组织缺如或仅有少量脑组织,胎儿眶上的不规则中等回声团块为脑组织回声。如脑组织较完整或者大部分存在则称为露脑畸形。

（3）常合并颈段或腰骶段脊髓脊膜膨出。妊娠后期,因吞咽反射缺乏致羊水增多。

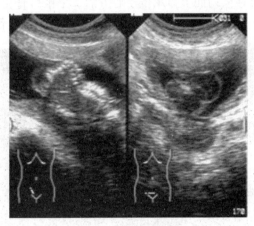

图13-33　无脑儿

2. 颅骨缺损伴脑膜脑膨出

（1）脑膜膨出　颅骨局部缺损、回声中断,在胎儿颅骨中线缺损部位,膨出一囊性肿物,内呈液性,外被覆皮肤（图13-34）。

（2）脑膨出　胎儿颅骨壁缺损;头颅中线缺损部位可见突出包块,外被覆皮肤;包块内见部分实性脑组织;缺损大行可导致颅骨光环缩小或不规则,骨壁厚薄不均,双顶径小于孕龄。

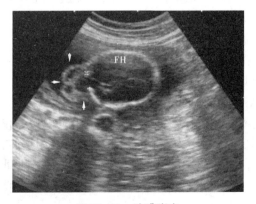

图13-34　脑膜膨出

3. 开放性脊柱裂伴脊膜脊髓膨出　闭合性脊柱裂在产前超声检查中常难发现,少部分病例在闭合性脊柱裂处的皮下出现较大脂肪瘤时有可能被检出。较大的开放性脊柱裂(3个或3个以上脊椎受累)产前超声较易发现,较小的开放性脊柱裂因病变较小,超声常难显示脊柱异常的直接声像。

脊柱裂

(1)开放性脊柱裂的脊柱特征　从胎儿背侧方向对脊柱做矢状扫查,受累脊柱位于后方的强回声线连续性中断,裂口处皮肤及其深部软组织回声连续性亦中断,囊状脊柱裂可见中断处膨出一囊性包块,内有脊膜、马尾神经或脊髓组织。可伴有脊柱后凸或侧凸畸形(图13-35)。脊柱横切面上显示位于后方的2个椎弓骨化中心向后开放,呈典型的"V"或"U"字形改变。脊柱冠状切面亦可显示后方的2个椎弓骨化中心距离增大。

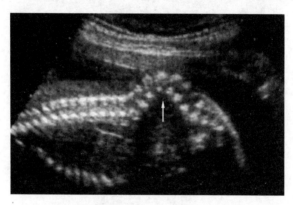

**图13-35　脊柱裂**

(2)开放性脊柱裂的脑部特征　脊柱裂常伴有一系列特征性的脑部声像异常,主要有小脑异常(小脑变小、弯曲呈"香蕉状",小脑发育不良甚至小脑缺如)、颅后窝池消失、柠檬头征(横切胎头时出现前额隆起,双侧颞骨塌陷,形似柠檬)、脑室扩大等。

(3)开放性脊柱裂合并其他畸形　包括足内翻、足外翻、膝反屈、先天性髋关节脱位、脑积水、肾畸形、羊水过多等。

4. 腹壁缺损伴内脏外翻　在脐带入口右侧的前腹壁全层连续性中断,一般为2~3 cm,极少数腹壁缺损可位于脐带入口左侧前腹壁。胃、肠等腹腔内脏器外翻至胎儿腹腔外,其表面无膜状物覆盖,肠管自由漂浮在羊水中(图13-36)。外翻的肠管有时可见局部节段性扩张,管壁增厚,蠕动差,肠腔内容物呈密集点状低回声,这与继发的肠畸形,如肠闭锁、肠扭转、肠梗阻有关。腹围小于孕周。常伴羊水过多,羊水内可见较多点状低回声翻动。CDFI可较好区分外翻的肠管与脐带。

5. 单心室　四腔心切面上"十"字交叉失常,室间隔不显示,仅显示一个心室腔,房室瓣均与这个心室相连,心室形态多为左心室(图13-37)。附属腔常难以显示,如能显示,多位于主腔前方。CDFI可显示心房内血液经房室瓣流向一共同心室腔内,双房室瓣时可见两股血流束进入单一心室腔后混合,单一房室瓣时仅见一股血流束进入单一心室。常合并有大动脉异常。

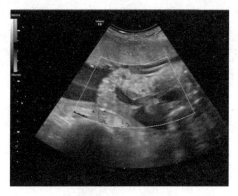
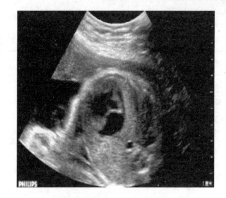

图 13-36 腹裂          图 13-37 单心室

6. 致死性骨发育不良

（1）致死性骨发育不良的共同超声表现有肢体严重短肢及弯曲,四肢长骨长度低于正常孕周平均值的 4 个标准差或以下,股骨/腹围<0.16。

（2）窄胸,胸围低于正常孕周平均值的第 5 个百分位数,心胸比例>0.6,胸围/腹围<0.89。

（3）某些特殊征象,如致死性侏儒可有三角形头颅表现;成骨发育不全 II 型可表现为颅骨钙化差;软骨发育不全可造成颅骨或椎体低钙化或无钙化;肋骨短小及胸腔狭窄时可影响胎儿呼吸样运动,造成胸腔压力增高而使胎儿水肿或颈项透明层(或颈项软组织)增厚,并可能影响胎儿吞咽使羊水过多。

【延伸学习】

1. 双胎妊娠超声检查技术规范(2017)可链接网址 http://www.360doc.com/content/17/0816/18/32342272_679696891.shtml。

2. 妊娠中期胎儿超声软指标的临床意义可链接网址 http://www.360doc.com/content/17/0420/21/36265496_647205260.shtml。

3. 剖宫产瘢痕妊娠的超声诊断可链接网址 https://wenku.baidu.com/view/d48e40a3aff8941ea76e58fafab069dc502247b3.html。

4. "晚期足月和过期妊娠指南 2014 版"要点解读可链接网址 http://www.360doc.com/content/16/1020/22/37465689_600084444.shtml。

表 13-2 异位妊娠与黄体破裂鉴别诊断

| 项目 | 异位妊娠 | 黄体破裂 |
|---|---|---|
| 停经史 | 有或无 | 无 |
| 腹痛 | 间歇性或突发 | 突发 |
| 子宫 | 体积稍大或正常 | 大小正常 |
| 内膜 | 内膜增厚或可见假孕囊 | 内膜无明显增厚 |
| 腹腔 | 盆、腹腔积液 | 盆、腹腔积液 |
| HCG | 阳性 | 阴性 |

表 13-3　葡萄胎与不全流产鉴别：

| 项目 | 葡萄胎 | 不全流产 |
|------|--------|----------|
| 子宫 | 体积明显增大 | 体积稍大或正常 |
| 宫腔 | 宫腔内呈蜂窝样或落雪样改变，无明显血流信号丰富 | 宫腔内回声混杂，有团块状实性回声及无回声区等，周边血流信号丰富 |
| 卵巢 | 黄素囊肿 | 正常 |
| HCG | 阳性 | 阳性或阴性 |
| 停经史 | 有或无 | 无 |

【实训考核】

结合理论授课内容，以书面形式考核学生理论知识水平。

# 理论考核题（三）

**（一）名词解释**

1. 异位妊娠

2. 流产

**（二）单选题**

1. 关于异位妊娠的超声诊断,下列哪项是不正确的（　　　）

  A. 尿 HCG（＋）,子宫内见胚囊样回声即可排除宫外孕

  B. 部分患者超声无异常发现

  C. 可无停经史

  D. 输卵管妊娠最多见

  E. 陈旧性宫外孕子宫与包块分界不清

2. 下列关于前置胎盘的超声诊断不正确的是（　　　）

  A. 判断胎盘下缘

  B. 确定胎盘下缘与子宫颈内口关系

  C. 显示子宫颈,明确宫颈口位置

  D. 过度膀胱充盈下检查准确性高

  E. 超声是胎盘定位的首选方法

3. 下列哪项是葡萄胎灰阶图像的特征（　　　）

  A. 小囊状　　　　　　B. 暴风雪状　　　　　　C. 斑点状

  D. 钙化　　　　　　　E. 以上全部

4. 与脊柱裂合并存在的头部畸形是（　　　）

  A. 胎头畸形（橘子征）　　B. 双顶径大于孕龄　　　C. 小脑畸形（香蕉征）

  D. 裂隙状脑室　　　　　E. 以上均是

5. 胎儿腹裂的临床特点与声像图表现,下列哪项是不正确的（　　　）

  A. 肠管凸入脐带内　　　B. 位于脐带入口处右侧

  C. 肠管漂浮于羊水当中　D. 一般还伴有染色体异常

  E. 要注意观察脐血管入腹壁处

**（三）多选题**

1. 下列需与葡萄胎超声鉴别的（　　　）

  A. 过期流产　　　　　　B. 子宫肌瘤变性　　　　C. 子宫腺肌症

  D. 子宫内膜癌　　　　　E. 子宫颈囊肿

2. 脑膜脑膨出的临床及声像图表现,正确的是（　　　）

  A. 缺损部位以枕部常见

B. 是胎儿最常见的中枢神经系统畸形

C. 颅骨缺损处可见不均质实性低回声

D. 颅骨高回声光带连续性中断

E. 不合并有脊柱裂

3. 下面与羊水少相关的病变是(　　　)

A. 肾发育不全 　　　　　B. 婴儿型多囊肾 　　　　　C. 骶尾部畸胎瘤

D. 无脑心畸形 　　　　　E. 胎儿官内发育迟缓

4. 下列符合胎盘早剥的临床和超声表现的是(　　　)

A. 妊娠晚期阴道出血

B. 胎盘覆盖宫颈内口

C. 分为胎盘后与边缘出血

D. 不会导致早产,胎儿死亡

E. 系底蜕膜出血,形成血肿

5. 下列诊断与胎儿畸形相关的线索是(　　　)

A. 羊水过多 　　　　　B. 头/躯干这比异常 　　　　　C. 胎动异常

D. 前置胎盘 　　　　　E. 妊娠早期胎官内发育明显迟缓

### (四)简答题

1. 简述异位妊娠的分型,最常见的异位妊娠类型及其超声图像特征。

2. 简述超声必须诊断的六大胎儿畸形。

3. 简述前置胎盘的诊断标准与分型。

### (五)识图题

1. 产科,孕 32 周,常规超声检查如下图。超声提示:_____。

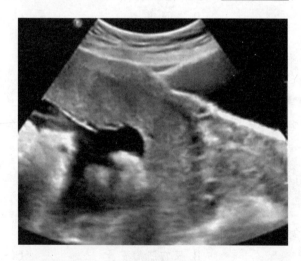

2. 孕 25 周胎儿超声检查如下图所示,超声提示:_____。

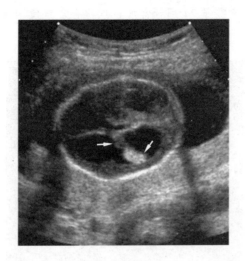

3. 孕 24 周胎儿超声检查如图所示,超声提示:_____。

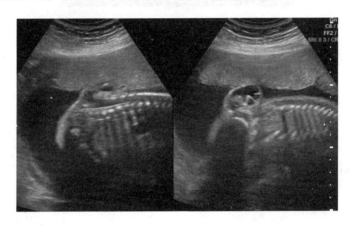

## (六)病例分析

1. 孕妇,25 岁,孕 30 周,无痛性阴道出血就诊,声像图表现如下图所示,请试述超声诊断及诊断依据。

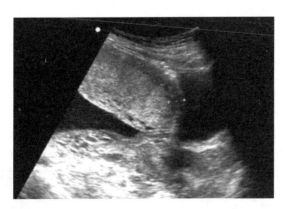

2. 孕妇,36 岁,孕 3 产 2,孕 24 周行常规超声检查。声像图表现如下图所示,请简述超声诊断及诊断依据。

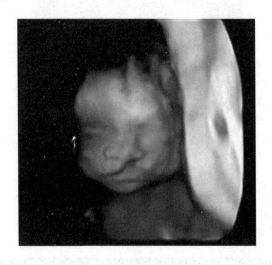

# 理论考核题(三)答案

## (一)名词解释

1. 受精卵在子宫腔以外着床发育,称为异位妊娠,又称宫外孕。是妇产科常见急腹症之一。

2. 是指妊娠不足 28 周,胎儿体重不足 1 000 g 而终止者。发生在妊娠 12 周前称早期流产,发生在妊娠 12 周后至不足 28 周称晚期流产。

## (二)单选题

1. A   2. D   3. B   4. C   5. A

## (三)多选题

1. ABCD   2. ACD   3. ABE   4. ACE   5. ABCE

## (四)简答题

1. 根据受精卵着床位置的不同可分为:输卵管妊娠、卵巢妊娠、腹腔妊娠、阔韧带妊娠、宫颈妊娠、子宫残角妊娠等。最常见的异位妊娠位置是输卵管壶腹部。声像图表现:子宫稍增大,子宫内膜明显增厚,但宫内无妊娠囊结构,有时可见宫腔内积液或积血,形成假妊娠囊声像图。附件区可观察到边界不清、形态不规则混合回声包块,包块内有时可以辨认类妊娠囊结构,盆、腹腔内可见游离性液体。

2. 超声必须诊断的六大胎儿畸形:无脑儿、颅骨缺损伴脑膜脑膨出、开放性脊柱裂伴脊髓脊膜膨出、腹壁缺损伴内脏外翻、单心室、致死性骨发育不良。

3.根据胎盘下缘距宫颈内口的关系可以分为:①中央型或完全性前置胎盘,显示胎盘实质完全覆盖宫颈内口。②边缘性前置胎盘,显示胎盘下缘紧靠宫颈内口边缘,但未覆盖宫颈内口。③低置胎盘,胎盘下缘距离宫颈内口2 cm以内。

### (五)识图题

1.完全性前置胎盘。

2.脑积水。

3.脊柱裂并脊膜膨出。

### (六)病例分析

1.超声诊断:边缘线前置胎盘。诊断依据:声像图可见胎盘下缘抵达宫颈内口边缘,未覆盖宫颈内口。

2.超声诊断胎儿唇腭裂畸形。诊断依据:胎儿颜面部上唇回声连续中断,向上延伸至左侧上颚。

(李　拓　刘红霞　付　饶)

# 第十四章

# 正常心脏超声诊断

## 【实训目标】

1. 知识目标

(1) 掌握　常用二维超声心动图的基本图像。

(2) 熟悉　心脏的解剖结构及体、肺循环系统。

2. 能力目标　通过实训能够独立完成心脏常规切面的获取及熟悉图像与解剖结构一一对应关系，并能够规范书写正常心脏报告。

3. 素质目标　通过实训学习，让学生掌握理论知识并和实践扫查紧密结合，培养学生自主学习能力，为后期独立从事本专业工作做基本铺垫。

## 【实训器材】

1. 仪器　多功能彩色多普勒超声诊断仪，配备相控阵探头，成人一般选择 $3.5\sim5.0$ MHz。

2. 材料　耦合剂。

## 【实训步骤】

1. 教师示教实训内容及方法　演示法：选择志愿学生作为模特，教师演示讲解心脏的常规切面及对应的解剖关系，讲解心房、心室的位置及与大动脉的连接关系；并演示 M 型超声心动图波形及代表意义；最后测量各瓣膜的彩色多普勒频谱。让学生对心脏各个切面、M 超及频谱有一个感性认识，了解获取心脏常规切面注意事项及操作规程。

具体流程：

(1) 首先询问病史，了解患者的一般情况，做心脏超声心动图的原因。

(2) 心电图的连接：分析心脏的电生理活动和血流动力学的关系。

(3) 探头的选择：相控阵探头，成人一般选择 $3.5\sim5.0$ MHz。

(4) 探测的体位：①仰卧位，适用于中等体型及小儿；②左侧卧位，适用于瘦长及较肥胖者；③右侧卧位，适用于右位心检查体位；④半卧位或坐位，常适用于心衰、大量心包积液、肺气肿患者。最常采用的体位为左侧卧位。

（5）演示心脏的常规切面,M 型及彩色多普勒。

2.学生分组上机操作

（1）同学间互相检查,学生重复老师的操作规程,注意心脏探测深度及增益的调节。

（2）组间学生互相讨论并补充组员遗漏超声图像。

（3）老师进行巡视,及时发现机器的调节是否正确、探头的指示是否正确及对切面的获取进行纠正并讲解,对于共性问题老师抽出时间细致讲解。

【实训内容】

1.心脏位置　心脏位于胸腔中纵隔内,在胸骨和第 2~6 肋软骨的后方,约 2/3 位于人体正中线的左侧。心脏的前方大部分被肺和胸膜遮盖,胸骨左缘 3~5 肋间为心脏裸区,该处是超声检查心脏最好的透声窗。主动脉发自左心室,向右后上方行走。肺动脉起至右心室,向左前上行,位于主动脉的前方,发出 5 cm 处,在主动脉弓下方分叉为左右肺动脉。

2.心脏的内部结构　包括 4 个心腔:左心房、左心室、右心房、右心室;2 个间隔:房间隔、室间隔;4 个瓣膜:二尖瓣、三尖瓣、主动脉瓣、肺动脉瓣。卵圆窝是右房的形态学标志,是房间隔缺损好发部位(图 14-1)。

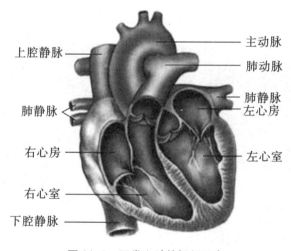

图 14-1　正常心脏的解剖示意

3.二、三尖瓣复合装置　包括二、三尖瓣环、瓣叶、腱索及乳头肌,其中任何一项出现问题均可导致二、三尖瓣关闭不拢。

4.大动脉系统　主动脉及肺动脉。体循环是指血液经左室射出血液后经主动脉→大动脉→微动脉→括约肌→微静脉→小静脉→大静脉→腔静脉→右心房。肺循环是指右心房→三尖瓣→右心室→肺动脉→肺毛细血管→肺静脉→左心房→二尖瓣→左心室。

5.常用的二维超声心动图的切面

（1）胸骨旁左心室长轴切面　探头置于胸骨左缘第3、4 肋间,探头标点朝向9~10 点钟方位,可显示标准的左心室长轴切面。此切面可显示的结构:右心室前壁、右室流出道部分、室间隔、左心室、左心室后壁、二尖瓣、左心房、主动脉窦部、主动脉瓣、升主动脉等。

胸骨旁左室长轴切面

（2）胸骨旁心底短轴切面　探头置于胸骨左缘第3、4肋间,在胸骨旁左室长轴切面基础上顺时针旋转90°,可显示主动脉位于图像中央,自12点顺时针方向依次为右室流出道、肺动脉瓣、主肺动脉、左右肺动脉、左房、房间隔、右房、三尖瓣、右室流入道。

（3）胸骨旁二尖瓣水平短轴切面　探头置于胸骨左缘第3、4肋间,在心底短轴切面上,将声束方向再朝下倾斜,显示左心室腔与室壁为圆形结构,右心室腔为半月形,位于左心室右侧。二尖瓣叶舒张期呈"鱼嘴"形开放,收缩期呈"一字样"闭合,是测量二尖瓣口面积最佳切面。此切面可显示右心室、室间隔、左心室及二尖瓣等。

（4）胸骨旁左心室乳头肌水平切面　在二尖瓣水平短轴切面上,探头继续向下滑动,图像显示前外侧及后内侧乳头肌结构,前外侧乳头肌位于4~5点钟方位,后内侧乳头肌位于7~8点钟方位。

（5）胸骨旁心尖短轴切面　在乳头肌水平切面继续向心尖方向移动,可获取心尖水平左心室短轴切面,该切面可观察左心室心尖部分的室壁厚度及运动情况。

（6）心尖四腔切面　探头置于心尖搏动处,扫查方向指向右肩胛部,此切面可显示心脏的四个心腔(左房、左室、右房、右室)、两个间隔(房间隔及室间隔)、两组房室瓣(二尖瓣及三尖瓣)及肺静脉。

（7）心尖五腔切面　在心尖四腔切面的基础上,将探头轻度向前上方倾斜,可见十字交叉结构被左室流出道及主动脉根部所替代,如图14-2。

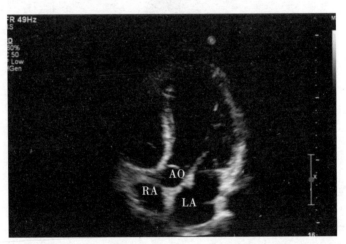

图14-2　心尖五腔心切面,可见左房、左室、右房、右室及左室流出道

LV:左室　LA:左房　RV:右室　RA:右房　AO:升主动脉

（8）心尖左室两心腔切面　探头置于心尖部,在心尖四心腔切面基础上逆时针旋转60°直至右心腔完全消失。此切面可显示左室、二尖瓣及左房,如图14-3。

（9）心尖左室三腔心切面　探头置于心尖部,在心尖四腔心切面的基础上,逆时针旋转90°~130°可显示左心房、左心室与升主动脉长轴。

（10）剑突下四腔心切面　可避开肺组织的遮挡和肋间隙狭窄对声束透入的限制,将探头置于剑突下,声束指向左肩,稍向上倾斜,可显示左心房、左心室、右心房、右心室、房间隔、室间隔及两组房室瓣、肺静脉、上下腔静脉等,如图14-4。

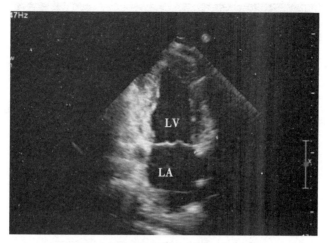

**图14-3　心尖两腔心切面,可见左房、左室**

LV:左室　LA:左房

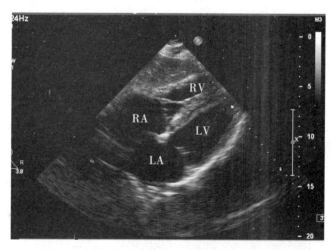

**图14-4　剑下四腔心切面**

LV:左室　LA:左房　RV:右室　RA:右房

（11）胸骨上窝主动脉弓长轴切面　探头置于胸骨上窝,探头示标指向12~1点钟方向,通过主动脉长轴,可显示升主动脉、主动脉弓和降主动脉,如图14-5。

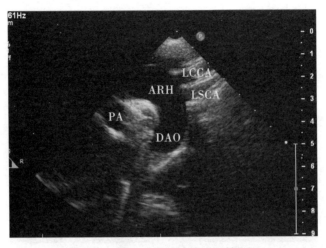

**图 14-5 胸骨上窝主动脉弓长轴切面**

PA:肺动脉　ARH:主动脉弓　DAO:降主动脉　LCCA:左颈总动脉　LSCA:左锁骨下动脉

4. M 型超声心动图图像　1~4 区,重点掌握 4 区、2b 区曲线特征。

(1)心底波群(4 区)　在心底短轴或左室长轴切面上,经主动脉根部放置 M 型取样线,从前至后依次可显示右室流出道、主动脉前壁、主动脉瓣、主动脉后壁、左房等。主动脉瓣的 M 型曲线表现为六边形盒曲线,方盒的高度代表瓣叶的开放幅度,正常值 >15 mm,如图 14-6。

(2)二尖瓣波群(2b 区)　M 型取样线通过二尖瓣前后瓣瓣尖,从前至后可显示右室前壁、右室、室间隔、二尖瓣前后叶、左室后壁等结构,如图 14-7。

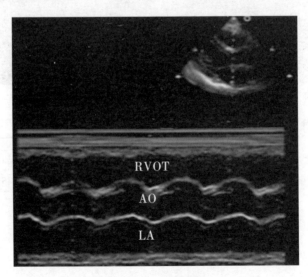

**图 14-6 心底波群**

RVOT:右室流出道　AO:升主动脉　LA:左房

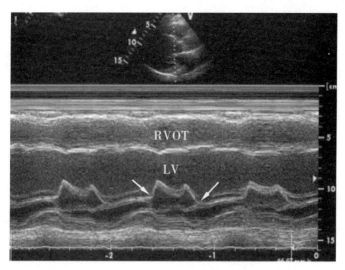

**图14-7　二尖瓣波群黄色箭头所示二尖瓣一个波群**

RVOT:右室流出道　LV:左室

5.瓣膜的彩色多普勒血流频谱获取及正常波形识别

（1）二尖瓣口　通常选取心尖四腔心切面探测二尖瓣口血流频谱,二尖瓣口血流频谱呈舒张期正向双峰窄带波形。第一峰为 E 峰,为心室舒张早期快速充盈所致,第二峰为 A 峰,是心房收缩、心室充盈所致,如图14-8。

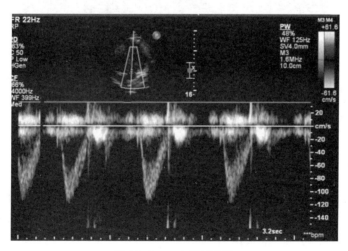

**图14-8　二尖瓣口血流**

（2）三尖瓣口　常选取心尖四腔心切面探测三尖瓣口血流频谱,三尖瓣口血流频谱与二尖瓣类似,呈舒张期正向双峰窄带波形,幅度较二尖瓣为低,如图14-9。

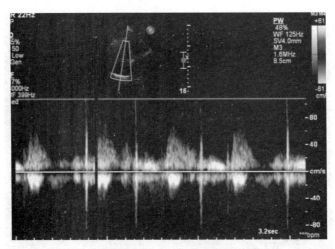

图 14-9　三尖瓣口血流

（3）主动脉瓣口　通常选取心尖五腔心切面探测主动脉瓣口血流频谱，收缩期主动脉瓣口血流频谱呈单峰负向窄带波形，如图 14-10。

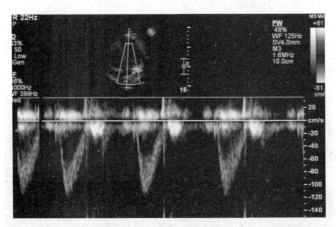

图 14-10　主动脉瓣口血流

（4）肺动脉瓣口　通常选取心底短轴切面探测肺动脉瓣口血流频谱，取样容积置于肺动脉瓣上的主肺动脉腔内 1 cm 处，收缩期肺动脉瓣血流频谱呈单峰负向窄带波形，幅度低于主动脉瓣口的流速，如图 14-11。

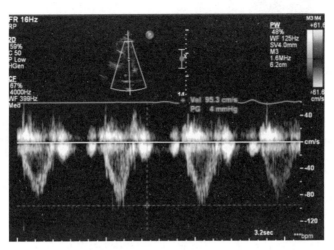

图 14-11　肺动脉瓣口血流

**【延伸学习】**

可微信搜索飞利浦医疗科技,点击互动培训中飞利浦微课堂心血管部分获取更多视频:http://philips. medvcom. com/index. php？s =/addon/Weiketang/Video/indexNew/token/gh_c5051091b589/cate_id/3. html;并推荐微信小程序心脏超声 3D 图谱(图 14-12),有二维、三维、解剖及动态超声图,可以用手指任意旋转图像,便于学习。

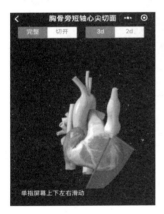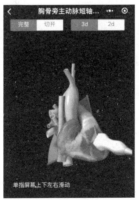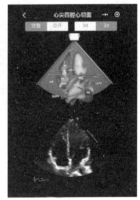

图 14-12　心脏超声 3D 图谱

**【实训考核】**

1. 理论考核。

2. 学生实操演示:带教老师按照超声实训效果考核表给出分数,考核评估学生得实际操作能力(表 14-1)。

表 14-1　正常心脏超声检查实训考核与评分标准

| 项目 | | 总分 | 内容要求 | 分值 | 得分 |
|---|---|---|---|---|---|
| 检查前准备 | 检查者准备 | 7 | 礼仪适宜 | 2 | |
| | | | 人文关怀 | 2 | |
| | | | 核对信息无误 | 3 | |
| | 受检者准备 | 3 | 体位选择正确 | 3 | |
| 操作过程 | | 70 | 选择适当的探头频率,注意增益及聚焦的调节 | 15 | |
| | | | 选择适当体位,充分暴露被检查部位,涂超声耦合剂 | 5 | |
| | | | 常用的二维超声心动图切面获取(胸骨旁左室长轴、心尖四腔心切面、心尖五腔心切面) | 30 | |
| | | | 二尖瓣口频谱的测量 | 10 | |
| | | | 根据检查部位灵活变换被检查者体位 | 5 | |
| | | | Freeze 冻结屏幕,擦净探头,放置于专用位置 | 5 | |
| 检查报告 | | 20 | 信息齐全,内容完整 | 4 | |
| | | | 层次分明,重点突出 | 4 | |
| | | | 语言通顺,描述贴切 | 4 | |
| | | | 数字准确,标准确切 | 4 | |
| | | | 诊断准确,提示适当 | 4 | |
| 总分 | | 100 | | | |

# 理论考核题

## (一)名词解释

1. 心动周期

2. 射血分数

## (二)单选题

1. 成人进行超声心动图检查,最常用的体位是(　　　)

　　A. 平卧位　　　　　　　　　　　　　B. 左侧卧位

　　C. 右侧卧位　　　　　　　　　　　　D. 坐位

　　E. 俯卧位

2. 标准胸骨旁左室长轴切面上所显示的心脏内部结构,哪一项是错误的(　　　)

　　A. 左心房室腔大小　　　　　　　　　B. 主动脉内径情况

　　C. 二尖瓣结构情况　　　　　　　　　D. 三尖瓣隔瓣回声情况

　　E. 右室前壁厚度

3. 心尖四腔心与五腔心观察的结构不同是(　　　)

　　A. 左房　　　　　　　　　　　　　　B. 左室

　　C. 主动脉　　　　　　　　　　　　　D. 右房

　　E. 右室

4. 彩色多普勒血流图像观察到的蓝色图像是(　　　)

　　A. 心尖四腔心二尖瓣血流图像

　　B. 心尖五腔心主动脉瓣血流图像

　　C. 心尖五腔心三尖瓣血流图像

　　D. 胸骨旁心底短轴切面三尖瓣血流图像

　　E. 心尖四腔心三尖瓣血流图像

5. 主动脉瓣瓣叶有(　　　)

　　A. 前瓣、后瓣　　　　　　　　　　　B. 前瓣、后瓣、隔瓣

　　C. 左冠瓣、右冠瓣、无冠瓣　　　　　D. 左冠瓣、右冠瓣、后冠瓣

　　E. 前叶、后叶

## (三)多选题

1. 彩色多普勒血流图像观察到的红色图像包括有(　　　)

　　A. 心尖四腔心二尖瓣血流图像　　　　B. 心尖四腔心三尖瓣血流图像

　　C. 主动脉短轴肺动脉瓣血流图像　　　D. 心尖五腔心主动脉瓣血流图像

　　E. 胸骨旁心底短轴切面三尖瓣血流图像

2. 胸骨旁心底短轴切面从12点钟方向开始顺时针可以观察到的结构有(　　　)

  A. 右室流出道        B. 三尖瓣

  C. 主肺动脉         D. 肺动脉瓣

  E. 右室流入道

3. 可观察到室间隔的切面有(  )

  A. 胸骨旁左室长轴        B. 胸骨旁心底短轴

  C. 心尖四腔心切面        D. 心尖五腔心切面

  E. 剑下四腔心切面

4. 为观察心脏血流动力学变化,可选择下列哪些成像方法(  )

  A. 心血管造影         B. 彩色多普勒

  C. CT 血管成像         D. SPECT

  E. MRI 血管成像

5. 心尖四腔心切面可观察到哪些结构(  )

  A. 左心房          B. 左心室

  C. 右心房          D. 右心室

  E. 主动脉

## (四)简答题

1. 写出至少 5 个常用超声心动图的切面。

2. 胸骨旁左室长轴切面可观察到哪些结构?(至少写出 5 个结构)

## (五)识图题

1. 下图中可以看到哪些结构?(至少写出 3 个)

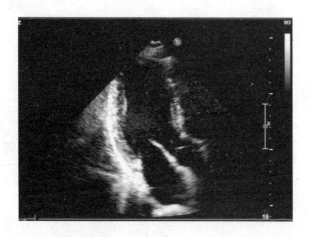

2. 下图中小方块中指哪些结构?

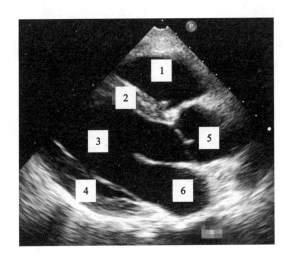

**（六）叙述题**

试写出正常超声心动图报告。

# 理论考核题答案

**（一）名词解释**

1. 从一次心跳的起始到下一次心跳的起始,心血管系统所经历的过程。

2. 每搏输出量占心室舒张末期容积量的百分比,人体正常情况下射血分数≥50%。

**（二）单选题**

1. B　2. D　3. C　4. B　5. C

**（三）多选题**

1. ABE　2. ACD　3. ACDE　4. ABD　5. ABCD

**（四）简答题**

1. 胸骨旁左室长轴切面、心底短轴切面、胸骨旁二尖瓣水平切面、胸骨旁乳头肌水平切面、胸骨旁心尖水平切面、心尖四腔心切面、心尖五腔心切面、心尖二腔心切面、心尖三腔心切面等,写出5个就可以。

2. 左心房;左心室;主动脉窦部;主动脉瓣右、无冠瓣;升主动脉;右室流出道;右室前壁、室间隔;二尖瓣前后叶;冠状静脉窦等。

**（五）识图题**

1. 左房、左室、左室流入道、室间隔、左室后壁、二尖瓣前后叶等。

2. 1 示指右室;2 示室间隔;3 示左室;4 示左室后壁;5 示升主动脉;6 示左心房。

**（六）叙述题**

二维超声所见：各房室大小正常，室壁厚度正常，运动正常，各瓣膜结构及启闭未见明显异常。房室间隔连续完整。心包腔内未见无回声区及异常回声。彩色多普勒：各瓣膜流速及频谱形态正常。

（邬彩虹　李　刚　梁丽萍）

# 第十五章

# 心脏疾病超声诊断

## 实训一 心脏瓣膜疾病超声诊断实训与考核

【实训目标】

1. 知识目标

(1) 掌握 风湿性二尖瓣狭窄的超声表现。

(2) 熟悉 二尖瓣关闭不全、主动脉瓣关闭不全的超声表现及鉴别诊断。

(3) 了解 二尖瓣脱垂、主动脉瓣狭窄的超声表现。

2. 能力目标 通过实训能够观察出正常心脏的声像图与病变声像图的异同,并能够简单描述异常心脏报告。

3. 素质目标 通过实训学习,让学生掌握理论知识和实践的紧密结合,培养学生自主学习的能力,为后期独立从事本专业工作做基本的铺垫。

【实训器材】

同十四章。

【实训步骤】

1. 影视教学法 教师在日常的工作中选择典型的病例并存图、留取小视频,根据影像资料进行心脏瓣膜病的讲解,要重点突出。

2. 学生分组上机操作

(1) 同学间相互检查,互相讨论,再次熟悉正常心脏声像图。

(2) 重点观察心脏瓣膜启闭,瓣环结构、瓣叶的活动度等,并与病变瓣膜病声像图做出比较。

(3) 老师进行巡视及答疑,对于影像资料中存在疑问耐心解释,共性问题详细讲解。

【实训内容】

1.二尖瓣狭窄 多由风湿性心脏病所引起,其次是退行性变和先天发育异常。

(1)血流动力学改变 由于二尖瓣狭窄,舒张期左房内血流排空受阻,使左房压增加,左房扩大。随着时间延长,肺静脉压升高,导致肺淤血,肺动脉压力升高,右心负荷增大,后将造成右心功能不全。

(2)常用切面 胸骨旁左室长轴切面可见左房增大,同时观察二尖瓣瓣膜厚度、钙化程度、瓣叶活动度及腱索增粗挛缩情况。①二维超声心动图表现为二尖瓣增厚,以瓣尖为著,交界粘连,开放活动受限,开口减小,二尖瓣舒张期圆顶样运动,二尖瓣前叶呈"曲棍球杆"样改变如图15-1A;胸骨旁二尖瓣水平短轴切面是测量二尖瓣口面积标准切面,可观察到二尖瓣瓣口开放程度减小呈"小鱼嘴"样开口,如图15-1B。②彩色多普勒:心尖四腔或五腔心切面舒张期二尖瓣口可见红色为主五彩镶嵌血流信号。

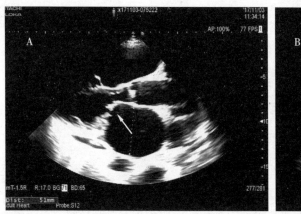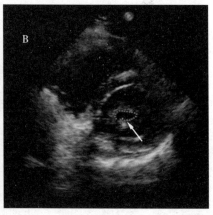

**图15-1 二维超声心动**

A.左室长轴切面二尖瓣增厚,回声增强,舒张期圆顶样运动,前叶成"曲棍球杆"样改变,左房明显增大

B.左室短轴切面二尖瓣开口幅度减小,呈"小鱼嘴"样

(3)常用指标 二尖瓣口面积:在胸骨旁二尖瓣水平短轴切面最靠近二尖瓣瓣尖的切面测量二尖瓣口面积。正常值$4.0 \sim 6.0$ cm$^2$,轻度狭窄:$1.5 \sim 2.0$ cm$^2$,中度狭窄:$1.0 \sim 1.5$ cm$^2$,重度狭窄:$<1.0$ cm$^2$。

(4)M型超声心动图 二尖瓣前叶曲线显示E、A峰之间的凹陷减少甚至消失,呈城墙样改变,如图15-2。

(5)多普勒超声心动图 二尖瓣口舒张期可见红色为主五彩镶嵌血流信号,速度较高,呈射流信号,一般速度会超过$1.5$ m/s。

2.二尖瓣关闭不全 是指在收缩期二尖瓣前后叶对合不良,部分左室的血液经过二尖瓣口返流入左房。二尖瓣关闭不全是成人最常见的获得性瓣膜疾病。

(1)血流动力学改变 收缩期二尖瓣关闭不拢,一部分血液由左室反流至左房,造成左房血流量增加,舒张期左房内返流血液连同肺静脉回流的血液一同进入左室,左室前负荷增加。长期会造成左室功能衰竭,左心功能不全。

（2）常用切面 ①二维超声，胸骨旁左室长轴切面、心尖四腔或五腔切面及心尖三腔心切面，观察二尖瓣形态、活动，有无瓣膜增厚、僵硬、瓣叶脱垂、腱索断裂，有无赘生物附着等导致二尖瓣叶对合时存在关闭裂隙。②彩色多普勒，左室长轴切面、心尖四腔切面可显示二尖瓣心房侧明亮的五彩镶嵌的血流信号，如图15-3。

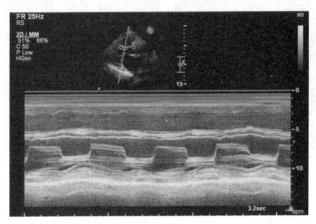

图15-2 M型超声二尖瓣呈"城墙"样改变，前后叶同向运动

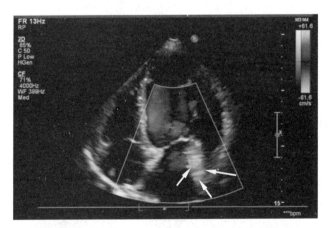

图15-3 心尖四腔心切面二尖瓣左房侧可见反流信号（箭头所示蓝色明亮血流信号）

（3）常用指标

1）反流束面积/左心房面积：轻度<20%；中度20%～40%；重度>40%。

2）流颈宽度：轻度<0.3 cm；中度0.3～0.7 cm；重度>0.7 cm。

3. 主动脉瓣关闭不全 主动脉根部和或瓣膜病变均可导致主动脉瓣关闭不全。

（1）血流动力学改变 左室同时接受来自左房的正常充盈血液和来自主动脉瓣口的返流血液使左室容量负荷增加，导致左室扩大，后可致左心功能不全。

（2）常用切面 常用胸骨旁主动脉瓣水平短轴切面、心尖五腔心切面、心尖左室三腔心切面观察主动脉瓣叶数目、形态、活动等。①二维超声心动图，表现为瓣叶增厚、交界处融合钙化,主动脉瓣关闭时瓣膜闭合处可见一裂隙。②彩色多普勒,表现为舒张期左室流出道内可见起自主动脉瓣口的花彩反流信号,如图 15-4。

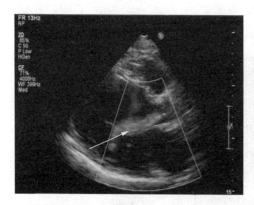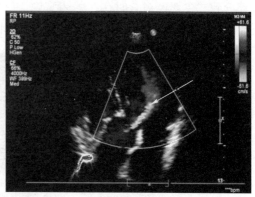

**图 15-4 彩色的普勒**

A. 左室长轴切面左室流出道可见花彩反流信号(箭头所示)　　B. 心尖五腔心切面可见反流束(箭头所示)

（3）常用指标

1）反流束宽度/左心室流出道:轻度<25%;中度 25%~65%;重度>65%。

2）流颈宽度:轻度<0.3 cm;中度 0.3~0.6 cm;重度>0.6 cm。

注意事项:在评价主动脉瓣反流的过程中应尽量避开二尖瓣舒张期的前向血流束,可选用心尖左室三腔心切面观察。

【延伸学习】

二尖瓣脱垂可由各种因素引起,M 型超声心动图表现为"吊床"样改变,是指二尖瓣曲线 CD 段于全收缩期或收缩中晚期向下凹陷,呈"吊床"样改变,低于 CD 段连线 3 mm。二维超声表现二尖瓣前后叶收缩期局部向左房侧凸入,超过前后叶连线水平,前后叶对合点后移,如图 15-5。多普勒超声心动图表现偏心性血流信号。更多相关知识学习可参考书籍杨娅主编的《超声掌中宝:心血管系统》。

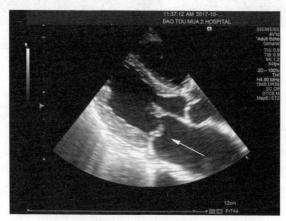

**图 15-5 左室长轴切面示二尖瓣后叶脱向左房侧(箭头所示)**

【实训考核】

1. 理论考核。

2. 学生实操演示:带教老师按照超声实训效果考核表给出分数,考核评估学生的实际操作能力(表15-1)

表 15-1　心脏瓣膜病超声实训考核与评分标准

| 项目 | | 总分 | 内容要求 | 分值 | 得分 |
|---|---|---|---|---|---|
| 检查前准备 | 检查者准备 | 7 | 礼仪适宜 | 2 | |
| | | | 人文关怀 | 2 | |
| | | | 核对信息无误 | 3 | |
| | 受检者准备 | 3 | 体位选择正确 | 3 | |
| 操作过程 | | 70 | 选择适当的探头频率 | 5 | |
| | | | 增益及聚焦的调节 | 5 | |
| | | | 常用的二维超声心动图切面至少5个,包括(胸骨旁左室长轴、心尖四腔心切面、心尖五腔心切面、心底短轴切面、胸骨旁二尖瓣水平短轴切面) | 50 | |
| | | | 二尖瓣、主动脉瓣口频谱的测量 | 5 | |
| | | | 重点观察四个瓣膜结构 | 5 | |
| 检查报告 | | 20 | 信息齐全,内容完整 | 4 | |
| | | | 层次分明,重点突出 | 4 | |
| | | | 语言通顺,描述贴切 | 4 | |
| | | | 数字准确,标准确切 | 4 | |
| | | | 诊断准确,提示适当 | 4 | |
| 总分 | | 100 | | | |

# 理论考核题（一）

## （一）名词解释

1. 城墙样改变

2. 吊床样改变

## （二）单选题

1. 二尖瓣狭窄的诊断标准（　　　）

   A. 二尖瓣瓣口面积小于 $3.0\ cm^2$　　　　B. 二尖瓣瓣口面积小于 $2.0\ cm^2$

   C. 二尖瓣瓣口面积小于 $4.0\ cm^2$　　　　D. 二尖瓣瓣口面积小于 $1.0\ cm^2$

   E. 二尖瓣瓣口面积小于 $6.0\ cm^2$

2. 二尖瓣狭窄最主要的结构改变是（　　　）

   A. 左室内径增大　　　　　　　　　B. 左房内径增大

   C. 右心房内径增大　　　　　　　　D. 主动脉扩张

   E. 右室内径增大

3. 二尖瓣关闭不全二维超声可表现为（　　　）

   A. 左心室增大　　　　　　　　　　B. 左心房缩小

   C. 右心房扩张　　　　　　　　　　D. 右心房缩小

   E. 右心室增大

4. 主动脉瓣关闭不全血流动力学变化为（　　　）

   A. 收缩期左室流出道内可见源于主动脉瓣口的花彩反流信号

   B. 舒张期左室流出道内可见源于主动脉瓣口的花彩反流信号

   C. 收缩期左室内可见源于主动脉瓣口的花彩反流信号

   D. 舒张期左室内可见源于主动脉瓣口的花彩反流信号

   E. 舒张期左室流入道可见源于主动脉瓣口的花彩反流信号

5. 患者陈某，有风湿性关节炎病史，心脏听诊主动脉瓣区有舒张期杂音，X 射线胸片示左心室扩大，心电图示左心室高电压，疑有主动脉瓣关闭不全，用彩色多普勒技术检查应有的表现是（　　　）

   A. 左心室在收缩期有血流射入肺动脉

   B. 显示有血流从主动脉瓣口在舒张期流向左心室流出道

   C. 收缩期有血流从右心房流入右心室

   D. 左心室在收缩期无血流射入主动脉

   E. 收缩期主动脉瓣和流速增快

## （三）多选题

1. 风湿性心脏病瓣膜病变主要累及的瓣膜有（　　　）

A. 二尖瓣　　　　　　　　　　　　　B. 三尖瓣

C. 主动脉瓣　　　　　　　　　　　　D. 肺动脉瓣

E. 全都是

2. 某患者患有风湿性心脏病,并累积瓣膜,做心脏超声检查时常用的切面有(　　　)

    A. 胸骨旁左室长轴切面　　　　　　　B. 主动脉瓣短轴切面

    C. 二尖瓣短轴切面　　　　　　　　　D. 心尖四腔心切面

    E. 心尖五腔心切面

3. 风湿性瓣膜病变可引起(　　　)

    A. 二尖瓣狭窄　　　　　　　　　　　B. 二尖瓣关闭不全

    C. 主动脉瓣狭窄　　　　　　　　　　D. 主动脉瓣关闭不全

    E. 三尖瓣狭窄

4. 主动脉瓣狭窄超声图像可显示(　　　)

    A. 主动脉瓣不同程度增厚,回声增强,活动受限,开口间距减小

    B. 左室壁离心性肥厚　　　　　　　　C. 左室壁向心性肥厚

    D. 主动脉根部内径增宽

    E. 主动脉瓣口收缩期出现高速血流信号

5. 主动脉瓣关闭不全,可显示有(　　　)

    A. 主动脉瓣叶增厚,回声增强,严重关闭不全时,可见闭合处存在明显缝隙

    B. CDFI:显示左室腔内舒张期起自主动脉瓣的五彩镶嵌状反流束

    C. 左室腔缩小　　　　　　　　　　　D. 左室腔增大

    E. 左心房增大

## (四)简答题

1. 简述二尖瓣狭窄的超声心动图表现。

2. 根据瓣口面积如何进行二尖瓣狭窄的分度?

## (五)识图题

根据下图箭头所示做出正确超声诊断。

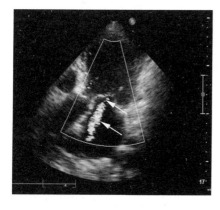 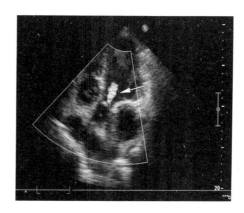

图1　　　　　　　　　　　　　　　图2

**（六）病例分析**

患者,女,57 岁,自觉心慌、呼吸困难,X 射线检查心影呈"梨状",超声表现左房扩大,二尖瓣增厚,粘连,瓣口面积减小,M 型示二尖瓣前后叶同向运动,呈"城墙样"改变,如下图所示,最可能诊断是什么? 为什么?

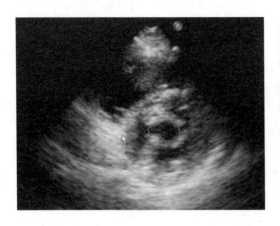 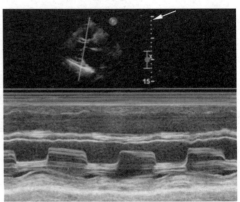

# 理论考核题（一）答案

**（一）名词解释**

1.二尖瓣狭窄患者 M 型超声心动图显示二尖瓣前叶活动曲线 EF 斜率降低,双峰曲线消失,转变为城墙样曲线。

2.二尖瓣脱垂患者 M 型超声心动图显示二尖瓣前叶 CD 段收缩期向后移位,呈圆滑弧形吊床样曲线。

**（二）单选题**

1.B  2.B  3.A  4.B  5.B

**（三）多选题**

1.AC  2.ABCDE  3.ABCDE  4.ACDE  5.ABD

**（四）简答题**

1.二维超声心动图表现:二尖瓣增厚,以瓣尖为著,开放活动受限,开口减小,呈"小鱼嘴"样开口,二尖瓣瓣口面积$<2.0 \text{ cm}^2$舒张期二尖瓣前叶呈"曲棍球杆"样改变,左房内径增大,可伴有左心房血栓形成。M 型超声心动图:EF 斜率减低甚至消失,呈城墙样改变。多普勒超声心动图:舒张期二尖瓣口左室侧可见红色为主五彩镶嵌血流信号,血流速度加快。

2.二尖瓣狭窄程度根据瓣口面积分为:轻度 $1.5\sim2.0 \text{ cm}^2$;中度 $1.0\sim1.5 \text{ cm}^2$;重度$<1.0 \text{ cm}^2$。

**(五)识图题**

图1:二尖瓣关闭不全;图2:主动脉瓣关闭不全。

**(六)病例分析**

最可能的诊断是风湿性心脏病二尖瓣狭窄。①X射线为梨形心,最可能诊断为二尖瓣狭窄所致;②超声心动图表现为二尖瓣瓣尖增厚,M型超表现为城墙样改变,符合二尖瓣狭窄的二维及M型心动图表现。

# 实训二  先天性心脏病超声诊断实训与考核

## 【实训目标】

1. 知识目标

(1) 掌握  房间隔缺损、室间隔缺损、动脉导管未闭及法洛四联症超声表现及鉴别诊断。

(2) 了解  右室双出口、法洛五联症的超声表现。

2. 能力目标  通过实训能够观察出超声心动图异常所见,从二维超声到彩色多普勒、频谱多普勒,简单描述异常,并试着做出正确诊断。

3. 素质目标  通过实训学习,掌握常见先天性心脏病超声心动图表现,培养学生自主学习的能力,为后期独立从事本专业工作做基本的铺垫。

## 【实训器材】

同十四章。

## 【实训步骤】

1. 影视教学法  教师在日常的工作中选择典型的先天性心脏病病例并存图、留取小视频,根据影像资料进行房间隔缺损、室间隔缺损、动脉导管未闭及法洛四联症的讲解,要重点突出。

2. 学生分组上机操作  ①同学间相互检查,互相讨论,再次熟悉正常心脏声像图。②重点观察房间隔、室间隔连续性、缺损的位置,有无过隔血流信号等。③老师进行巡视及答疑,对于影像资料中存在疑问耐心解释,共性问题详细讲解。

## 【实训内容】

1. 房间隔缺损(ASD)  是最常见的先天性心脏病之一,发病率居先天性心脏病的首位。ASD 是房间隔任何部位出现缺损造成左右心房之间的直接交通和血液分流。可分为继发孔型、静脉窦型、冠状静脉窦型、原发孔型及混合型,其中继发孔型最常见,占所有病例70%以上。

(1) 血流动力学变化  取决于缺损大小和左右房间压力。小房间隔缺损或部分较大房间隔缺损患者,左房压力高于右房压力,因此会产生左向右分流信号,导致右心容量负荷增加,右房右室增大,右室压力升高,如右心压力高于左心时将会产生右向左分流信号,患者会出现发绀,称为艾森曼格综合征。

(2) 常用切面  胸骨旁大血管短轴切面、胸骨旁四腔心切面、心尖四腔心切面、剑突下四腔心切面、剑突下双心房切面。

(3) 常用指标  ①二维超声心动图观察房间隔缺损的部位、数量、大小,残缘组织的长度、厚薄,缺损与邻近结构的关系。房间隔回声中断是诊断房间隔缺损的直接征象,尤以剑突下四腔心剑下双房切面观察最具可靠性如图 15-6A。间接征象包括右房、右室增大,右室流出道增宽,肺动脉内径增宽等。②彩色多普勒,观察心房水平分流方向。多为左向右分流,彩色多普勒为红色血流信号由左房经房间隔中断处进入右房,流速多为1.5 m/s左右,如图15-6B;如缺损较大和肺动脉高压时出现右向左分流,彩色多普勒为蓝色血流信号由右房经房间隔中断处进入左房。

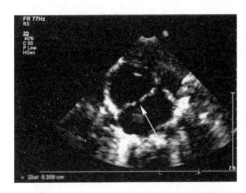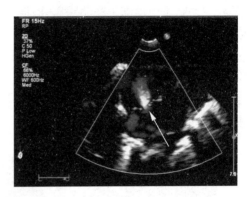

**图15-6　彩色多普勒**

A. 剑下双房切面可见房间隔中央部连续中断(箭头所示)

B. 彩色多普勒房间隔处可见左向右分流信号(箭头所示)

注意事项:心尖四腔心切面因声束方向与房间隔平行,可能会出现假阳性,利用剑突下四腔心切面使房间隔与声束垂直,避免假阳性。

2.室间隔缺损(VSD)　为心室间隔发育不全造成左右心室间的异常通道。VSD可单独存在,也可与其他心内畸形合并存在。分为膜周部、漏斗部及肌部室间隔缺损,以膜周部室间隔缺损最为常见,约占60%以上。

(1)血流动力学变化　室间隔缺损时,左室的部分血液在收缩期通过缺损口进入右室,产生左向右的分流信号,使右心容量负荷增加,肺血流量增加,肺血管痉挛,右室阻力负荷增加,当右室压力相当于左室或超过左室时,会产生双向或右向左分流信号。

(2)常用切面　包括左室长轴切面、心底短轴切面、心尖四腔心或五腔心切面及为显示病变的非常规切面。

(3)常用指标　主要观察缺损部位、数量、大小及缺损与邻近组织的结构。①二维超声直接征象为室间隔连续中断,缺损断端回声增强、粗糙,室间隔膜部可呈瘤样膨出向右室面,囊壁可见连续中断,形成膜部瘤样缺损,如图15-7;间接征象:左室容量负荷增加,左室增大,当肺动脉高压时,右心增大。②多普勒超声心动图,如缺损较小,于缺损处可见左向右心室水平高速花彩分流信号,如缺损较大或右室压力高于左室压力时,缺损处可见双向或右向左分流信号。

注意事项:室间隔缺损肺动脉压的估测(不合并其他心内畸形),切记不可依靠三尖瓣的反流压差法来估测肺动脉压。如左向右分流:肺动脉压(PASP)＝右室压(RVSP)＝左室压(LVSP)－$4v^2$＝肱动脉压(SBP)－$4v^2$;如右向左分流:肺动脉压(PASP)＝右室压(RVSP)＝左室压(LVSP)＋$4v^2$＝肱动脉压(SBP)＋$4v^2$(注:$v$指心室水平分流速度)。

3.动脉导管未闭(PDA)　动脉导管是胎儿时期肺动脉与主动脉间正常连接的生理

性分流通路。动脉导管在出生后 10~15 h 发生功能性闭合,如 1 年内未闭合,肺动脉与主动脉间仍保持有血管相通,形成血液异常分流称为动脉导管未闭。按其形态可分为 5 种类型:管型、漏斗型、窗型、动脉瘤样、哑铃型,其中管型最常见,占所有病例 80% 以上。

(1)血流动力学变化　肺动脉与主动脉间可见异常血液分流,无论在收缩期还是舒张期,主动脉压力均高于肺动脉压,因此大动脉水平可见双期左向右分流信号。持续主动脉血液分流入肺动脉,会导致左心负荷增加,左房、左室增大。主动脉血液进入肺动脉也会导致肺循环血量的增加,肺血管收缩而使肺动脉压增高,管腔硬化变窄,阻力增高,形成肺动脉高压,当压力接近甚至超过主动脉压时,可产生右向左分流信号,即艾森曼格综合征,临床上出现发绀,由于分流部位发生在降主动脉,发绀仅见于下半身或下肢末端,称为差异性发绀。

(2)常用切面　包括左室长轴切面、心底短轴切面及胸骨上窝主动脉弓长轴切面。

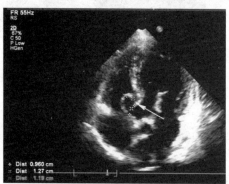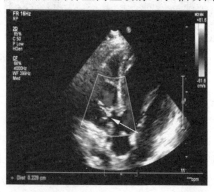

图 15-7　二维超声直接征象

A.心尖四腔心切面室间隔膜周部可见膜部瘤形成(箭头所示)

B.膜部瘤可见筛孔状左向右分流信号(箭头所示)

(3)常用指标　①二维超声主要观察到左肺动脉起始部与降主动脉之间有异常通道相交通;间接征象:左房、左室增大。②彩色多普勒可见大动脉水平左向右分流信号,如图 15-8;如肺动脉压超过主动脉压时会产生右向左分流信号。

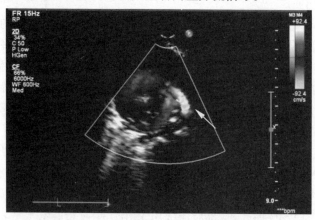

图 15-8　心底短轴切面可见大动脉水平左向右分流信号(箭头所示)

注意事项:动脉导管未闭时肺动脉压的估测,如左向右分流:肺动脉压(PASP)=右室压(RVSP)=左室压(LVSP)-$4v^2$=肱动脉压(SBP)-$4v^2$;如右向左分流:肺动脉压(PASP)=右室压(RVSP)=左室压(LVSP)+$4v^2$=肱动脉压(SBP)+$4v^2$(注:$v$指动脉导管分流收缩期最大血流速度)。

4. **法洛四联症** 在发绀型先心病中占首位。包括4种主要畸形,即肺动脉狭窄、室间隔缺损、主动脉骑跨和右心室肥大。若合并卵圆孔未闭或房间隔缺损则称法洛五联症。

(1)血流动力学变化 如肺动脉狭窄较轻,室间隔缺损较小,心室水平以左向右分流为主,致左心内径增大。如肺动脉狭窄较重,室间隔缺损较大,导致右心压力增高,右室扩大,右室壁增厚,心室水平以右向左分流为主,右室的血液经室间隔缺损及骑跨的主动脉流入左室和主动脉,肺血减少,左室内径缩小。

(2)常用切面 胸骨旁左室长轴切面,胸骨旁心底短轴切面,胸骨旁和心尖四腔心切面等。

(3)常用指标 ①二维超声主要观察室间隔缺损的部位、大小、分流方向;主动脉增宽和骑跨程度;右心室大小及右室壁厚度;左心室大小和发育程度;肺动脉狭窄程度。②彩色多普勒观察肺动脉口高速血流,射流束宽度与狭窄程度相关,狭窄程度较重时射流束消失。

注意事项:主动脉骑跨率计算:主动脉骑跨率=(主动脉前壁外缘至室间隔右室面的距离/主动脉内径)×100%,如骑跨率大于75%,考虑右室双出口可能。

**【延伸学习】**

右心声学造影可协助诊断房间隔缺损。方法如下:经周围静脉注入造影剂进入右心房,若右心房内出现负性造影区,说明存在左向右分流信号,或嘱患者做瓦氏动作或用力咳嗽,左心房内出现微泡回声,均提示心房水平存在左向右分流。

**【实训考核】**

1.理论考核。

2.学生实操演示:带教老师按照超声实训效果考核表给出分数,考核评估学生得实际操作能力(表15-2)。

表 15-2　先天性心脏病超声实训考核与评分标准

| 项目 | | 总分 | 内容要求 | 分值 | 得分 |
|---|---|---|---|---|---|
| 检查前准备 | 检查者准备 | 7 | 礼仪适宜 | 2 | |
| | | | 人文关怀 | 2 | |
| | | | 核对信息无误 | 3 | |
| | 受检者准备 | 3 | 体位选择正确 | 3 | |
| 操作过程 | | 70 | 适时调节增益及聚焦 | 5 | |
| | | | 常用的二维超声心动图切面至少打出 7 个(胸骨旁左室长轴、心底短轴切面、胸骨旁二尖瓣水平短轴切面、胸骨旁乳头肌水平、胸骨旁心尖水平、心尖四腔心切面、心尖五腔心切面) | 50 | |
| | | | 重点观察房、室间隔的完整性 | 5 | |
| | | | 二尖瓣前叶 M 型曲线获取 | 5 | |
| | | | Freeze 冻结屏幕,擦净探头,放置于专用位置 | 5 | |
| 检查报告 | | 20 | 信息齐全,内容完整 | 4 | |
| | | | 层次分明,重点突出 | 4 | |
| | | | 语言通顺,描述贴切 | 4 | |
| | | | 数字准确,标准确切 | 4 | |
| | | | 诊断准确,提示适当 | 4 | |
| 总分 | | 100 | | | |

# 理论考核题(二)

## (一)名词解释

1. 艾森曼格综合征

2. 法洛四联症

## (二)单选题

1. 房间隔缺损中发病率最高的类型是(　　)

   A. 原发孔型　　　　　　　　　　B. 继发孔型

   C. 腔静脉型　　　　　　　　　　D. 混合型

   E. 冠状静脉窦型

2. 房间隔缺损超声诊断的直接征象是(　　)

   A. 房间隔回声中断　　　　　　　B. 房间隔水平左向右分流信号

   C. 右心内径增大　　　　　　　　D. 肺动脉增宽

   E. 房间隔向右房侧膨出

3. 室间隔缺损的分型中发病率最高的类型是(　　)

   A. 膜周部　　　　　　　　　　　B. 肌部

   C. 漏斗部　　　　　　　　　　　D. 流入道型

   E. 干下型

4. 室间隔缺损的血流动力学改变的是(　　)

   A. 左房增大　　　　　　　　　　B. 早期心室水平左向右分流

   C. 右室增大　　　　　　　　　　D. 右房增大

   E. 左室增大

5. 动脉导管未闭的分流信号出现的时相是(　　)

   A. 收缩期　　　　　　　　　　　B. 收缩早期

   C. 舒张期　　　　　　　　　　　D. 收缩期及舒张期

   E. 舒张晚期

## (三)多选题

1. 房间隔缺损的类型有(　　)

   A. 原发孔型　　　　　　　　　　B. 继发孔型

   C. 静脉窦型　　　　　　　　　　D. 冠状静脉窦型

   E. 混合型

2. 房间隔缺损常用的检查切面可有(　　)

   A. 剑突下四腔心切面　　　　　　B. 心尖四腔心切面

   C. 胸骨旁四腔心切面　　　　　　D. 胸骨旁大血管短轴切面

E. 剑下双房心切面

3. 房间隔缺损可表现( )

    A. 房间隔回声中断                 B. 左房左室增大

    C. 右房右室增大                 D. 肺动脉增宽

    E. 房水平过隔血流信号

4. 室间隔缺损包括有( )

    A. 膜周部                          B. 漏斗部

    C. 肌部室间隔缺损               D. 厚发孔型

    E. 继发孔型

5. 超声检查法洛四联症时,常用的切面有( )

    A. 左室长轴切面               B. 心底短轴切面

    C. 胸骨上窝主动脉弓长轴切面     D. 心尖四腔心切面

    E. 胸骨旁二尖瓣水平短轴切面

## (四)简答题

1. 房间隔缺损的血流动力学变化是什么?

2. 室间隔缺损肺动脉压得估测方法是什么?

## (五)识图题

根据下图中箭头所见,写出超声诊断。

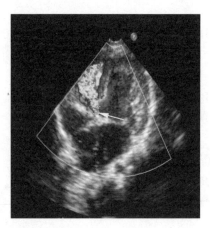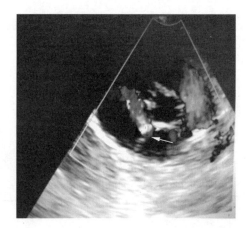

图1                                   图2

## (六)病例分析

患儿,7岁,无明显症状,学校体检时发现心脏杂音,超声心动图显示:左室增大,肺动脉增宽,室间隔连续中断约0.5 cm,室水平可见左向右花彩过隔血流信号,如下图所示。该患儿可诊断为什么? 说明原因。

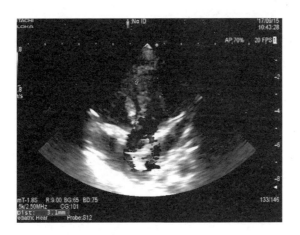

# 理论考核题(二)答案

**(一)名词解释**

1. 是先天性心脏病发展的后果,房、室间隔缺损、动脉导管未闭等心脏病血流动力学变化由原来的左向右分流出现右向左分流,皮肤黏膜从无青紫发展至青紫时称为艾森曼格综合征。

2. 是一种常见的先天性心脏病,包括室间隔缺损、肺动脉狭窄、主动脉骑跨和右心室肥

**(二)单选题**

1. B  2. A  3. A  4. B  5. D

**(三)多选题**

1. ABCDE  2. ABCDE  3. ACDE  4. ABC  5. ABD

**(四)简答题**

1. 取决于缺损大小和左右房间压力。小房间隔缺损或部分较大房间隔缺损患者,左房压力高于右房压力,因此会产生左向右分流信号,导致右心容量负荷增加,右房右室增大,右室压力升高,如右心压力高于左心时将会产生右向左分流信号,患者会出现发绀,称为艾森曼格综合征。

2. 室间隔缺损不辟其他 心内畸形肺动脉压的估测,切记不可依靠三尖瓣的反流压差法来估测肺动脉压。如左向右分流:肺动脉压 = 肱动脉压 $-4v^2$;如右向左分流:肺动脉压 = 肱动脉压 $+4v^2$(注:$v$ 指心室水平分流速度)。

**(五)识图题**

图1:室间隔缺损;图2:房间隔缺损。

### (六) 病例分析

超声诊断为室间隔缺损,因为二维超声表现为左心内径增大、室间隔连续中断,彩色多普勒室水平左向右过隔血流信号,均是室间隔缺损的超声表现。

# 实训三　心肌病超声诊断实训与考核

**【实训目标】**

1. 知识目标

（1）掌握　扩张型心肌病、肥厚型心肌病超声表现及鉴别诊断。

（2）了解　限制型心肌病及心肌致密化不全的超声表现。

2. 能力目标　通过实训能够掌握常见心肌病超声表现及鉴别诊断。

3. 素质目标　通过实训学习,掌握常见心肌病超声心动图表现,培养学生自主学习的能力,为后期独立从事本专业工作做基本的铺垫。

**【实训器材】**

同十四章。

**【实训步骤】**

1. 影视教学法　教师在日常的工作中选择典型的心肌病病例并存图、留取小视频,根据影像资料进行扩张型心肌病、肥厚型心肌病的讲解,要重点突出。

2. 学生分组上机操作

（1）同学间相互检查,互相讨论,熟悉正常心脏声像图表现。

（2）重点观察心脏房室的大小,室间隔及左室后壁的厚度、瓣膜开放程度,心脏功能等。

（3）老师进行巡视及答疑,对于影像资料中存在疑问耐心解释,共性问题详细讲解。

**【实训内容】**

1. 扩张型心肌病　是原发性心肌病最常见的类型。特点是心肌收缩无力,心排血量减少,心储血量增多,全心扩大。

（1）血流动力学变化　心脏泵血功能障碍,心腔扩大,瓣环扩张,导致二、三尖瓣关闭不拢,晚期可导致肺动脉高压。

（2）常用切面　胸骨旁左室长轴切面、左心室短轴切面、心尖四腔心切面、心尖左室长轴切面。

（3）常用指标　扫查内容包括以下几点。①心腔大小的改变,全心扩大,以左室扩大为著,左室短轴切面表现更为明显,呈球形改变;②心脏功能改变,室壁活动幅度普遍性减低,射血分数减低,M 型超示室壁活动幅度普遍性减低,二尖瓣开放幅度减低,EPSS 增大,如图 15-9;③瓣膜情况,瓣膜开放幅度减低,运动幅度减低的二尖瓣与明显扩大的左室呈"大心腔、小瓣口"的改变;④彩色多普勒显示心腔内血流信号暗淡,常伴有功能性瓣膜反流。

注意事项:扩张型心肌病以收缩功能减低为主,舒张功能也会有不同程度的损伤,如出现二尖瓣口血流 E/A 比值正常时考虑可能为假性充盈正常,应利用 TDI 技术证实。

心肌致密化不全心尖四腔心切面

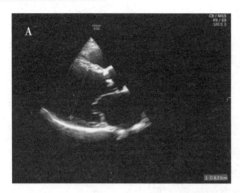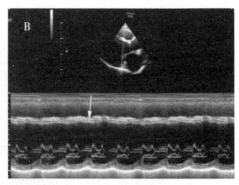

**图 15-9　心脏功能改变**

A.左室长轴切面显示左心扩大　B.M 型超声心动图是左室增大,室壁运动减低(箭头所示),EPSS 增大

心肌致密化
不全心尖四
腔心彩色多
普勒

2.肥厚型心肌病　是一种原发性疾病,特点为左心室壁非对称性肥厚,以室间隔肥厚最为常见。家族性者多为常染色体显性遗传。根据左室流出道是否梗阻,分为梗阻性和非梗阻性。根据肥厚心肌是否对称分为对称性和非对称性。

(1)血流动力学变化　心肌纤维排列紊乱,致心脏的泵血功能障碍,心肌收缩力减弱,早期心率会代偿性增快,维持足够的心输出量,后期心输出量降低,心腔将增大,导致二、三尖瓣关闭不全。梗阻性肥厚型心肌病由于左室流出道梗阻致血液排出障碍,脑部缺血导致晕厥,非梗阻性心肌病对血流动力学变化不明显。

(2)常用切面　胸骨旁左室长轴切面、左室短轴系列切面、心尖四腔心切面等。

(3)常用指标　①二维超声表现为左室壁增厚,主要观察左心室壁增厚的部位、程度和室壁回声的特点。室间隔非对称性增厚表现为室间隔明显增厚,增厚室间隔与左室后壁厚度比值>1.3～1.5,如图 15-10。对称性肥厚型心肌病表现为左室壁均增厚,心腔变小。心尖肥厚型心肌病表现为心尖部室壁增厚,收缩期左室腔呈"黑桃心"样改变。②M 型特征性改变是否 SAM 征阳性,SAM 征是指二尖瓣前叶收缩期向前运动,表现为收缩期 CD 段凸向左室流出道。③彩色多普勒主要观察左室流出道是否可见高速血流信号,如流速>274 cm/s,压差>30 mmHg,存在梗阻,如未见高速血流信号,为非梗阻性。

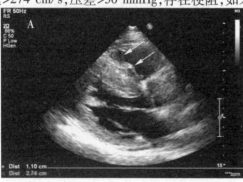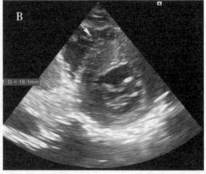

**图 15-10　二维超声表现**

A.左室长轴切面见室间隔明显增厚(箭头所示),左室后壁不厚　B.二尖瓣水平短轴切面见室间隔增厚(箭头所示),余室壁不厚

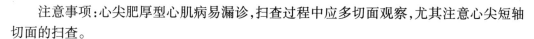

注意事项:心尖肥厚型心肌病易漏诊,扫查过程中应多切面观察,尤其注意心尖短轴切面的扫查。

【延伸学习】

心肌致密化不全是心肌病变中一种少见类型,二维超声心动图表现病变区域非致密化心肌疏松增厚,呈海绵状或蜂窝状,致密心肌明显变薄,彩色多普勒显示隐窝内低速血流与心腔相通。

【实训考核】

1. 理论考核。

2. 学生实操演示:带教老师按照超声实训效果考核表给出分数,考核评估学生得实际操作能力(表15-3)。

表15-3　心肌病实训考核与评分标准

| 项目 | | 总分 | 内容要求 | 分值 | 得分 |
|---|---|---|---|---|---|
| 检查前准备 | 检查者准备 | 7 | 礼仪适宜 | 2 | |
| | | | 人文关怀 | 2 | |
| | | | 核对信息无误 | 3 | |
| | 受检者准备 | 3 | 体位选择正确 | 3 | |
| 操作过程 | | 70 | 适时调节增益及聚焦 | 5 | |
| | | | 常用的二维超声心动图切面至少打出9个(胸骨旁左室长轴、心底短轴切面、胸骨旁二尖瓣水平短轴切面、胸骨旁乳头肌水平、胸骨旁心尖水平、心尖四腔心切面、心尖五腔心切面、心尖三腔心切面、心尖两腔心切面) | 50 | |
| | | | 四个瓣口频谱的测量 | 5 | |
| | | | 准确测量各房室大小、室壁厚度 | 5 | |
| | | | Freeze冻结屏幕,擦净探头,放置于专用位置 | 5 | |
| 检查报告 | | 20 | 信息齐全,内容完整 | 4 | |
| | | | 层次分明,重点突出 | 4 | |
| | | | 语言通顺,描述贴切 | 4 | |
| | | | 数字准确,标准确切 | 4 | |
| | | | 诊断准确,提示适当 | 4 | |
| 总分 | | 100 | | | |

# 理论考核题（三）

## （一）名词解释

SAM 征

## （二）单选题

1. 原发性心肌病不包括（　　　）
　　A. 扩张型心肌病　　　　　　　　B. 肥厚型心肌病
　　C. 限制型心肌病　　　　　　　　D. 特异性心肌病
　　E. 心肌致密化不全

2. 扩张型心肌附壁血栓常见于（　　　）
　　A. 右室心尖部　　　　　　　　　B. 左室心尖部
　　C. 左房　　　　　　　　　　　　D. 右房
　　E. 左心耳部

3. 肥厚型心肌病通常是（　　　）肥厚最多见。
　　A. 右室壁　　　　　　　　　　　B. 左室壁
　　C. 室间隔　　　　　　　　　　　D. 左心房
　　E. 心尖部

4. 肥厚型心肌病 M 超声像图特点是（　　　）
　　A. SAM 征　　　　　　　　　　　B. 钻石样改变
　　C. 矛盾运动　　　　　　　　　　D. 吊床样改变
　　E. EPSS 增大

5. 扩张型心肌病 M 超声像图特点是（　　　）
　　A. SAM 征　　　　　　　　　　　B. 钻石样改变
　　C. 矛盾运动　　　　　　　　　　D. 吊床样改变
　　E. 城墙样改变

## （三）多选题

1. 肥厚型心肌病按血流动力学变化可分为（　　　）
　　A. 梗阻性　　　　　　　　　　　B. 非梗阻性
　　C. 对称性　　　　　　　　　　　D. 非对称性
　　E. 心尖部肥厚型

2. 原发性心肌病包括（　　　）
　　A. 扩张型心肌病　　　　　　　　B. 肥厚型心肌病
　　C. 限制型心肌病　　　　　　　　D. 左心室心肌致密化不全
　　E. 致心律失常性右室心肌病

3. 哪些是扩张型心肌病的超声特点(　　　)

　A. SAM 征阳性　　　　　　　　B. 吊床样改变

　C. 大心腔小瓣口　　　　　　　D. 钻石样改变

　E. 城墙样改变

4. 下列对于肥厚型心肌病说法正确的是(　　　)

　A. 具有一定的遗传性　　　　　B. 所有病患均有晕厥的症状

　C. SAM 征均阳性　　　　　　　D. 左室流出道梗阻时可见花色高速血流信号

　E. 心尖部室壁肥厚,收缩期左室腔酷似"黑桃心"

5. 扩张型心肌病二维超声表现为(　　　)

　A. 左室增大呈球形　　　　　　B. 二尖瓣开放幅度相对缩小

　C. 左室壁厚度正常或变薄　　　D. 左房增大

　E. 常伴有二、三尖瓣关闭不拢

## (四)简答题

1. 梗阻性肥厚型心肌病的超声诊断要点。

2. 扩张型心肌病的超声诊断要点。

## (五)识图题

根据下图所见,写出超声诊断。

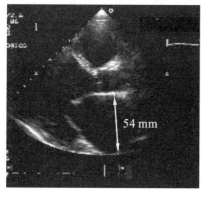
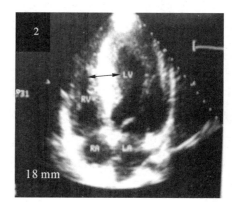

图1　　　　　　　　　　　　　　　　图2

## (六)病例分析

患者,男,34 岁,呼吸困难,下肢浮肿,心电图示 T 波异常,X 射线示心影增大和肺淤血,超声提示全心扩大,左心室呈球形扩大,左室射血分数约 35%,最可能的诊断是什么?原因是什么?

# 理论考核题(三)答案

**(一)名词解释**

二尖瓣前叶收缩期 CD 段凸向左室流出道,甚至与室间隔相碰撞。

**(二)单选题**

1. D　2. B　3. C　4. A　5. B

**(三)多选题**

1. AB　2. ABCDE　3. CD　4. ADE　5. ABCDE

**(四)简答题**

1. 二维超声表现为左室壁增厚,心肌回声呈粗颗粒状。M 型特征性改变 SAM 征阳性。彩色多普勒左室流出道可见高速血流信号,流速>274 cm/s,压差>30 mmHg,说明存在梗阻。

2. 二维超声表现为心腔大小的改变:全心扩大,以左室扩大为著。心脏功能改变:射血分数减低,M 超示室壁活动幅度普遍性减低。瓣膜情况:瓣膜开放幅度减低,二尖瓣与明显扩大的左室呈"大心腔、小瓣口"的改变。彩色多普勒显示心腔内血流信号暗淡,常伴有功能性瓣膜反流。

**(五)识图题**

图 1:扩张型心肌病;图 2:肥厚型心肌病。

**(六)病例分析**

超声诊断为扩张型心肌病。原因是患者年轻,无明显既往史,原发性疾病可能;超声示心腔增大呈球形,心功能减低,扩张型心肌病可能;其他相关实验室检查符合扩张型心肌病改变。

## 实训四  冠状动脉粥样硬化性心脏病、心包积液诊断实训与考核

【实训目标】

1.知识目标

(1)掌握  心肌梗死及其并发症超声表现、心包积液定量。

(2)了解  冠状动脉及其分支与心脏各部位的供血关系。

2.能力目标  通过实训能够掌握心肌梗死超声表现及心包积液定量分析。

3.素质目标  通过实训学习,掌握心肌梗死超声心动图表现,熟悉心包积液定量,培养学生自主学习的能力,为后期独立从事本专业工作做基本的铺垫。

【实训器材】

同十四章。

【实训步骤】

1.影视教学法  教师在日常的工作中选择心肌梗死典型的病例并存图、留取小视频,根据影像资料进行心肌梗死及其常见并发症的讲解,要重点突出,并熟悉心包积液定量。

2.学生分组上机操作

(1)同学间相互检查,互相讨论,熟悉正常心脏声像图表现。

(2)重点观察室壁的运动情况,从左室长轴、心尖四腔及心脏短轴系列切面观察各室壁运动幅度。并观察心包腔内是否有液体,如有进行定量分析。

(3)老师进行巡视及答疑,对于影像资料中存在的疑问耐心解释,共性问题详细讲解。

【实训内容】

1.冠状动脉及其分支与心脏各部位供血的关系  冠状动脉粥样硬化以左前降支受累最常见,病变也最重,依次为右冠状动脉、左回旋支和左主干。目前采用标准化心肌分段法,左心室心肌分为17节段。左前降支供应:1、2、7、8、13、14、17节段;左回旋支:5、6、11、12、16节段;右冠状动脉:3、4、9、10、15节段(图15-11)。

2.心肌梗死

(1)血流动力学变化  根据病变的部位、范围及程度不同表现不同。

(2)常用切面  胸骨旁左室长轴切面、胸骨旁短轴系列切面、心尖四腔心切面、心尖五腔心切面、心尖二腔心切面、心尖三腔心切面。

(3)检查内容  二维超声表现:①节段性室壁运动异常,受累节段室壁变薄,回声增强,室壁运动减弱、无运动或矛盾运动。②室壁厚度和回声,急性期室壁厚度和回声无明显改变。陈旧性表现为梗死节段室壁变薄,回声增强(图15-12)。③心腔内径变化,梗死心腔会出现不同程度的扩大。④心功能的改变,主要是收缩功能减低,舒张功能也可

减低。彩色多普勒超声心动图:观察各瓣膜返流情况,如左室下壁心肌梗死致乳头肌功能不全,可检出二尖瓣反流,甚至会出现二尖瓣脱垂。

# 17节段划分法

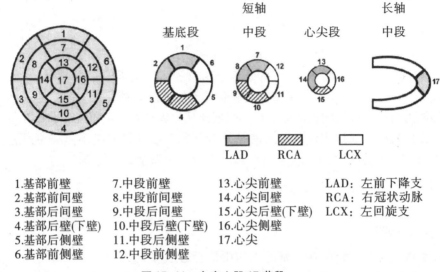

| | |
|---|---|
| 1.基部前壁 | 7.中段前壁 |
| 2.基部前间壁 | 8.中段前间壁 |
| 3.基部后间壁 | 9.中段后间壁 |
| 4.基部后壁(下壁) | 10.中段后壁(下壁) |
| 5.基部后侧壁 | 11.中段后侧壁 |
| 6.基部前侧壁 | 12.中段前侧壁 |
| 13.心尖前壁 | LAD:左前下降支 |
| 14.心尖间壁 | RCA:右冠状动脉 |
| 15.心尖后壁(下壁) | LCX:左回旋支 |
| 16.心尖侧壁 | |
| 17.心尖 | |

图15-11  左室心肌17节段

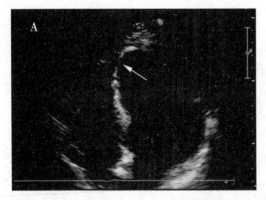
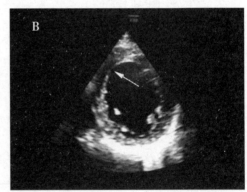

图15-12  二维超声表现

A.心尖四腔心切面示心尖部心肌回声增强,变薄(箭头所示)

B.乳头肌水平切面前壁心肌变薄,回声增强(箭头所示)

(4)心肌梗死并发症  ①真性室壁瘤,10%~20%透壁心梗患者会出现左室室壁瘤形成,在收缩期和舒张期都会膨出,室壁瘤常见于左室心尖部,如图15-13,但其他任何节段均可出现。②假性室壁瘤,常继发于左室壁破裂,左室壁内膜、中膜破裂,心腔外见囊状无回声区,彩色多普勒显示血流在破口处往返于心室腔与瘤腔之间,假腔内常见血栓形成。③乳头肌功能不全、乳头肌断裂,可导致二尖瓣对合错位、脱垂,彩色多普勒可见二尖瓣反流信号。④室间隔穿孔,心尖部室间隔多见,多由于前间壁及前侧壁心梗所致,彩色多普勒可见收缩期分流信号。

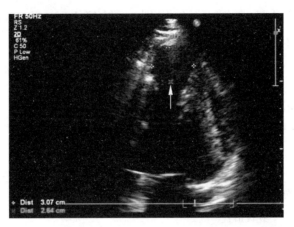

**图 15-13 心尖两腔心切面左室心尖部室壁瘤形成(箭头所示)**

注意事项:节段性室壁运动异常发生在胸痛发作时,呈一过性,胸痛缓解后,室壁运动可能恢复正常。

3. 心包积液　各种病因导致心包腔内液体增加超过正常(>50 mL)。

(1)血流动力学变化　与积液的量、增长速度、性质、位置和心包病变有关。

(2)常用切面　胸骨旁长轴切面、心室短轴切面、心尖四腔心切面、剑下切面等。

(3)常用指标　二维超声表现为心包脏、壁层分离,其间可见无回声暗区。①少量心包积液(50~100 mL),积液局限于房室沟和左室后壁,无回声宽3~5 mm。②中量心包积液(100~300 mL),积液分布于左室后壁、心尖区、右室前壁,无回声宽5~10 mm。③大量心包积液(300~1 000 mL),无回声包绕整个心脏,宽10~20mm。④极大量心包积液(1 000~4 000 mL),左心室后壁心包腔无回声宽20~60 mL,右室前壁无回声宽20~40 mm,可见心脏摆动和"荡击征"。如图15-14。

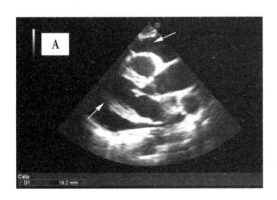
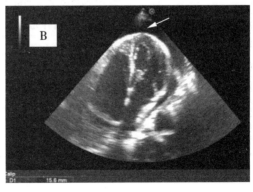

**图 15-14 三维超声**

A.左室长轴切面心包腔无回声包绕心脏(箭头所示)　B.心尖非标准四腔心切面心包腔无回声包绕心脏(箭头所示)

**【延伸学习】**

节段性室壁运动异常有时不好辨别,可链接 https://wenku.baidu.com/view/f817631e7f21af45b307e87101f69e314332fa97.html。

**【实训考核】**

1. 理论考核。

2. 学生实操演示:带教老师按照超声实训效果考核表给出分数,考核评估学生得实际操作能力(表15-4)

表15-4　冠心病、心包积液实训考核与评分标准

| 项目 | | 总分 | 内容要求 | 分值 | 得分 |
|---|---|---|---|---|---|
| 检查前准备 | 检查者准备 | 7 | 礼仪适宜 | 2 | |
| | | | 人文关怀 | 2 | |
| | | | 核对信息无误 | 3 | |
| | 受检者准备 | 3 | 体位选择正确 | 3 | |
| 操作过程 | | 70 | 适时调节增益及聚焦 | 5 | |
| | | | 常用的二维超声心动图切面至少打出9个(胸骨旁左室长轴、心底短轴切面、胸骨旁二尖瓣水平短轴切面、胸骨旁乳头肌水平、胸骨旁心尖水平、心尖四腔心切面、心尖五腔心切面、心尖三腔心切面、心尖两腔心切面);试着打出剑突下四腔心切面、剑突下双房切面及胸骨上窝主动脉弓切面 | 50 | |
| | | | 四个瓣口频谱的测量 | 5 | |
| | | | 观察心包腔有无积液 | 5 | |
| | | | 重点观察室壁运动情况 | 5 | |
| 检查报告 | | 20 | 信息齐全,内容完整 | 4 | |
| | | | 层次分明,重点突出 | 4 | |
| | | | 语言通顺,描述贴切 | 4 | |
| | | | 数字准确,标准确切 | 4 | |
| | | | 诊断准确,提示适当 | 4 | |
| 总分 | | 100 | | | |

# 理论考核题(四)

## (一)名词解释

1. 真性室壁瘤
2. 室间隔穿孔
3. 矛盾运动

## (二)单选题

1. 节段性室壁运动异常的病理生理基础是(　　　)

   A. 心肌缺血　　　　　　　　B. 主动脉高压

   C. 肺动脉高压　　　　　　　D. 瓣膜关闭不全

   E. 原发性心肌病

2. 室壁节段性划分共有(　　　)节段。

   A. 14　　　　　　　　　　　B. 15

   C. 16　　　　　　　　　　　D. 17

   E. 13

3. 冠心病的粥样硬化斑块,最好发部位是(　　　)

   A. 左前降支　　　　　　　　B. 右冠状动脉

   C. 左回旋支　　　　　　　　D. 左冠状动脉主干

   E. 对角支

4. 各种原因引起心包腔内液体超过(　　　),称之为心包积液。

   A. 20 mL　　　　　　　　　B. 30 mL

   C. 40 mL　　　　　　　　　D. 50 mL

   E. 100 mL

5. 在(　　　)量心包积液产生时,二维超声心动图可表现出心脏摆动征。

   A. 微量　　　　　　　　　　B. 少量

   C. 中量　　　　　　　　　　D. 大量

   E. 少中量

## (三)多选题

1. 心肌梗死的并发症包括(　　　)

   A. 心脏破裂　　　　　　　　B. 真性室壁瘤形成

   C. 假性室壁瘤形成　　　　　D. 乳头肌功能不全

   E. 血柱形成

2. 心脏的血液供应包括(　　　)

   A. 左前降支　　　　　　　　B. 回旋支

C. 右冠状动脉        D. 冠状静脉窦

E. 肺动脉

3. 心肌梗死的超声表现是(     )

    A. 节段性室壁运动异常        B. 二尖瓣瓣口面积减小

    C. 二尖瓣反流        D. 病变心肌变薄,运动减低

    E. 室壁瘤的形成

4. 心包积液最常见的病因包括(     )

    A. 感染性        B. 肿瘤性

    C. 创伤性        D. 代谢性

    E. 自身免疫性

5. 大量心包积液可出现下列表现(     )

    A. 心脏摆动        B. 心包压塞

    C. 荡击征        D. 心腔变小

    E. 急性心包压塞可出现猝死

## (四)简答题

1. 写出心肌梗死并发症并简述超声诊断要点。

2. 心包积液的病因及超声表现是什么?

## (五)识图题

下图中箭头所示结构超声提示什么?

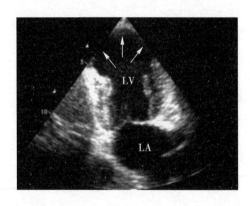 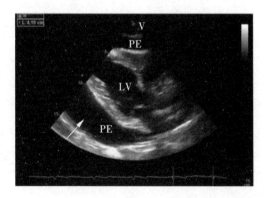

图1                            图2

## (六)病例分析

患者,男,65岁,呼吸困难,心前区不适,查体有奇脉、颈静脉怒张,听诊心音遥远,心影增大呈烧瓶状,超声所见如下图所示,提示什么? 原因是什么?

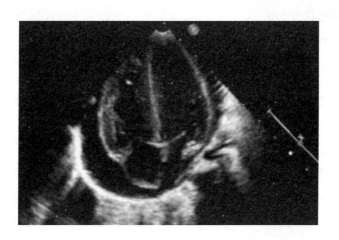

# 理论考核题(四)答案

**(一)名词解释**

1.是心肌梗死并发症,病变局部室壁变薄、扩张,心室舒张期和收缩期均向外膨出,表现为不运动或矛盾运动。

2.是心肌梗死的严重并发症之一,好发于心尖部室间隔,超声显示室间隔心尖部回声中断,彩色血流显示室间隔中断处收缩期分流信号。

3.是室壁运动异常,又称反常运动,指收缩期室壁朝外运动。

**(二)单选题**

1.A　2.D　3.A　4.D　5.D

**(三)多选题**

1.ABCDE　2.ABC　3.ACDE　4.ABCDE　5.ABCDE

**(四)简答题**

1.①室壁瘤形成:常见于左室心尖部,其他节段也可出现,表现为室壁瘤组织心肌变薄,回声增强,收缩期和舒张期向外膨出。②乳头肌功能不全或断裂:多发生于二尖瓣,二维图像可见断裂的乳头肌和二尖瓣脱垂,彩色多普勒可见二尖瓣反流信号。③室间隔穿孔:好发于心尖部室间隔,二维超声表现为室间隔心尖部回声中断,彩色多普勒显示中断处收缩期分流信号。④血栓形成:左室血栓常见于梗死部位,尤其是室壁瘤及左室心尖处。⑤心肌梗死后综合征:多发生于急性心梗后2~14周,表现为发热、胸痛、心包积液等。

2.病因大多为:结核及病毒感染、心脏外科术后、急性心肌梗死、甲状腺功能减低、恶性肿瘤等。超声表现为心包脏、壁层分离,其间可见无回声液性暗区,根据积液量的不同表现不同。①少量心包积液,积液局限于房室沟和左室后壁,无回声宽3~5 mm。②中量心包积液,积液分布于左室后壁、心尖区、右室前壁,无回声宽5~10 mm。③大量心包积液,无回声包绕整个心脏,宽10~20 mm。④极大量心包积液,左心室后壁心包腔无回声宽20~60 mL,右室前壁无回声宽20~40 mm,可见心脏摆动和"荡击"征。

(五)识图题

图1:真性室壁瘤;图2:心包积液。

(六)病例分析

超声诊断为心包积液。原因超声图示可见心包脏、壁层分离,心脏周围包绕液性无回声,查体有奇脉、颈静脉怒张,听诊心音遥远,心影增大呈烧瓶状,均指向心包积液的诊断。

(邬彩虹　李　刚　梁丽萍)

# 第十六章

# 血管超声诊断

## 实训一　正常颈部血管超声诊断实训与考核

【实训目标】

1.知识目标

（1）掌握　超声检查血管的检查前准备、检查体位、检查途径及检查方法。

（2）认识　颈部血管各个标准切面的解剖结构。正常颈部血管的超声检查各标准切面获得方法和声像图表现以及规范的超声测量。

（3）了解　探测时超声诊断仪的正确调节。

2.能力目标　通过实训能够独立完成颈部血管各常规标准切面的扫查,正确使用脉冲多普勒与彩色多普勒技术,并对声像图进行正确观察与分析,规范书写超声诊断报告。

3.素质目标　通过实训学习,学生把课堂上所学理论知识与实践操作有机结合起来,培养学生良好的团队协作精神,培养学生自主学习的习惯,培养学生把基础理论、基本知识和基本技能融会贯通的能力,培养学生严肃认真、实事求是的工作态度和以患者为中心的良好职业道德。从而具备独立从事本专业工作的实际能力。

【实训器材】

1.仪器　多功能彩色多普勒超声仪（B/M、CDFI、PW、CW）。

高频线阵探头:频率常用7~10 MHz,分叉位置高、血管位置较深、体型肥胖或颈部短粗者,必要时可用2~5 MHz凸阵探头或5~8 MHz小凸阵探头或2~3.5 MHz扇形探头。

2.材料　耦合剂、检查用纸、检查床、教学多媒体、PPT课件、实训考核表。

【实训步骤】

1.由带教老师演示讲解正常颈部血管的大体解剖概述。

2.带教老师结合理论授课内容给出名词解释、单选、多选题、简答题、识图题、病例分析等理论考核内容,让学生抢答,同时可以增加延伸学习内容,让学生充分利用现代高科技,有玩有学,极大地调动学生自主学习的积极性。

3.结合超声诊断仪的使用,讲解检查前准备,包括人文关怀和患者的沟通以及超声探头的选择及仪器的调节。

4.带教老师实操演示各标准切面检查步骤、检查手法及声像图表现和特点,让学生在头脑中对各标准切面所显示的解剖结构及操作流程、操作手法、注意事项有一个初步认识。

5.学生分组上机操作实践。

(1)学生重复老师演示的操作流程,尝试着调节机器。

(2)让学生尝试应用老师所讲的检查操作手法,熟悉探头放置位置、探头方位及标准切面的识别,体会操作手法对图像的影响。

(3)认识正常颈部血管声像图表现,尝试颈总动脉、颈内动脉、颈外动脉、椎动脉内径及内-中膜的测量。

(4)学生尝试使用彩色多普勒观察血流情况及脉冲多普勒测量流速。

6.带教老师巡回辅导并纠错,对学生提出的难点、疑点进行讲解。

7.超声检查实训效果考核。

【实训内容】

颈总动脉横切及纵切扫查

1.颈部血管解剖概述　左、右侧颈总动脉(common carotid artery,CCA)分别发自主动脉弓和无名动脉,于胸锁关节后方气管和喉的两旁,终末分成颈内动脉(internal carotid artery,ICA)和颈外动脉(external carotid artery,ECA),分叉的位置可高可低,颈动脉窦(球部)是颈总动脉分叉和颈内动脉起始处的膨大部分,有时仅局限于颈内动脉起始处,该窦为压力感受器。颈内动脉在甲状软骨上缘自颈总动脉分出,起始部位于颈外动脉的后外侧,沿咽侧壁和颈椎横突的前方上升至下颌角下缘的深面向上行经颈动脉管到达颅内,颈内动脉在颅外无分支。颈外动脉自颈总动脉分出后,位于颈内动脉的前内侧,在颈动脉三角内上升至下颌下区进入腮腺,其主要分支有甲状腺上动脉、舌动脉、面动脉、枕动脉、咽升动脉、颞浅动脉、上颌动脉、脑膜中动脉(图16-1)。

椎动脉扫查方法

双侧椎动脉(vertebral artery,VA)分别发自左右侧锁骨下动脉(subclavian artery,SCA)后上壁,向上于环状软骨水平穿上位6个颈椎横突孔,亦有少数穿经5个颈椎横突孔,自横突孔穿出后,弯向后内,行于寰椎后弓上面的椎动脉沟,最后于寰椎中线旁向深面穿枕后膜,经枕骨大孔入颅(图16-2)。

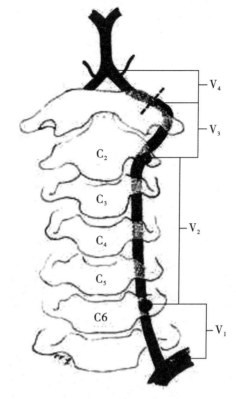

图 16-1　颈部血管解剖示意

图 16-2　椎动脉走行示意

### 2.扫查体位和方法

（1）检查前无须特殊准备,患者仰卧,颈部伸展放松,头稍转向检查对侧(以患者感觉无不适状态为宜)进行颈动脉超声检测。采用高频线阵探头扫查,右侧自无名动脉分叉处,左侧自主动脉弓起始处从颈总动脉近心端(颈根部)向远心端(头侧)移动做横向扫查,显示颈总动脉近心端、中部、远端、颈动脉分叉处、颈内、颈外动脉。颈外动脉位于前内侧,颈内动脉位于后外侧(图 16-3)。

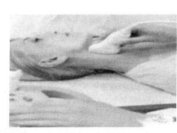

图 16-3　颈部血管扫查体位

（2）探头从颈根部以颈总动脉血管长轴做纵向扫查,观察 CCA 至 ICA、ECA 分支水平 1~2 cm 范围内的血管腔,越过 ICA 与 ECA 分叉水平可以观察到颈内及颈外动脉长轴。探头侧向前内侧方显示颈外动脉,探头侧向后外侧方显示颈内动脉(图 16-4)。

（3）在常规颈动脉二维显像的基础上,通过彩色血流或能量多普勒超声显像,可以进一步观察颈动脉各段的解剖结构及血流充盈状态。若高频探头对 ICA、ECA 结构检查显像不满意,可转换低频凸阵探头(2~5 MHz),尽可能探测到颈内动脉颅外段全程血管腔结构。

（4）采用脉冲多普勒超声测量颈总动脉中段、颈动脉球部、颈内动脉近段、颈外动脉

颈部血管扫查体位与方法 1

颈部血管扫查体位与方法 2

颈总动脉横切及纵切扫查

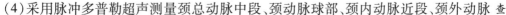

近段的峰值流速、舒张末期血流速度,检测均在血管长轴进行,选择血流平稳不受生理因素影响的部位定量测量。

(5)先显示颈总动脉纵切面图像,然后探头稍向外侧动,即可显示穿行于横突孔的椎动脉。在一排颈椎横突及其后方的声影间寻找相关结构后,向近心端扫查至颈根部,显示椎前发自锁骨下动脉的起始部,转而再向头端追踪至颅底第二横突孔,观察椎动脉灰阶图像。

(6)以彩色多普勒或能量多普勒显像观察椎动脉从 $V_1 \sim V_3$ 段全程血流充盈状态及走行;以脉冲多普勒超声检测 $V_1 \sim V_3$ 段血流频谱及测量 $V_1$、$V_2$ 段的收缩期峰值流速及舒张末期流速(图16-5)。

(7)以灰阶显像从无名动脉上行或从颈总动脉下行观察左、右侧锁骨下动脉血管结构。

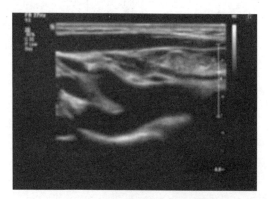

图16-4 颈总动脉分叉处纵切

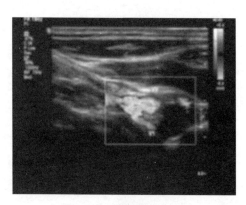

图16-5 椎动脉开口处纵切血流

3. 正常颈部血管声像图常用标准切面 横切面(连续)(图16-6)、纵切面(沿血管长轴摆动探头)(图16-7)。

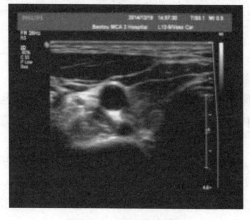

图16-6 颈总动脉横切

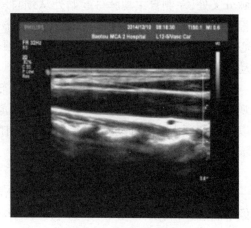

图16-7 颈总动脉纵切

4. 正常颈部血管的超声观察内容与测量

(1) 颈部血管常规检测的动脉包括双侧颈总动脉(CCA)、颈内动脉(ICA)、颈外动脉(ECA)、椎动脉(VA)和锁骨下动脉(SCA)。横向及纵向交互探测,识别颈总动脉分叉部、颈内、颈外动脉所在位置,注意观察血管壁的厚薄、回声强弱、有无夹层,内膜、中层是否光滑,有无局部膨大,管腔四周有无斑块、狭窄、闭塞等形态异常。观察有无血流充盈缺损,彩色血流边缘是否整齐,彩色血流是否呈现单一色,彩色血流有无五彩镶嵌色、色彩倒错及色彩逆转现象,观察彩色血流的明暗程度大致估测血流速度快慢,并以此来确定脉冲多普勒取样点所置的区域。常规测量记录的动脉的参数包括动脉血管内径、内中膜厚度(intimal midial thickness, IMT)和血流动力学参数,包括收缩期峰值流速(peak systolic velocity, PSV)、舒张期末流速(end diastolic volocity, EDV)、血管阻力指数(resistence index, RI)。

(2) 超声测量

1) 正常颈总动脉、颈内动脉、颈外动脉内径及内-中膜测量纵切面分别在颈内、外动脉水平上下方 1~1.5 cm 范围内测量颈总动脉远段(分叉下方)、颈总动脉球部(分叉部)、颈内动脉近段(分叉上方)内径(从内侧内膜内表面至外侧内膜内表面的距离)、动脉内-中膜厚度(IMT,从内膜表面至中膜外表面的垂直距离)(图 16-8)。

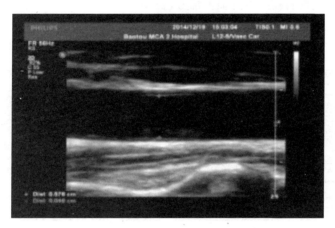

**图 16-8 颈总动脉内径及内中膜厚度测量**

正常值:正常颈总动脉内径为 6.5~8.0 mm,颈动脉窦(球部)管腔较宽,正常内径 6.0~11.0 mm,颈内动脉内径 4.5~6.5 mm,颈外动脉内径 4.0~5.0 mm,血管内-中膜的厚度:正常小于 1.0 mm。

2) 椎动脉内径测量椎动脉的检测包括椎前段(V₁段)、横突段(V₂段)、寰椎段(V₃段),测量 V₁段(特别是开口处)、V₂段($C_6 \sim C_2$)血管直径,正常椎动脉内径大于 2.5 mm,内径 3.7±0.45 mm。椎动脉正常为低阻血流频谱,类似颈内动脉,多数为一侧椎动脉优势型,且大多为左侧。

3) 血管内血流速度测量颈动脉血管内径与血流速度随年龄变化较大,正常颈总动脉 PSV 70.6~112.0 cm/s,EDV 20.7~33.5 cm/s,RI 0.65~0.75,颈内动脉 PSV 53.4~

82.0 cm/s,EDV 20.9~33.7 cm/s,RI 0.53~0.65,颈外动脉 PSV 54.8~87.0 cm/s,EDV 13.0~23.2 cm/s,RI 0.65~0.83,椎动脉 PSV 52.1±14.0 cm/s,EDV 19.2±5.8 cm/s,RI 0.62±0.05。阻力指数 ECA>CCA>ICA。

5. 颈部血管正常声像图表现

（1）正常颈、椎动脉血管壁超声成像包括内膜、中膜、外膜层，内膜层声像图显示为一细线样连续光滑的等回声带，中膜层为低回声暗带，由平滑肌及弹性结缔组织构成，外膜层为疏松结缔组织层，超声图像表现为较内膜清晰而光滑的强回声带。椎动脉段因穿越颈椎横突孔而呈节段显示，椎动脉内壁光滑，内为无回声，有轻微搏动。

（2）血流多普勒

1）正常颈动脉血流呈层流，血流显示为单一的红色或蓝色，充盈整个管腔，流向颅脑。管腔中央为色彩明亮的高速血流信号，靠近管壁为色彩暗淡的低速血流信号，颈动脉球部因管径膨大，呈现轻度紊乱、颜色不一的彩色血流（图16-9）。颈内动脉血流供应大脑组织，循环阻力小，收缩期频谱上升较陡直，而舒张期下降较慢（图16-10）；颈外动脉血流供应头面部组织，循环阻力大，收缩期频谱上升较陡直，而舒张期下降也快，仅有少量低速血流信号（图16-11）；颈总动脉具有上述两者的特点，循环阻力介于两者之间，频谱形态呈三峰，收缩期有两个峰，第一峰大于第二峰，双峰间有切迹。舒张早期增速形成第三峰，舒张期全程有持续低速血流信号（图16-12）。

2）椎动脉彩色血流信号充盈于管腔内，其血流方向色彩与同侧颈动脉相同。频谱形态与颈动脉相似，均为低阻型，不同点在于峰值流速及平均流速比颈内动脉低（图16-13）。

颈部血管检查注意事项（机器调节）

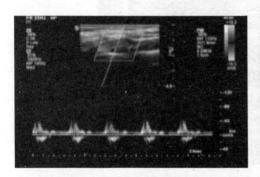

图16-9　颈动脉球部频谱

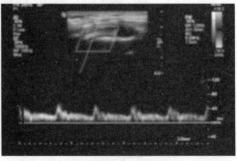

图16-10　颈内动脉频谱

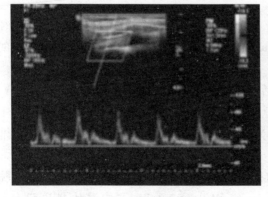

图16-11　颈外动脉频谱

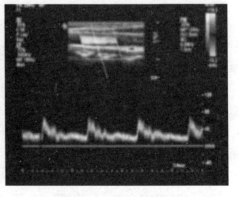

图16-12　颈总动脉频谱

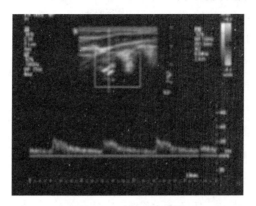

**图 16-13　椎动脉频谱**

6.注意事项

(1)取样门要置于血管腔中心色彩较亮处,原则上取样容积的长度为动脉内径的1/3~1/2宽度,但在诊断颈动脉狭窄时,通常将取样容积调至1~2 mm,采集最高血流速度。

(2)取样线应与血管长轴方向保持一致,声速与血流方向间夹角应小于等于60°。

(3)调节血流增益,过高(流速增大,高估动脉狭窄程度;频带增宽,频窗变小,层流误诊为湍流),过低(频谱显示不清)。

(4)调节血流速度标尺,根据被检查血管的流速而定,不宜过高(彩色暗淡,充盈不良)、过低(彩色混叠)。

(5)取样框大小和位置,根据观察部位的范围而定,最好将其范围设置在刚好覆盖待观察区域的范围。

(6)取样框的方向。使声速与血管的夹角尽量小一些,以增加检测血流的敏感度。

【延伸学习】

颈内静脉解剖概述可链接网址 https://baike.so.com/doc/1927211-2038909.html;颈内静脉置管术相关知识可链接网址 http://www.doc88.com/p-2022997399622.html;颈外静脉解剖概述可链接网址 https://baike.so.com/doc/416368-441032.html;颈外静脉置管可链接网址 https://wenku.baidu.com/view/20378afc941ea76e58fa04d7.html。椎动脉发育不良常为一侧椎动脉发育不全,表现为管腔普遍细小,但血流充盈满意,频谱形态正常,对侧椎动脉可增宽。更多相关知识学习可参考书籍《血管超声经典教程》(Pellerito Polak 等主编,温朝阳、童一砂主译)。

【实训考核】

1.理论考核(见实训二)。

2.学生实操演示,带教老师按超声实训效果考核表给出分数,考核评估学生的实际操作能力(表16-1)。

表 16-1  正常颈部血管超声实训考核与评分标准

| 项目 | | 总分 | 内容要求 | 分值 | 得分 |
|---|---|---|---|---|---|
| 检查前准备 | 医生准备 | 15 | 礼仪适宜 | 2 | |
| | | | 人文关怀 | 2 | |
| | | | 核对信息无误 | 3 | |
| | | | 仪器调节适当 | 8 | |
| | 患者准备 | 5 | 体位选择正确 | 2 | |
| | | | 患者理解并合作 | 3 | |
| 操作过程 | | 50 | 选择适当的探头频率,调节机器至最佳状态 | 5 | |
| | | | 选择适当体位,充分暴露被检查部位,涂超声耦合剂 | 2 | |
| | | | 分别对颈动脉、椎动脉、锁骨下动脉进行多切面扫查 | 10 | |
| | | | 观察正常颈动脉、椎动脉、锁骨下动脉声像图表现 | 12 | |
| | | | 测量颈动脉、椎动脉、锁骨下动脉内径及内-中膜厚度及流速、阻力指数 | 10 | |
| | | | 探头不可碰撞,手持探头灵活牢固 | 4 | |
| | | | 正确使用超声诊断的基本扫查手法 | 4 | |
| | | | Freeze 冻结屏幕,擦净探头,放置于专用位置 | 3 | |
| 检查报告 | | 20 | 信息齐全,内容完整 | 4 | |
| | | | 层次分明,重点突出 | 4 | |
| | | | 语言通顺,描述贴切 | 4 | |
| | | | 数字精确,术语专业 | 4 | |
| | | | 诊断准确,提示恰当 | 4 | |
| 实训评价 | 效果 | 10 | 检查顺利,患者反应良好 | 3 | |
| | 操作 | | 动作轻巧稳重 | 4 | |
| | 沟通 | | 有效 | 3 | |
| 总分 | | 100 | | | |

## 实训二 颈部血管常见疾病超声诊断实训与考核

【实训目标】

1. 知识目标

(1)掌握 颈部血管常见病二维及彩色多普勒超声表现及鉴别诊断;颈部血管疾病超声探测要点及注意事项。

(2)熟悉 颈部血管常见疾病频谱多普勒特征。

(3)了解 探测时超声诊断仪的正确调节。

2. 能力目标 通过实训能够熟练运用多切面对颈部血管常见疾病二维声像图进行正确观察与分析,正确使用脉冲多普勒与彩色多普勒技术做出明确超声诊断,并规范书写超声诊断报告。

3. 素质目标 通过实训学习,学生把课堂上所学理论知识与实践操作有机结合起来,培养学生良好的团队协作精神,培养学生自主学习的习惯,培养学生把基础理论、基本知识和基本技能融会贯通的能力,培养学生严肃认真、实事求是的工作态度和以患者为中心的良好职业道德,从而具备独立诊断颈部血管常见疾病的能力。

【实训器材】

同实训一。

【实训步骤】

1. 由带教老师简述颈部血管常见疾病的病因及病理特征。

2. 带教老师结合理论授课内容给出名词解释、单选、多选题、简答题、识图题、病例分析等理论考核内容,让学生抢答,同时可以增加延伸学习内容,充分利用现代网络技术,让学生有玩有学,极大地调动学生自主学习的积极性。

3. 结合超声诊断仪的使用,讲解检查前准备,包括人文关怀和患者的沟通以及超声探头的选择及仪器的调节。

4. 带教老师实操演示不同检查途径各标准切面各种疾病声像图表现及特点,让学生在头脑中对各标准切面各种疾病所显示的解剖结构及声像图特点有一个初步认识。

5. 带教老师演示讲解检查注意事项和分析疾病的方法和步骤,以提高学生操作能力和分析诊断疾病的水平。

6. 学生分组上机操作实践。

(1)学生重复老师演示的操作流程,尝试着调节机器。

(2)让学生尝试应用老师所讲的检查操作手法,进行不同切面各解剖结构识别,体会不同操作手法对疾病声像图的影响。

(3)认识颈部血管疾病声像图表现并尝试进行测量。

(4)使用彩色多普勒观察病变血管血流情况并使用脉冲多普勒测量流速。

（5）完成颈动脉硬化病变及椎动脉狭窄闭塞性病变初步诊断。

7. 带教老师巡回辅导并纠错，对学生提出的难点、疑点进行讲解。

8. 超声检查实训效果考核。

【实训内容】

**（一）颈动脉硬化病变–内膜增厚（或伴斑块形成）**

1. 病因病理　病因主要为脂质代谢紊乱；动脉壁功能障碍；遗传、持续高血压、饮食中脂肪的含量、内分泌改变、糖尿病、吸烟，以及持续的情绪紧张及缺乏运动。

病理是早期表现为内膜下结缔组织疏松变性；（血液中脂质积聚在内皮下）继而胆固醇及钙盐沉积，形成纤维斑块，导致管腔狭窄；（巨噬细胞吞噬脂质形成泡沫细胞）平滑肌细胞迁移至内皮下，转化成成纤维细胞，最后内膜破裂形成溃疡。

2. 超声观察内容与测量

（1）常规检测的动脉包括双侧 CCA、ICA、ECA、SA。①横向及纵向交互探测，识别颈总动脉分叉部、颈内、颈外动脉所在位置以及锁骨下动脉（尤其起始处），注意观察血管壁的厚薄、回声强弱、有无夹层，内膜、中层增厚情况，有无局部膨大，管腔四周有无斑块及斑块的位置、形态、结构，斑块表面纤维帽完整情况及有无血栓形成，管腔有无狭窄及狭窄程度，管腔有无闭塞等。常规测量记录的动脉的参数包括动脉血管内径、内中膜厚度（IMT）、斑块大小和血流动力学参数，包括收缩期峰值流速（PSV）、舒张期末流速（EDV）、血管阻力指数（RI），如有狭窄需测量狭窄处残余管径和原始管径以及相关的血流动力学参数，包括狭窄处流速、狭窄前段流速、狭窄远段流速及狭窄处流速与后两者的比值。

（2）超声测量

1）颈总动脉、颈内动脉、颈外动脉内径及内–中膜测量同实训一。

2）颈动脉硬化性内膜病变检测：颈动脉内–中膜厚度大于等于 1.0 mm 为内膜增厚；局限性内中膜厚度大于等于 1.5 mm 定义为斑块（图 16-14）。

3）斑块所致管腔的狭窄程度，即狭窄内径比值（通常在血管长轴测量）$=(D_1-D_2)/D_1 \times 100\%$。$D_1$：血管本身的内径（原始内径），$D_2$：血管狭窄处内径（残余内径）。

狭窄面积比值（通常在血管短轴测量）$=(A_1-A_2)/A_1 \times 100\%$，$A_1$：血管横截面本身的面积；$A_2$：血管狭窄处剩余管腔面积（图 16-15）。一般用直径狭窄百分比计算狭窄率，当环形或偏心性狭窄时多用面积计算狭窄百分比。

4）血管内血流速度测量　同实训一。

3. 颈动脉硬化病变声像图表现及特点

（1）颈动脉硬化早期，病变局限于内膜层，超声可见内膜层粗糙，伴阶段性增厚，回声不均匀，不连续改变 IMT≥1.0 mm。随后在内膜不均匀增厚的基础上，病变累及中膜平滑肌层，超声可见内膜回声不均匀，IMT 进一步增厚，并向管腔内突出，弥漫性血管内–中膜增厚 1.0<IMT<1.5 mm（图 16-16）。

（2）斑块情况的评价

1）斑块的显微组织结构　包括表面致密的纤维帽，并与深层的平滑肌细胞相连，核心部分为脂质和碎片状坏死的组织。由于斑块形成的时间及病理组织结构不同，斑块的特性及稳定性不同。

2）斑块的分类　根据斑块声学特征分为均质回声斑块，包括低回声斑块、等回声斑块、强回声斑块（图16-17）。不均质回声斑块，斑块内部包含强或中或低回声斑块（图16-18）。斑块的声波特性与斑块的稳定性相关，均质型回声斑块中以等回声或强回声特征的斑块相对稳定，而低回声或不均质回声斑块是不稳定型斑块。

根据斑块形态学特征，分为规则形，如扁平斑块，基底较宽，表面纤维帽光滑，回声均匀，形态规则；不规则型，斑块形态不规则，表面不光滑，纤维帽不完整（图16-19）；溃疡性斑块，表面纤维帽破裂不完整，表面不光滑，局部组织缺损，形成"火山口"样缺损（图16-20）。

颈总动脉斑块扫查1

颈总动脉斑块扫查2

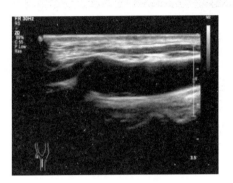

图16-14　颈动脉硬化性内膜病变

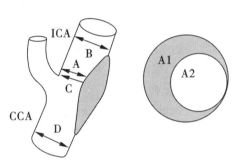

图16-15　颈动脉长轴与短轴管腔狭窄度测量

左图：NASCET，北美症状性颈动脉内膜剥脱术标准；ECST，欧洲颈动脉外科标准。NASCET法采用颈动脉膨大部以远正常处管腔内径为原始内径（$B$），ECST法采用颈动脉膨大处模拟内径为原始内径（$C$），两者都采用颈动脉最窄处宽度（$A$）为残余内径。NASCET法（N法）狭窄率$=(1-A/B)\times100\%$；ECST法（E法）狭窄率$=(1-A/C)\times100\%$；右图：$A_1$血管横截面本身的面积，$A_2$：血管狭窄处剩余管腔面积，血管狭窄率$=(1-A_2/A_1)\times100\%$

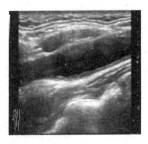

图16-16　弥漫性血管内-中膜增厚

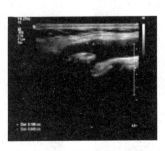

图16-17　等回声扁平斑块

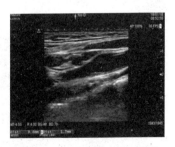

图16-18　不均回声扁平斑块

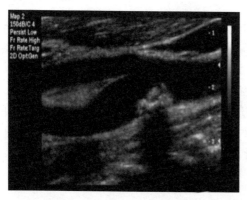

图 16-19　不均回声不规则斑块

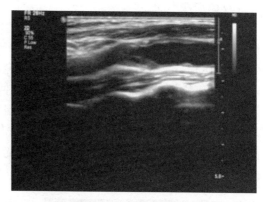

图 16-20　溃疡性斑块

根据斑块超声造影后增强特点分为：易损斑块，斑块由周边向内部呈密度较高的点状及短线状增强；稳定斑块，斑块无增强或周边及内部呈稀疏点状增强。

（3）血流多普勒

1）在常规颈动脉二维显像的基础上，通过彩色血流或能量多普勒超声显像，可以进一步观察颈动脉各段的解剖结构及血流充盈状态，不规则或溃疡型斑块处血流信号充盈缺损。

2）管腔轻度狭窄处血流束局部变细，流速正常或轻度增快。

颈内动脉闭塞扫查

3）中重度狭窄血流束呈细线状五彩镶嵌的涡流或湍流信号，血流速度增快，频谱增宽、充填；重度狭窄时远段峰值流速减低，加速时间延长，呈低速低搏动改变，近段血流阻力增大（图 16-21，图 16-22）。

4）完全闭塞时管腔内血流信号消失，不能检测到血流频谱，闭塞上段血流速度降低或出现方向逆转（图 16-23）。

5）以彩色多普勒显像观察锁骨下动脉血流充盈状态；以脉冲多普勒超声检测锁骨下动脉血流频谱及测量收缩期峰值流速及舒张末期流速。

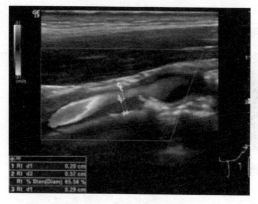

图 16-21　颈内动脉中度狭窄

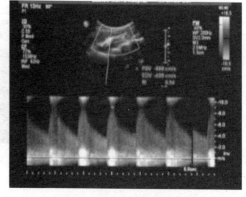

图 16-22　颈内动脉重度狭窄

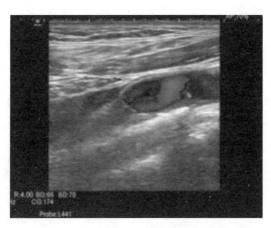

**图 16-23　颈内动脉闭塞**

（4）颈动脉狭窄超声评价标准见表 16-2（目前国际采用的标准是 2003 年美国放射年会超声会议公布的标准）。

**表 16-2　颈动脉狭窄超声评价标准**

| 狭窄程度 | PSV（cm/s） | EDV（cm/s） | $PSV_{ICA}/PSV_{CCA}$ |
| --- | --- | --- | --- |
| 正常或<50% | <125 | <40 | <2.0 |
| 50%~69% | >125,<230 | >40,<100 | >2.0,<4.0 |
| 70%~99% | >230 | >100 | >4.0 |
| 闭塞 | 无血流信号 | 无血流信号 | 无血流信号 |

**4.注意事项**　同实训一。

**（二）椎动脉狭窄闭塞性病变**

**1.病因病理**　主要病因为动脉粥样硬化或多发性大动脉炎,好发于椎动脉起始部,狭窄可导致椎-基底动脉供血不足症状。

**2.超声观察内容与测量**

（1）超声常规检测的动脉包括双侧 VA。二维灰阶观察椎动脉（主要开口处）血管壁的厚薄、回声强弱、有无夹层,内中膜增厚情况,有无局部膨大,管腔有无斑块及斑块的位置与形态、结构,斑块表面有无血栓形成,管腔有无狭窄及狭窄程度,有无闭塞等。以彩色多普勒显像观察椎动脉血流充盈状态;以脉冲多普勒超声检测椎动脉血流频谱及测量收缩期峰值流速及舒张末期流速和阻力指数。常规测量记录的动脉的参数包括双侧椎动脉内径和血流动力学参数,包括收缩期峰值流速（PSV）、舒张期末流速（EDV）、血管阻力指数（RI）。

（2）超声测量

1）椎动脉内径及流速测量同实训一。

2)椎动脉管径:正常大于 2.5 mm,2.0~2.5 为椎动脉管径纤细;小于 2.0 mm 为椎动脉狭窄(图16-24,图16-25)。

3)斑块所致管腔的狭窄程度,即狭窄内径比值(通常在血管长轴测量)= $(D_1 - D_2)/D_1 \times 100\%$。$D_1$:血管本身的内径(原始内径),$D_2$:血管狭窄处内径(残余内径)。

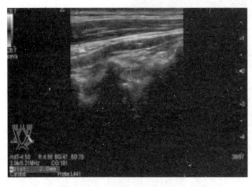 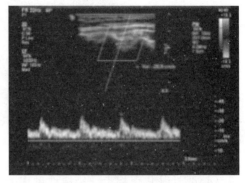

图16-24　椎动脉管径纤细　　　　　图16-25　纤细椎动脉血流频谱

3.声像图表现及特点

(1)椎动脉内-中膜增厚,内膜粗糙,斑块形成,多见于起始段(开口处多见)(图16-26)。

(2)血流多普勒:在常规颈动脉二维显像的基础上,通过彩色血流或能量多普勒超声显像,可以进一步观察椎动脉各段的解剖结构及血流充盈状态。管腔狭窄时,可见血流束变细,彩色血流充盈缺损,血流速度可增快,频谱增宽,充填(图16-27)。完全闭塞时管腔内血流信号消失,不能检测到血流频谱,对侧椎动脉可出现内径增宽,流速增快等代偿性改变。另外椎动脉闭塞时注意观察是否存在侧支循环血流。

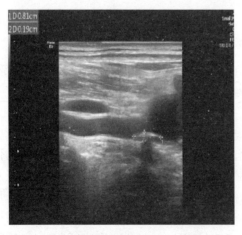 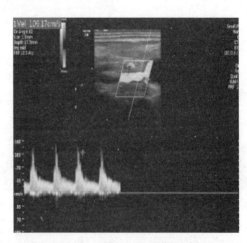

图16-26　椎动脉开口处斑块　　　　　图16-27　椎动脉开口处狭窄频谱

4.注意事项　同实训一。

**【延伸学习】**

可进行多发性大动脉炎,颈动脉栓塞,颈动脉肌纤维发育不良、锁骨下动脉盗血综合征等相关知识更多内容的拓展延伸学习,学生在课余时间也可充分利用自己的碎片化时间随时进行主动学习。多发性大动脉炎,多为女性,青、幼年多见,可有结核病、风湿病,常有血沉增快,主动脉弓及其分支最多见,其次为胸腹主动脉及其分支,超声表现为管壁弥漫性或局限性增厚,一般无钙化斑块,严重者累及动脉壁全层,更多相关内容的学习可链接网址 https://baike. baidu. com/item/% E5% A4% A7% E5% 8A% A8% E8% 84% 89% E7% 82% 8E/3587273？ fr = aladdin&fromid = 1374331&fromtitle =% E5% A4% 9A% E5% 8F%91% E6% 80% A7% E5% A4% A7% E5% 8A% A8% E8% 84% 89% E7% 82% 8E;颈动脉栓塞,颈动脉肌纤维发育不良相关知识可参考《血管超声经典教程》与《颅颈与外周血管超声》中相关章节内容。锁骨下动脉盗血综合征相关知识可扫描下方二维码关注血管部分搜索相关内容进行学习。

**【实训考核】**

1. 理论考核。

2. 学生实操演示,带教老师按超声实训效果考核表给出分数,考核评估学生的实际操作能力(表16-3)。

表16-3　颈部血管常见疾病超声实训考核与评分标准

| 项目 | | 总分 | 内容要求 | 分值 | 得分 |
|---|---|---|---|---|---|
| 检查前准备 | 医生准备 | 15 | 礼仪适宜 | 2 | |
| | | | 人文关怀 | 2 | |
| | | | 核对信息无误 | 3 | |
| | | | 仪器调节适当 | 8 | |
| | 患者准备 | 5 | 体位选择正确 | 2 | |
| | | | 患者理解并合作 | 3 | |
| 操作过程 | | 50 | 选择适当的探头频率,调节机器至最佳状态 | 5 | |
| | | | 选择适当体位,充分暴露被检查部位,涂超声耦合剂 | 2 | |
| | | | 对颈动脉、椎动脉、锁骨下动脉分别进行多切面扫查 | 10 | |
| | | | 观察分析病变血管声像图表现 | 12 | |
| | | | 准确测量颈动脉、椎动脉、锁骨下动脉内径、内-中膜厚度、流速、阻力指数,描述斑块位置、回声、形态、大小,测量狭窄处残余管径、原始管径及流速 | 10 | |
| | | | 探头不可碰撞,手持探头灵活牢固 | 4 | |
| | | | 正确使用超声诊断的基本扫查手法 | 4 | |
| | | | Freeze冻结屏幕,擦净探头,放置于专用位置 | 3 | |
| 检查报告 | | 20 | 信息齐全,内容完整 | 4 | |
| | | | 层次分明,重点突出 | 4 | |
| | | | 语言通顺,描述贴切 | 4 | |
| | | | 数字精确,术语专业 | 4 | |
| | | | 诊断准确,提示恰当 | 4 | |
| 实训评价 | 效果 | 10 | 检查顺利,患者反应良好 | 3 | |
| | 操作 | | 动作轻巧稳重 | 4 | |
| | 沟通 | | 有效 | 3 | |
| 总分 | | 100 | | | |

# 理论考核题（一）

## （一）名词解释

1. 颈动脉内膜增厚

2. 颈动脉重度狭窄

3. 椎动脉狭窄闭塞性病变

## （二）单选题

1. 动脉管壁的组成包括（　　　）

   A. 由内膜、中膜和外膜组成

   B. 由两层强回声带外膜及内膜组成

   C. 由弹力纤维层组成

   D. 由动脉的内中膜组成

   E. 以上都不是

2. 左侧锁骨下动脉起自于（　　　）

   A. 无名动脉          B. 颈总动脉          C. 基底动脉

   D. 主动脉弓          E. 以上都不是

3. 颈动脉粥样硬化斑块好发在（　　　）

   A. 颈动脉分叉处      B. 颈动脉主干上      C. 颈内动脉起始段

   D. 颈外动脉起始处     E. 以上都不是

4. 椎动脉发自于（　　　）

   A. 基底动脉          B. 锁骨下动脉       C. 颈内动脉

   D. 颈外动脉          E. 以上都不是

5. 右侧锁骨下动脉起自于（　　　）

   A. 主动脉弓          B. 无名动脉         C. 颈总动脉

   D. 颈内动脉          E. 以上都不是

## （三）多选题

1. 锁骨下动脉主要分支包括（　　　）

   A. 椎动脉           B. 甲状腺上动脉      C. 甲状腺下动脉

   D. 胸廓内动脉        E. 以上都不是

2. 血管内血流速度测量应注意（　　　）

   A. 调节好取样门      B. 调节夹角         C. 调节彩色血流信号

   D. 调节二维基础图像   E. 以上都不是

3. 彩色多普勒血流显像应观察（　　　）

   A. 血流性质（层流、湍流、涡流）

    B. 血流方向

    C. 血流有无中断及反流

    D. 血流有无充盈缺损、狭窄

    E. 以上都不是

4. 正常颈动脉血流特点为(　　　)

    A. 层流　　　　　　　　　　　B. 涡流

    C. 湍流　　　　　　　　　　　D. 血流显示为单一的红色或蓝色

    E. 以上都不是

5. 颈动脉狭窄血流特点为(　　　)

    A. 层流　　　　　　　　　B. 涡流　　　　　　　　　C. 湍流

    D. 血流显示为杂乱五彩镶嵌色

    E. 以上都不是

## (四) 简答题

1. 简述颈内动脉和颈外动脉的鉴别方法。

2. 简述颈部血管的超声探测方法及正常声像图表现。

## (五) 识图题

指出下图箭头所指处解剖结构。

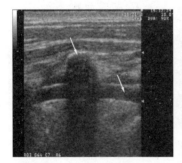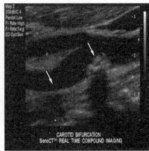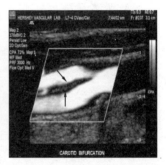

图1　　　　　　　　　　　图2　　　　　　　　　　　图3

## (六) 病例分析

1. 患者×××,女,45 岁,既往体健,体检,颈部血管超声检查见下图,请写出超声诊断及诊断依据(书写正常超声报告)。

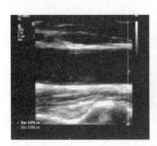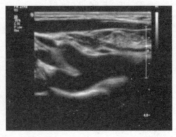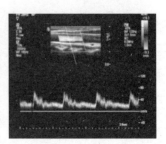

2. 患者××,男,68 岁,高血压 20 年,高血脂 20 年,糖尿病 12 年,吸烟 42 年,右侧肢体麻木,活动不利 1 年,饮水有呛咳,颈部血管超声检查见下图,请写出超声诊断及诊断依据。

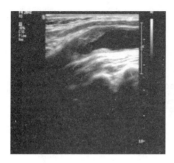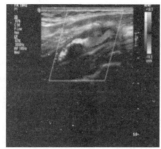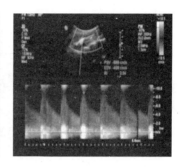

# 理论考核题(一)答案

## (一)名词解释

1. 指颈动脉内-中膜厚度大于等于 1.0 mm 小于 1.5 mm。

2. 指血管病变处血管管径明显变细,管腔内血流束呈细线状五彩镶嵌的涡流或湍流信号,血流速度增快,频谱增宽、充填,远段峰值流速减低,加速时间延长,呈低速低搏动改变,近段血流阻力增大。

3. 指主要病因为动脉粥样硬化或多发性大动脉炎,好发于椎动脉起始部,内膜粗糙,斑块形成,狭窄或闭塞可导致椎-基底动脉供血不足的一组病变。

## (二)单选题

1. A  2. D  3. A  4. B  5. B

## (三)多选题

1. AD  2. ABCD  3. ABCD  4. AD  5. CD

## (四)简答题

1. 颈内动脉和颈外动脉的鉴别见下表:

颈内动脉与颈外动脉的鉴别

| 项目 | 颈内动脉 | 颈外动脉 |
| --- | --- | --- |
| 管径大小 | 大 | 小 |
| 解剖特征 | 颅外无分支 | 颅外多个分支 |

续表

| 项目 | 颈内动脉 | 颈外动脉 |
|---|---|---|
| 检测位置 | 后外侧,探头朝向脊柱 | 前内侧,探头朝向颜面 |
| 频谱形态 | 低阻力型 | 高阻力型 |
| 颞浅动脉压迫实验 | 无变化 | 传导性震颤血流波形 |

2.探测方法:检查前无须做特殊准备,患者仰卧,颈部伸展放松头稍转向检查对侧,先横向扫查,后纵向扫查,显示颈总动脉近心端、中部、远端、颈动脉分叉处、颈内、颈外动脉。颈外动脉位于前内侧,颈内动脉位于后外侧;在常规颈动脉二维显像的基础上,通过彩色血流或能量多普勒可进一步观察颈动脉各段的解剖结构及血流充盈状态;最后采用脉冲多普勒超声测量颈总动脉中段、颈动脉球部、颈内动脉近段、颈外动脉近段的峰值流速、舒张末期血流速度。

正常声像图表现:正常颈动脉血管壁包括内膜、中膜、外膜层,血流呈层流,血流显示为单一的红色或蓝色,充盈整个管腔,流向颅脑。管腔中央为色彩明亮的高速血流信号,靠近管壁为色彩暗淡的低速血流信号。颈内动脉血流供应大脑组织,循环阻力小,颈外动脉血流供应头面部组织,循环阻力大,颈总动脉具有上述两者的特点,循环阻力介于两者之间,频谱形态呈三峰,收缩期有两个峰,第一峰大于第二峰,双峰间有切迹。

(五)识图题

图1:左侧箭头为颈椎横突,右侧箭头为椎间隙椎动脉;图2:左侧箭头为颈内动脉起始处,右侧箭头为颈动脉球部后壁不均回声不规则斑块;图3:上方箭头为颈外动脉,下方箭头为颈内动脉。

(六)病例分析

1.超声诊断:双侧颈部血管未见明显异常。

诊断依据:(正常超声报告)双侧颈总动脉、颈动脉球部、颈内动脉、颈外动脉管径对称,内膜光滑无增厚,管腔内未见明显异常回声,各段流速正常。双侧椎动脉管径正常对称,管腔内未见明显异常回声,双侧流速及频谱形态正常。双侧锁骨下动脉管径对称,管腔内未见明显异常回声,双侧流速正常。

2.超声诊断:颈内动脉狭窄(近段:70%~99%)。

诊断依据:高血压20年,高血脂20年,糖尿病12年,吸烟42年,具有多项导致动脉粥样硬化性病变的危险因素;二维超声可见颈内动脉管径明显变细,血流多普勒可见狭窄处血流束呈细线状五彩镶嵌的湍流信号;脉冲多普勒可见血流速度增快,频谱增宽、充填,流速达898/409 cm/s。

## 实训三　正常腹部血管超声诊断实训与考核

【实训目标】

1. 知识目标

(1)掌握　超声检查腹部血管的检查前准备、检查体位、检查途径及检查方法;正常腹部血管的超声检查各标准切面获得方法和声像图表现以及规范的超声测量。

(2)认识　腹部血管各个标准切面的解剖结构。

(3)了解　探测时超声诊断仪的正确调节。

2. 能力目标　通过实训能够独立完成腹部血管各常规标准切面的扫查,正确使用脉冲多普勒与彩色多普勒技术,并对声像图进行正确观察与分析,规范书写超声诊断报告。

3. 素质目标　通过实训学习,学生把课堂上所学理论知识与实践操作有机结合起来,培养学生良好的团队协作精神,培养学生自主学习的习惯,培养学生把基础理论、基本知识和基本技能融会贯通的能力,培养学生严肃认真、实事求是的工作态度和以患者为中心的良好职业道德。从而具备独立从事本专业工作的实际能力。

【实训器材】

1. 仪器　多功能彩色多普勒超声仪(B/M、CDFI、PW、CW)。

凸阵探头:2~5 MHz凸阵探头为佳,体瘦者可用5.0 MHz,肥胖者及深部血管可以用2.0 MHz。

2. 材料　耦合剂、检查用纸、检查床、教学多媒体、PPT课件、实训考核表。

【实训步骤】

1. 由带教老师演示讲解正常腹部血管的大体解剖。

2. 带教老师结合理论授课内容给出名词解释、单选、多选题、简答题、识图题、病例分析等理论考核内容,让学生抢答,同时可以增加延伸学习内容,充分利用现代网络技术,让学生有玩有学,极大地调动学生自主学习的积极性。

3. 结合超声诊断仪的使用,讲解检查前准备,包括人文关怀和患者的沟通以及超声探头的选择及仪器的调节。

4. 带教老师实操演示腹部血管不同检查途径各标准切面检查步骤、检查手法及声像图表现及特点,让学生在头脑中对各标准切面所显示的解剖结构及操作流程、操作手法、注意事项有一个初步认识。

5. 学生分组上机操作实践

(1)学生重复老师演示的操作流程,尝试着调节机器。

(2)让学生尝试应用老师所讲的检查操作手法,熟悉探头放置位置、探头方位及标准切面的识别,体会操作手法对图像的影响。

(3)认识正常腹部血管声像图表现,尝试腹主动脉、下腔静脉内径测量。

（4）尝试使用彩色多普勒观察血流情况及脉冲多普勒测量流速。

6. 带教老师巡回辅导并纠错，对学生提出的难点、疑点进行讲解。

7. 超声检查实训效果考核

【实训内容】

1. 腹部血管解剖

（1）腹主动脉（aorto，AO）  是人体的大动脉，直接延续于发自左心室的胸主动脉，在第 12 胸椎下缘前方，经膈肌的主动脉裂孔进入腹膜后间隙，沿脊柱左侧下行，在第 4 腰椎下缘高度分为左、右髂总动脉，全长 14~15 cm。主要负责腹腔脏器和腹壁的血液供应。腹主动脉发出的第一个无对支为腹腔动脉，在膈肌稍下方，约平第 12 胸椎处起于腹主动脉的前壁，长 2~3 cm，发出胃左动脉、肝总动脉、脾动脉。腹主动脉发出的第二个分支为肠系膜上动脉，约在第一腰椎高度起自腹主动脉前壁，在脾静脉与胰头后方下行，斜行向右下。腹主动脉发出的第三个重要分支为肾动脉，在平第 1、2 腰椎椎间盘水平起于腹主动脉两侧，横行向外，右肾动脉起点低于左肾动脉，左肾动脉较短，右肾动脉较长。第四个分支为肠系膜下动脉，约在第 3 腰椎高度起自腹主动脉前壁，在腹后壁腹膜深面向左下方行走。

（2）下腔静脉（inferior vena cave，IVC）  由左、右髂总静脉汇合而成，汇合部位多在第 5 腰椎水平，少数平第 4 腰椎。下腔静脉位于脊柱的右前方，沿腹主动脉的右侧上行，经肝的腔静脉沟、穿膈的腔静脉孔，开口于右心房，下腔静脉的主要属支有肝静脉和肾静脉（图 16-28）。

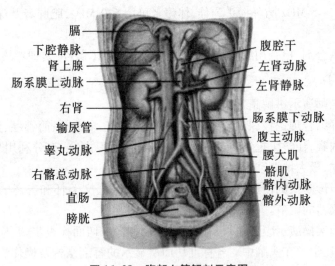

图 16-28  腹部血管解剖示意图

（3）门静脉（portal vein，PV）  多由肠系膜上静脉和脾静脉在胰颈后方汇合而成，在十二指肠球部后方，走行于肝十二指肠韧带中，位于胆总管和肝动脉之后，至肝门处分为左、右两支进入肝门（见肝脏超声诊断实训部分）。

2.扫查体位和方法

(1)腹主动脉 检查前空腹8~12 h,常规取仰卧位,必要时侧卧位或俯卧位,探头置于剑突下腹部正中线偏左1~2 cm连续性纵切和横切扫查腹主动脉及其分支。先扫查腹主动脉各段的横断面,而后纵断面扫查,深吸气后屏气,利用下移的肝作透声窗,有助于腹主动脉上段的检查,探头加压可消除部分肠道气体的干扰,也有助于检查,但肥胖、腹胀及大量腹水患者可导致该切面检查不满意,甚至失败,此时可采用右侧卧位或左侧卧位侧腰部腹主动脉长轴冠状面扫查,利用脾、左肾或肝、右肾作透声窗来显示腹主动脉。

(2)下腔静脉 将探头置于剑突下正中线偏右约2 cm处,自上往下纵切追踪观察下腔静脉的管壁和管腔内情况,横切下腔静脉位于腹主动脉右侧,或将探头置于右前腹肋间或右侧腰部,呈冠状面扫查,利用肝和右肾作透声窗,能够显示呈平行排列的下腔静脉和腹主动脉的长轴图像,站立位或乏氏动作时,由于下腔静脉扩张,有助于帮助观察。

(3)门静脉 探头置于脊柱右前方,中线略偏向右处沿门静脉解剖走向斜断扫查门静脉(见肝脏超声诊断实训部分)。

3.正常腹部血管声像图常用标准切面

(1)腹正中腹主动脉长轴矢状面 腹主动脉呈一长条状无回声,上起自第12胸椎之前,至第4腰椎水平分为左右两髂总动脉,从上到下管径逐渐变细,可见管壁的搏动(图16-29)。

(2)腹正中腹主动脉横切面 腹主动脉在脊柱前方,略偏左侧一圆形无回声区,与心跳的搏动节律一致,管壁光滑(图16-30)。

(3)剑突下下腔静脉纵切面 下腔静脉呈长管状无回声,管壁随心脏舒缩有明显波动,吸气时管径缩小,呼气时相反(图16-31)。

(4)剑突下下腔静脉横切面 在脊柱右前方,腹主动脉右侧,呈现略带椭圆形或较扁平、似三角形无回声。

腹主动脉扫查体位与方法1

腹主动脉扫查体位与方法2

下腔静脉扫查体位与方法1

下腔静脉扫查体位与方法2

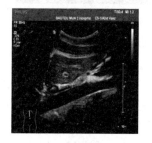

图16-29 腹正中腹主动脉长轴矢状面

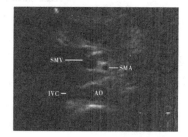

图16-30 腹正中腹主动脉横切面

SMA:肠系膜上动脉 SMV:肠系膜上静脉 IVC:下腔静脉 AO:腹主动脉

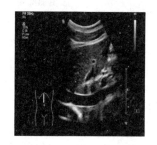

图16-31 剑突下下腔静脉纵切面

4.正常腹部血管的超声观察内容与测量

(1)腹部血管超声常规检测的动脉 包括腹主动脉(AO)、下腔静脉(IVC)。腹主动脉常规测量记录的参数包括腹主动脉内径和血流动力学参数,包括收缩期峰值流速

（PSV）、舒张期末流速（EDV）、血管阻力指数（RI）。常规观察内容包括血管壁的厚薄、回声强弱、有无夹层，内膜、中层是否光滑，有无局部膨大，管腔有无斑块、狭窄、闭塞等形态异常。下腔静脉常规测量记录的参数包括下腔静脉内径和血流收缩期峰值流速及频谱特征，常规观察内容包括静脉管腔有无狭窄、扩张、阻塞、占位性病变。

（2）超声测量

1）在最大腹主动脉长轴矢状面上测量腹主动脉前后径或在腹主动脉横切面上测量腹主动脉前后径及左右径（测量方法均为从一侧管壁外缘至对侧管壁外缘）。自上而下均匀性变小，管径正常值：近段 2.0～3.0 cm，中段 1.5～2.5 cm，远段 1.0～2.0 cm（图 16-32），流速尚无一定公认标准，文献报道流速 50～110 cm/s，从近端至远端逐渐减低。

2）剑突下下腔静脉纵切面可测量下腔静脉右心房入口处及肝后段前后径，近右心房处有一生理性狭窄，管径随呼吸周期而变化，吸气时变窄，呼气时增宽，管径正常值：上段 1.0～1.3 cm，中段 0.9～1.2 cm，下段 0.9～1.1 cm（图 16-33）。

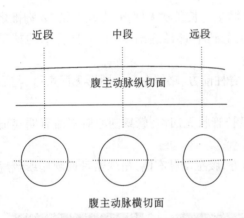

图 16-32　腹主动脉的测量方法

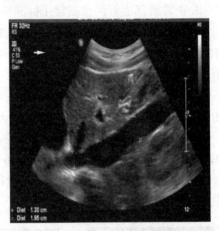

图 16-33　剑突下下腔静脉测量方法

5.腹部血管正常声像图表现

（1）正常腹主动脉管壁超声成像包括内膜、中膜、外膜层，内膜层声像图显示为一细线样连续光滑的等回声带，中膜层为低回声暗带，由平滑肌及弹性结缔组织构成，外膜层为疏松结缔组织层，超声图像表现为较内膜清晰而光滑的强回声带。腹主动脉血管纵切面呈长管状无回声结构，随心脏节律一致，膨胀性扩张，下腔静脉受右心房压力影响呈波浪式波动。

（2）血流多普勒

1）在常规腹主动脉二维显像的基础上，通过彩色血流或能量多普勒超声显像，可以进一步观察腹主动脉各段的解剖结构及血流充盈状态。纵切时以红色血流为主，显示离心方向血流信号。观察有无血流充盈缺损，彩色血流边缘是否整齐，彩色血流是否呈现单一色，彩色血流有无五彩镶嵌色、色彩倒错及色彩逆转现象，观察彩色血流的明暗程度大致估测血流速度快慢，并以此来确定脉冲多普勒取样点所置的区域。

腹主动脉横切与纵切扫查

2)采用脉冲多普勒超声测量腹主动脉流速,检测均在血管长轴进行,选择血流平稳不受生理因素影响的部位定量测量。腹主动脉频谱收缩期上升陡直,频带较窄,有清晰频窗,形态随部位不同而有差别,近段频谱显示舒张期有一定程度的正向血流,远段频谱显示舒张早期有一小幅负向波,舒张中晚期正向低速血流(图16-34)。

3)下腔静脉彩色多普勒显示收缩早期至舒张早期呈蓝色血流,舒张晚期呈红色血流。频谱多普勒呈三峰型,收缩期和舒张早期负向"s"波和"D"波,多数在心房收缩期有正向"a"波。下腔静脉近心段血流频谱呈三相型或四相型,远心段血流频谱呈连续性前向血流(图16-35)。

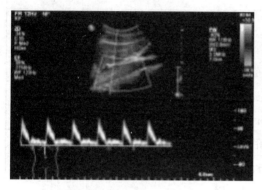 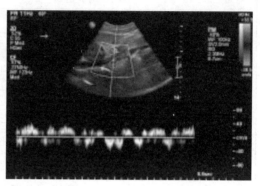

图16-34　腹主动脉血流频谱　　　　　图16-35　下腔静脉血流频谱

6.注意事项

(1)同实训一。

(2)腹主动脉测量时在纵切和横切时测量腹主动脉前后径及左右径,测量方法均为从一侧管壁外缘至对侧管壁外缘,由于动脉扩张后常扭曲,测量时应以所测动脉的解剖位置为准,而不是以患者本身为准。

(3)必须熟悉腹主动脉解剖。腹主动脉分3段:分别以肠系膜上动脉和肾动脉为界,分为上段、中段、下段,从近段至远段逐渐变细,至分叉处最细。

(4)检查下腔静脉避免过度加压,过度加压可能影响静脉腔形态和血流状态。

【延伸学习】

可进行腹腔动脉"海鸥征",肠系膜上动脉"胡桃夹现象",门静脉高压等相关知识更多内容的拓展延伸学习,使学生在课余时间也可充分利用自己的碎片化时间随时进行主动学习。腹腔动脉恰位于肝尾状叶下方,肠系膜上动脉和胰腺上方。横切时,腹腔动脉的分支呈"海鸥征","左翅膀"是脾动脉,"右翅膀"是肝总动脉。肠系膜上动脉"胡桃夹现象"可链接 http://www.haodf.com/zhuanjiaguandian/huxiaozhou_419176575.htm。

门静脉高压可链接网址 https://baike.so.com/doc/5360822-5596378.html。

【实训考核】

1.理论考核(见实训四)。

2.学生实操演示,带教老师按超声实训效果考核表给出分数,考核评估学生的实际操作能力（表16-4）。

**表16-4 正常腹部血管超声实训考核与评分标准**

| 项目 | | 总分 | 内容要求 | 分值 | 得分 |
|---|---|---|---|---|---|
| 检查前准备 | 医生准备 | 15 | 礼仪适宜 | 2 | |
| | | | 人文关怀 | 2 | |
| | | | 核对信息无误 | 3 | |
| | | | 仪器调节适当 | 8 | |
| | 患者准备 | 5 | 体位选择正确 | 2 | |
| | | | 患者理解并合作 | 3 | |
| 操作过程 | | 50 | 选择适当的探头频率,调节机器至最佳状态 | 5 | |
| | | | 选择适当体位,充分暴露被检查部位,涂超声耦合剂 | 2 | |
| | | | 对腹主动脉、下腔静脉进行多切面扫查 | 10 | |
| | | | 观察分析腹部血管声像图表现 | 12 | |
| | | | 测量腹主动脉及下腔静脉内径及流速 | 4 | |
| | | | 探头不可碰撞,手持探头灵活牢固 | 4 | |
| | | | 正确使用超声诊断的基本扫查手法 | 10 | |
| | | | Freeze冻结屏幕,擦净探头,放置于专用位置 | 3 | |
| 检查报告 | | 20 | 信息齐全,内容完整 | 4 | |
| | | | 层次分明,重点突出 | 4 | |
| | | | 语言通顺,描述贴切 | 4 | |
| | | | 数字精确,术语专业 | 4 | |
| | | | 诊断准确,提示恰当 | 4 | |
| 实训评价 | 效果 | 10 | 检查顺利,患者反应良好 | 3 | |
| | 操作 | | 动作轻巧稳重 | 4 | |
| | 沟通 | | 有效 | 3 | |
| 总分 | | 100 | | | |

# 理论考核题（二）

## （一）名词解释

1. 夹层动脉瘤

2. 腹主动脉瘤

## （二）单选题

1. 门静脉的形成由(　　)

　A. 肝静脉和十二指肠静脉汇合而成

　B. 肝静脉与脾静脉汇合而成

　C. 脾静脉与胃左静脉汇合而成

　D. 脾静脉和肠系膜上静脉汇合而成

　E. 以上都不是

2. 腹主动脉夹层,夹层发生在哪一层(　　)

　A. 内膜　　　　　　　　B. 中层　　　　　　　　C. 外膜

　D. 内、中、外三层　　　E. 外膜与周围组织之间

3. 腹主动脉多普勒频谱为(　　)

　A. 典型的三相波型　　　B. 典型的两相波型　　　C. 频谱形态呈负向三峰

　D. 频谱形态呈正向三峰

　E. 以上都不是

4. 下列描述真性腹主动脉瘤不正确的是(　　)

　A. 腹主动脉失去正常形态,管腔内径大小不一

　B. 外径>3 cm

　C. 病变处管径为相邻正常段管径 1.5 倍以上

　D. 以外伤多见

　E. 瘤壁与主动脉壁连续

5. 在腹主动脉和肠系膜上动脉之间穿过的血管是(　　)

　A. 脾静脉　　　　　　　B. 肝静脉　　　　　　　C. 左肾静脉

　D. 肠系膜上静脉　　　　E. 以上都不是

## （三）多选题

1. 腹主动脉的主要分支包括(　　)

　A. 肝总动脉　　　　　　B. 肾动脉　　　　　　　C. 肠系膜上动脉

　D. 脾动脉　　　　　　　E. 以上都不是

2. 关于下腔静脉下列描述正确的是(　　)

　A. 近心段血流频谱呈三相型或四相型

　　B. 管径随呼吸周期而变化,吸气时变窄,呼气时增宽

　　C. 自发性

　　D. 远心段血流频谱呈连续性前向血流

　　E. 以上都不是

3. 下腔静脉的主要属支包括(　　　)

　　A. 肾静脉　　　　　　　B. 肝静脉　　　　　　C. 脾静脉

　　D. 肠系膜上静脉　　　　E. 以上都不是

4. 下列关于门静脉描述,正确的是(　　　)

　　A. 入肝血流　　　　　B. 流速20~30 cm/s　　　C. 主干内径小于13 mm

　　D. 多普勒频谱呈期相性改变

　　E. 以上都不是

5. 下列对夹层动脉瘤描述,正确的是(　　　)

　　A. 动脉壁中层退行性病变

　　B. 动脉腔被纤细的膜样回声分成真腔和假腔两部分

　　C. 真腔一般大于假腔

　　D. 真腔血流速度较快

　　E. 假腔血流速度较快

## (四)简答题

1. 简述夹层动脉瘤和真性动脉瘤的鉴别方法。

2. 简述腹部血管的超声探测方法及正常声像图表现。

## (五)识图题

指出下图箭头所指处解剖结构。

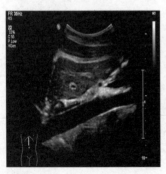 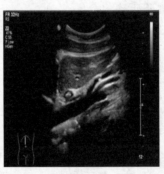 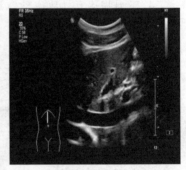

　　图1　　　　　　　　　　图2　　　　　　　　　　图3

## (六)病例分析

1. 患者,女,37岁,主诉进餐易饱,体检,腹部血管超声检查见下图,请写出超声诊断及诊断依据(书写正常超声报告)。

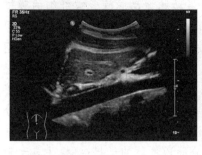
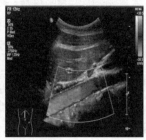
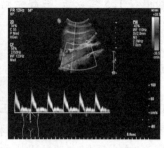

2. 患者,男,62 岁,高血压 15 年,高血脂 10 年,糖尿病 5 年,吸烟 28 年,突感腹部剧烈疼痛,腹部血管超声示腹主动脉中段呈囊状扩张,管腔最大截面约 9.3 cm×5.0 cm,内膜增厚,后壁见不均低回声附着,最大截面 5.2 cm×1.5 cm,管腔内血流呈涡流,请写出超声诊断及诊断依据。

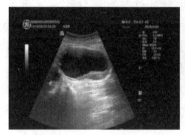
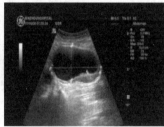
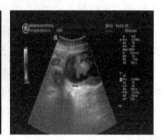

# 理论考核题(二)答案

## (一)名词解释

1. 指由于内膜局部撕裂,受强力的血液冲击,内、中层分离,将动脉壁分离成真、假两个管腔,引起相应脏器缺血性改变。临床表现为突发腹部剧痛。

2. 腹主动脉瘤是指腹主动脉呈瘤样扩张,通常直径增大 50% 以上定义为动脉瘤。

## (二)单选题

1. D  2. B  3. B  4. D  5. C

## (三)多选题

1. BC  2. ABCD  3. AB  4. ABCD  5. ABD

## (四)简答题

1. 通过典型的声像图改变来鉴别:腹主动脉瘤动脉失去正常形态,管腔内径大小不一,向一侧突出,最宽处外径>3 cm,可见有与心律同步的搏动。病变处管径为相邻正常段管径1.5倍以上,与腹主动脉前后壁相连且相通;夹层动脉瘤动脉管腔被纤细的膜样回声分成真腔和假腔两部分,横切可见两个内径不同的椭圆形无回声区,假腔一般大于真腔,假腔内可见血栓回声,断裂处动脉内膜分离形成一线状回声在腔内随心动周期摆动。

2. 腹部血管的超声探测方法:检查前空腹8~12 h,常规取仰卧位,必要时侧卧位或俯卧位,探头置于剑突下腹部正中线偏左1~2 cm连续性纵切和横切扫查腹主动脉及其分支。先扫查腹主动脉各段的横断面,而后纵断面扫查,深吸气后屏气,利用下移的肝做透声窗,有助于腹主动脉上段的检查,探头加压可消除部分肠道气体的干扰;将探头置于剑突下正中线偏右约2 cm处,自上往下纵切追踪观察下腔静脉的管壁和管腔内情况,横切下腔静脉位于腹主动脉右侧,或将探头置于右前腹肋间或右侧腰部,呈冠状面扫查,利用肝和右肾作透声窗,能够显示呈平行排列的下腔静脉和腹主动脉的长轴图像。

正常声像图表现:腹主动脉血管纵切面呈长管状无回声结构,随心脏节律一致膨胀性扩张,下腔静脉受右心房压力影响呈波浪式波动。腹主动脉纵切时以红色血流为主,显示离心方向血流信号频谱收缩期上升陡直,频带较窄,有清晰频窗,近段频谱显示舒张期有一定程度的正向血流,远段频谱显示舒张早期有一小幅负向波,舒张中晚期正向低速血流。下腔静脉彩色多普勒显示收缩早期至舒张早期呈蓝色血流,舒张晚期呈红色血流。频谱多普勒呈三峰型,收缩期和舒张早期负向"S"波和"D"波,多数在心房收缩期有正向"a"波。下腔静脉近心段血流频谱呈三相型或四相型,远心段血流频谱呈连续性前向血流。

### (五)识图题

图1:上方箭头为肝左叶,下方箭头为腹主动脉;图2:左侧箭头为腹腔动脉,右侧箭头为肠系膜上动脉;图3:上方箭头为肝左叶,下方箭头为下腔静脉。

### (六)病例分析

1. 超声诊断:双侧腹部血管未见明显异常。

诊断依据:腹主动脉管径对称,内膜光滑无增厚,管腔内未见明显异常回声,各段流速及频谱形态正常正常,CDFI:管腔内血流充盈尚可。

2. 超声诊断:腹主动脉瘤并附壁血栓形成。

诊断依据:老年男性,年龄62岁;高血压15年,高血脂10年,糖尿病5年,吸烟28年,有动脉硬化的高危因素;腹主动脉失去正常形态,呈瘤样扩张,管腔外径>3 cm,直径增大超过50%;瘤体内流速减慢,可见涡流,红蓝参半。

## 实训四 腹部血管常见疾病超声诊断实训与考核

**【实训目标】**

1. 知识目标

(1)掌握 腹部血管常见病二维及彩色多普勒超声表现;腹部血管疾病超声探测要点及注意事项。

(2)熟悉 腹部血管常见疾病频谱多普勒特征。

(3)了解 探测时超声诊断仪的正确调节。

2. 能力目标 通过实训能够运用多切面对二维声像图进行正确观察与分析,正确使用脉冲多普勒与彩色多普勒技术做出明确诊断,并规范书写超声诊断报告。

3. 素质目标 通过实训学习,学生把课堂上所学理论知识与实践操作有机结合起来,培养学生良好的团队协作精神,培养学生自主学习的习惯,培养学生把基础理论、基本知识和基本技能融会贯通的能力,培养学生严肃认真、实事求是的工作态度和以患者为中心的良好职业道德,从而具备独立诊断腹部血管常见疾病的能力。

**【实训器材】**

同实训三。

**【实训步骤】**

1. 由带教老师简述腹部血管常见疾病的病因及病理特征。

2. 带教老师结合理论授课内容给出名词解释、单选、多选题、简答题、识图题、病例分析等理论考核内容,让学生抢答,同时可以增加延伸学习内容,充分利用现代网络技术,让学生有玩有学,极大地调动学生自主学习的积极性。

3. 结合超声诊断仪的使用,讲解检查前准备,包括人文关怀和患者的沟通以及超声探头的选择及仪器的调节。

4. 带教老师实操演示不同检查途径各标准切面各种疾病声像图表现及特点,让学生在头脑中对各标准切面各种疾病所显示的解剖结构及声像图特点有一个初步认识。

5. 带教老师演示讲解检查注意事项和分析疾病的方法和步骤,以提高学生操作能力和分析诊断疾病的水平。

6. 学生分组上机操作实践

(1)学生重复老师演示的操作流程,尝试着调节机器。

(2)让学生尝试应用老师所讲的检查操作手法,进行不同切面各解剖结构识别,体会不同操作手法对疾病声像图的影响。

(3)认识腹部血管常见疾病声像图表现并尝试进行测量。

(4)使用彩色多普勒观察病变血管血流情况并使用脉冲多普勒测量流速。

(5)初步完成腹部血管疾病超声判断。

7.带教老师巡回辅导并纠错,对学生提出的难点、疑点进行讲解。

8.超声检查实训效果考核。

【实训内容】

**(一)腹主动脉瘤**

1.病因病理　由于管壁局部粥样硬化或受外伤破坏,特别是中膜的破坏使管壁薄弱,受到管内动脉血压的影响和血流的冲击,使得已变薄弱的动脉壁局部逐渐扩大而形成,以动脉粥样硬化最为常见。

2.腹主动脉瘤的超声观察内容与测量

(1)腹主动脉瘤常规测量记录的参数　包括腹主动脉内径和血流动力学参数,包括收缩期峰值流速(PSV)、舒张期末流速(EDV)、血管阻力指数(RI)。常规观察内容包括血管壁的厚薄、回声强弱、内膜、中层增厚情况,管腔有无夹层及局部膨大,病变血管有无斑块,估测斑块大小和是否造成狭窄,存在狭窄时应测量残腔内径,包括最窄处前后径和最窄处横径。以彩色多普勒显像观察腹主动脉瘤血流充盈状态;以脉冲多普勒超声检测腹主动脉瘤病变血管血流频谱及测量收缩期峰值流速及舒张末期流速。

(2)超声测量

1)腹主动脉瘤及合并血栓时内径检测见图 16-36、图 16-37。

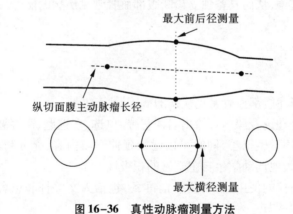

图 16-36　真性动脉瘤测量方法

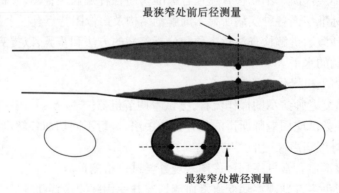

图 16-37　真性动脉瘤合并血栓时内径的测量方法

2)测量瘤颈距肾动脉开口的距离及瘤体出口距腹主动脉分叉处的距离。

3)血管内血流速度测量:对于腹主动脉狭窄,没有特定标准,如局部收缩期峰值流速升高100%,可以诊断内径狭窄率大于50%。

3.腹主动脉瘤声像图表现(图16-38~图16-40)

(1)腹主动脉失去正常形态,管腔内径大小不一,向一侧突出,(最大径)外径>3 cm,可见与心律同步的搏动。病变处管径为相邻正常段管径1.5倍以上,边界清,后方可有增强效应,与腹主动脉前后壁相连且相通,连续性良好。向一侧突起时横径增宽显著,前后径增大不明显。

(2)彩色多普勒

1)在常规二维显像的基础上,通过彩色血流或能量多普勒超声显像,可以进一步观察腹主动脉各段的解剖结构及血流充盈状态。

2)瘤体内流速减慢,可见涡流,红蓝参半,收缩期峰值流速下降,频谱带增宽。

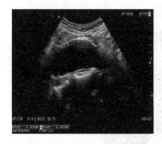 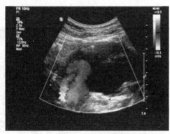 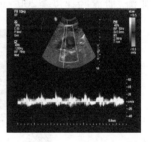

图16-38　腹主动脉瘤合　　　图16-39　腹主动脉瘤内　　　图16-40　腹主动脉瘤
　　　　　并血栓二维　　　　　　　　　血流呈涡流　　　　　　　　　内血流频谱

4.注意事项

(1)同实训三。

(2)注意检查较大的动脉瘤时避免过度加压。

(3)对假性动脉瘤要仔细用彩色多普勒超声从多切面观察,以免漏诊。

(4)接受过血管手术者,检查前必须了解手术的细节。

(5)支架的搏动可以在动脉瘤内造成伪像,酷似血流信号,应注意鉴别。

**(二)夹层动脉瘤**

1.病因病理　系动脉壁中层退行性病变,中膜发生坏死,血液通过内膜进入管壁夹层,内、中层分离,将动脉壁分离成真、假两个管腔,引起相应脏器缺血性改变。临床表现为突发腹部剧痛。夹层动脉瘤发生于腹主动脉少见,大多因胸主动脉夹层所延续。

2.夹层动脉瘤的超声观察内容与测量

(1)夹层动脉瘤常规测量记录的参数包括腹主动脉内径和血流动力学参数,包括收缩期峰值流速(PSV)、舒张期末流速(EDV)、血管阻力指数(RI)。常规观察内容包括血管壁的厚薄、回声强弱、内膜、中层增厚情况,病变血管有无斑块,估测斑块大小和管腔狭窄程度,有无夹层及管腔局部膨大。以彩色多普勒显像观察腹部病变血管血流充盈状态;以脉冲多普勒超声检测腹部病变血管血流频谱及测量收缩期峰值流速及舒张末期流速。

（2）超声测量

1）夹层动脉瘤真假腔内径检测。

2）血管内血流速度测量。

3. 夹层动脉瘤声像图表现（图16-41）

（1）动脉腔被纤细的膜样回声分成真腔和假腔两部分，横切可见两个内径不同的椭圆形无回声区，假腔一般大于真腔，假腔内可见血栓回声。断裂处动脉内膜分离形成一线状回声在腔内随心动周期摆动。

（2）彩色多普勒

1）在常规二维显像的基础上，通过彩色血流或能量多普勒超声显像，可以进一步观察腹主动脉各段的解剖结构及血流充盈状态。

2）真腔血流速度较快，血流频谱类似正常动脉血流频谱，假腔内血流缓慢，无血流或血流方向相反，为收缩期正向、舒张期反向的低速湍流频谱。内膜破口处可见收缩期高速血流，血流峰速度≥200 cm/s。

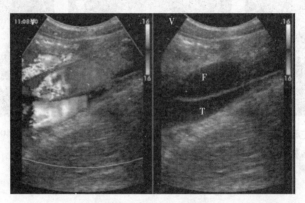

**图16-41 腹主动脉夹层动脉瘤二维及彩色多普勒血流**

F.假腔　T.真腔

4. 注意事项　同真性动脉瘤。

【延伸学习】

肾动脉狭窄是由于各种因素导致肾动脉管腔狭窄，从而引起高血压，腰痛，肾功能损伤等的一系列症状，更多相关内容的学习可链接网址 https://baike. so. com/doc/5360851-5596407. html 和 http://jibing. qiuyi. cn/sdmxz/2012/1116/18945. html。

布加综合征又称巴德-基亚里综合征（Budd-Chiari syndrome，BCS）是由于各种原因所致的肝静脉和邻近的下腔静脉狭窄闭塞，肝静脉和下腔静脉血液回流障碍，产生肝大及疼痛、腹水，肝脏功能障碍等系列临床表现，更多相关内容的学习可链接网址 https://baike. so. com/doc/5359227-5594781. html 及 http://radiol. dxy. cn/article/92144? trace=related。

腹腔动脉压迫综合征是指由于腹腔动脉局限性狭窄，引起的内脏缺血，临床上表现为上腹部间歇性钝痛伴恶心，呕吐或腹泻为主的一组症状群，本征亦称 Marable Syndrome，多见于年轻女性。更多相关内容的学习可链接网址 https://baike. so. com/

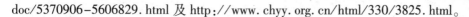

doc/5370906－5606829. html 及 http://www. chyy. org. cn/html/330/3825. html。

**【实训考核】**

1. 理论考核。

2. 学生实操演示,带教老师按超声实训效果考核表给出分数,考核评估学生的实际操作能力(表16-5)。

表16-5　腹部血管常见疾病超声实训考核与评分标准

| 项目 | | 总分 | 内容要求 | 分值 | 得分 |
|---|---|---|---|---|---|
| 检查前准备 | 医生准备 | 15 | 礼仪适宜 | 2 | |
| | | | 人文关怀 | 2 | |
| | | | 核对信息无误 | 3 | |
| | | | 仪器调节适当 | 8 | |
| | 患者准备 | 5 | 体位选择正确 | 2 | |
| | | | 患者理解并合作 | 3 | |
| 操作过程 | | 50 | 选择适当的探头频率,调节机器至最佳状态 | 5 | |
| | | | 选择适当体位,充分暴露被检查部位,涂超声耦合剂 | 2 | |
| | | | 对腹主动脉、下腔静脉进行多切面扫查 | 10 | |
| | | | 观察分析腹部血管疾病声像图表现 | 12 | |
| | | | 测量腹主动脉瘤及合并血栓时内径及血管内血流速度;测量瘤颈距肾动脉开口的距离及瘤体出口距腹主动脉分叉处的距离;测量夹层动脉瘤真假腔内径及流速 | 10 | |
| | | | 探头不可碰撞,手持探头灵活牢固 | 4 | |
| | | | 正确使用超声诊断的基本扫查手法 | 4 | |
| | | | Freeze 冻结屏幕,擦净探头,放置于专用位置 | 3 | |
| 检查报告 | | 20 | 信息齐全,内容完整 | 4 | |
| | | | 层次分明,重点突出 | 4 | |
| | | | 语言通顺,描述贴切 | 4 | |
| | | | 数字精确,术语专业 | 4 | |
| | | | 诊断准确,提示恰当 | 4 | |
| 实训评价 | 效果 | 10 | 检查顺利,患者反应良好 | 3 | |
| | 操作 | | 动作轻巧稳重 | 4 | |
| | 沟通 | | 有效 | 3 | |
| 总分 | | 100 | | | |

# 实训五　正常四肢血管超声诊断实训与考核

**【实训目标】**

1. 知识目标

(1)掌握　超声检查四肢血管的检查前准备、检查体位、检查途径及检查方法；正常四肢血管的超声检查各标准切面获得方法和声像图表现以及规范的超声测量。

(2)认识　四肢血管各个标准切面的解剖结构。

(3)了解　探测时超声诊断仪的正确调节。

2. 能力目标　通过实训能够独立完成四肢血管各常规标准切面的扫查，正确使用脉冲多普勒与彩色多普勒技术，并对声像图进行正确观察与分析，规范书写超声诊断报告。

3. 素质目标　通过实训学习，学生把课堂上所学理论知识与实践操作有机结合起来，培养学生良好的团队协作精神，培养学生自主学习的习惯，培养学生把基础理论、基本知识和基本技能融会贯通的能力，培养学生严肃认真、实事求是的工作态度和以患者为中心的良好职业道德。从而具备独立从事本专业工作的实际能力。

**【实训器材】**

1. 仪器　多功能彩色多普勒超声仪(B/M、CDFI、PW、CW)。

探头选择：上肢血管通常用5~10 MHz 线阵探头，检查左侧锁骨下动脉起始段时可用相控阵探头或2~5 MHz 凸阵探头；下肢血管通常用5~7 MHz 线阵探头，股浅动脉远段和胫腓干可用3~5 MHz 凸阵探头，胫前动脉远段和足背动脉可用7~10 MHz 线阵探头。

2. 材料　耦合剂、检查用纸、检查床、教学多媒体、PPT 课件、实训考核表。

**【实训步骤】**

1. 由带教老师演示讲解正常四肢血管的大体解剖。

2. 带教老师结合理论授课内容给出名词解释、单选、多选题、简答题、识图题、病例分析等理论考核内容，让学生抢答，同时可以增加延伸学习内容，充分利用现代网络技术，让学生有玩有学，极大地调动学生自主学习的积极性。

3. 结合超声诊断仪的使用，讲解检查前准备，包括人文关怀和患者的沟通以及超声探头的选择及仪器的调节。

4. 带教老师实操演示四肢血管不同检查途径各标准切面检查步骤、检查手法及声像图表现及特点，让学生在头脑中对四肢血管各标准切面所显示的解剖结构及操作流程、操作手法、注意事项有一个初步认识。

5. 学生分组上机操作实践

(1)学生重复老师演示的操作流程，尝试着调节机器。

(2)让学生尝试应用老师所讲的检查操作手法，熟悉探头放置位置、探头方位及标准切面的识别，体会操作手法对图像的影响。

（3）认识正常四肢血管声像图表现,尝试髂总动脉、髂外动脉、股总动脉、股浅动脉、股深动脉、腘动脉、胫前、胫后动脉、腓动脉内径及膝以上血管内-中膜的测量。

（4）尝试使用彩色多普勒观察血流情况及脉冲多普勒测量流速。

6.带教老师巡回辅导并纠错,对学生提出的难点、疑点进行讲解。

7.超声检查实训效果考核。

【实训内容】

1.四肢血管解剖概述　左、右侧锁骨下动脉分别起于主动脉弓和头臂干,锁骨下动脉在颈部的主要分支:椎动脉、胸廓内动脉(乳内动脉)、甲状颈干。锁骨下动脉穿过锁骨和第1肋之间的间隙成为腋动脉,腋动脉在越过大圆肌外下缘后成为肱动脉,其主要分支为肱深动脉。肱动脉沿肱二头肌内侧下行至肘窝,平桡骨颈高度分为桡动脉和尺动脉,桡动脉走行于前臂外侧至腕部,与掌深弓连接,尺动脉走行于前臂内侧至腕部,与掌浅弓连接(图16-42)。静脉与同名动脉伴行(图16-43)。

髂外动脉沿腰大肌内侧缘下降,在腹股沟韧带水平延续为股总动脉,在腹股沟韧带下方分叉成股浅动脉和股深动脉,股深动脉位于股浅动脉外侧,较股浅动脉为深,其分支为大腿肌肉供血,股浅动脉走行于大腿内侧,向下经收肌管出收肌膜裂孔进入腘窝成为腘动脉,其在大腿段无重要分支。腘动脉经膝关节后方下行,发出四支动脉:膝上内动脉、膝上外动脉、膝下内动脉、膝下外动脉。胫前动脉在膝下从腘动脉发出,向前外方穿过骨间膜后沿小腿前外侧下行至足背成为足背动脉。腘动脉分出胫前动脉后成为胫腓干,之后分为胫后动脉和腓动脉(图16-44)。静脉与同名动脉伴行(图16-45)。

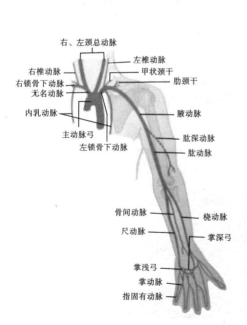

图16-42　上肢动脉解剖示意

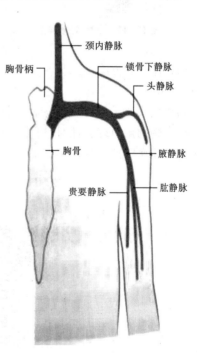

图16-43　上肢静脉解剖示意

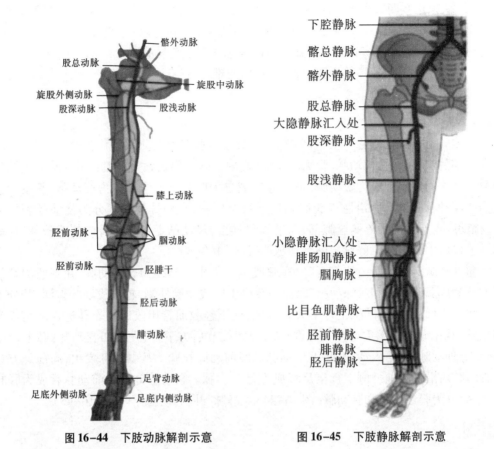

图 16-44　下肢动脉解剖示意　　　　图 16-45　下肢静脉解剖示意

**2. 扫查体位和方法**

（1）上肢血管

1）检查前无须特殊准备，一般采用仰卧位，被检肢体外展、外旋，掌心向上，当被检者被怀疑患有胸廓出口综合征时，可采用坐位检查锁骨下动脉和腋动脉，以便了解上肢体位变化对上述血管产生的影响（图 16-46）。

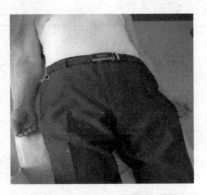

图 16-46　上肢血管检查体位

2）探头置于胸锁关节附近的锁骨上窝，探头朝向后下方显示锁骨下动脉内侧段，探头置于颈根部，在锁骨上、下方横切观察锁骨下动脉中远段。右锁骨下动脉起始段显示不清时，可选择低频凸阵探头。左侧锁骨下动脉起始段位置较深，将腔内探头置于锁骨上窝及胸骨上窝，沿锁骨下动脉走行探查，可提高左锁骨下动脉起始段显示率。腋动脉可从肩部前方或经腋窝扫描，其为锁骨下动脉的直接延续。腋动脉下行至上臂为肱动脉，肱动脉上段可从上臂内侧显示，其远心段可从肘窝及前臂上段的前方显示。肱动脉在前臂上段分叉后成为桡动脉、尺动脉，桡动脉和尺动脉在腕部很表浅易显示，必要时可从腕部逆向扫描至其起始段。

上肢血管扫查体位与方法

（2）下肢血管

1）检查前无须特殊准备，一般采用仰卧位，受检的肢体略外展、外旋，膝关节稍弯曲，呈现"蛙腿位"，俯卧、侧卧多用于腘动脉等（图16-47）。检查股静脉时，可用坐位或床头抬高30°（头高脚低位），大腿轻度外旋，使下肢静脉充盈。检查腘静脉及其远端静脉时，最好用站立位，主要也是让下肢静脉充盈，容易检查（图16-48）。

2）在腹股沟韧带下方先横切，找到股总动脉，再在此基础上纵切显示长轴。探头沿着股总动脉长轴向下扫查，在下方的股浅和股深动脉分叉处，显示股浅动脉和股深动脉的起始端，再向下沿股浅动脉走行扫查到股内侧内收肌群处进入收肌管至腘窝移行为腘动脉，自腘窝处纵切显示腘动脉长轴。探头在膝下胫骨的前方，小腿前外侧扫查胫前动脉，探头在胫骨中段，小腿前内侧扫查胫后动脉及腓动脉，足背动脉是胫前动脉的直接延续，至足底分为足底内侧动脉和足底外侧动脉。小腿动脉显示困难时，可用彩色和能量多普勒观察。

下肢血管扫查体位与方法

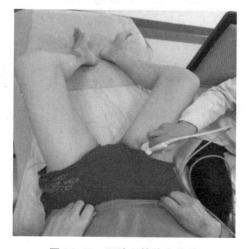

图16-47 下肢血管检查体位

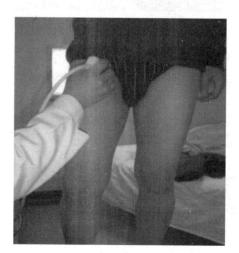

图16-48 下肢静脉站立位检查

3.正常四肢血管声像图常用标准切面

（1）上肢血管 锁骨下动脉近端纵切面、腋动脉纵切面、肱动脉纵切面、桡动脉纵切面、尺动脉纵切面、锁骨下静脉纵切面、腋静脉纵切面、肱静脉、头静脉纵切面、贵要静脉纵切面（图16-49～图16-58）。

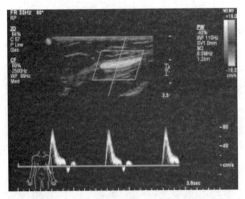

图 16-49　锁骨下动脉纵切面频谱

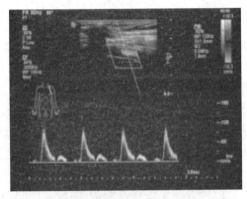

图 16-50　腋动脉纵切面血流

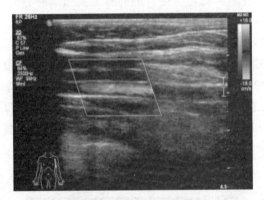

图 16-51　肱动脉纵切面频谱

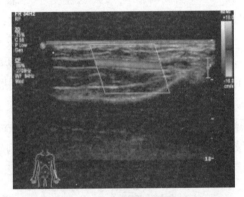

图 16-52　桡动脉纵切面血流

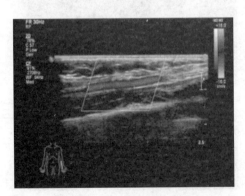

图 16-53　尺动脉纵切面血流

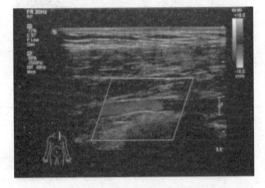

图 16-54　锁骨下静脉纵切面血流

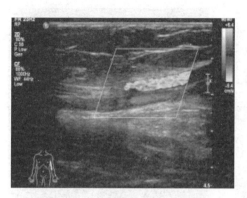

图 16-55 腋静脉纵切面血流

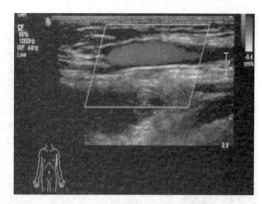

图 16-56 肱静脉纵切面血流

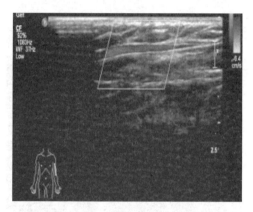

图 16-57 头静脉纵切面血流

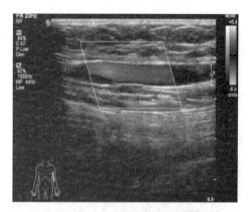

图 16-58 贵要静脉纵切面血流

（2）下肢血管 髂外动静脉纵切面、股总动脉纵切面、股深动脉纵切面、股浅动脉纵切面、腘动脉纵切面、胫前动脉纵切面、胫后动脉纵切面、胫后动静脉及腓动静脉纵切面、足背动脉纵切面、股总及股深和股浅静脉纵切面、腘静脉纵切面、大隐静脉纵切面（图 16-59 ~ 图 16-70）。

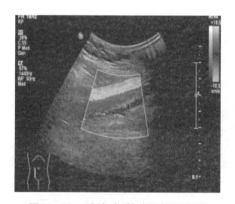

图 16-59 髂外动、静脉纵切面血流

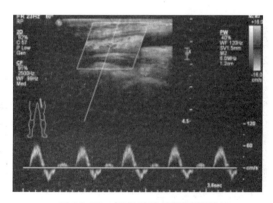

图 16-60 股总动脉纵切面频谱

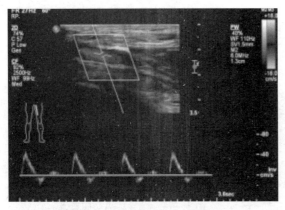

图 16-61　股深动脉纵切面频谱

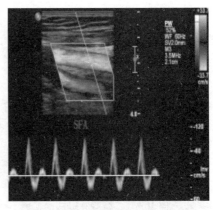

图 16-62　股浅动脉纵切面频谱

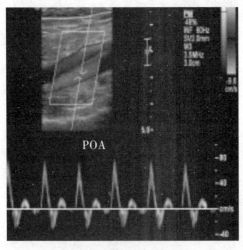

图 16-63　腘动脉纵切面频谱

POA:腘动脉

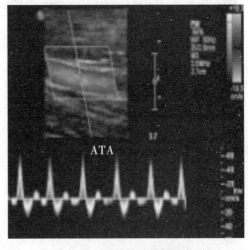

图 16-64　胫前动脉纵切面频谱

ATA:胫前动脉

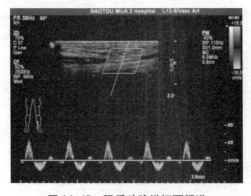

图 16-65　胫后动脉纵切面频谱

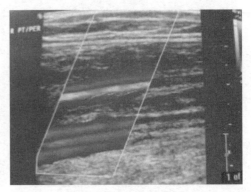

图 16-66　胫后动、静脉

腓动、静脉纵切面血流

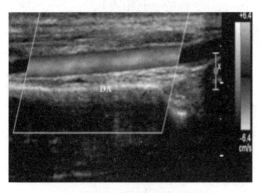

**图 16-67　足背动脉纵切面二维**

DA:足背动脉

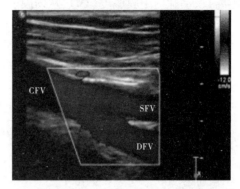

**图 16-68　股总静脉、股深、股浅静脉纵切面血流**

CFV:股总静脉　SFV:股浅静脉

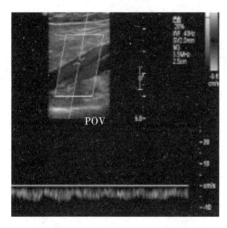

**图 16-69　腘静脉纵切面频谱**

POV:腘静脉

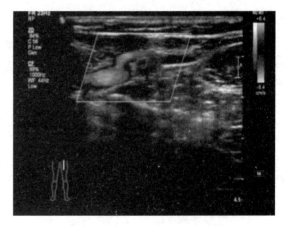

**图 16-70　大隐静脉纵切面血流**

4. 正常四肢血管的超声观察内容与测量

(1)四肢血管超声常规检测的动、静脉包括双侧上肢锁骨下动、静脉远端、腋动、静脉、肱动、静脉、尺动、静脉、桡动、静脉;双侧下肢髂外动、静脉、股总动、静脉、股浅动、静脉、股深动、静脉、腘动、静脉、胫前动、静脉、胫后动、静脉、腓动、静脉、足背动脉。

常规测量记录的动脉的参数包括动脉血管内径、内中膜厚度(IMT)和血流动力学参数,包括收缩期峰值流速(PSV)、舒张期末流速(EDV)、血管阻力指数(RI)、血流量测值等。常规观察内容包括血管壁的厚薄、回声强弱、有无夹层,内膜、中层是否光滑,有无局部膨大,管腔有无斑块、狭窄、闭塞等形态异常。

(2)超声测量

1)四肢血管内径及内-中膜测量:纵切面在股总动脉分叉处显示股浅动脉和股深动脉的起始端,沿其下方约 1.0 cm 处,测量股浅动脉近段内径和股深动脉内径,再向下扫查到股内侧内收肌群处,测量股浅动脉远段内径(从内侧内膜内表面至外侧内膜内表面的距离)及动脉内中膜厚度(IMT,从内膜表面至中膜外表面的垂直距离)。

正常值:血管内膜的厚度,正常小于1.0 mm。

2)上肢血管正常内径;单位(mm),正常血流速度:单位(cm/s),见表16-6。

3)下肢血管正常内径;单位(mm),正常血流速度:单位(cm/s),见表16-7。

表16-6　上肢动脉内径及血流速度测量参考值

| | 内径(mm) | 收缩期峰值流速(cm/s) | 舒张期反向峰值流速(cm/s) |
| --- | --- | --- | --- |
| 锁骨下动脉 | 4.8 ~ 7.5 | 66 ~ 131 | 30 ~ 50 |
| 腋动脉 | 3.9 ~ 6.1 | 54 ~ 125 | 25 ~ 45 |
| 肱动脉 | 2.9 ~ 4.0 | 53 ~ 109 | 20 ~ 40 |
| 桡动脉 | — | 38 ~ 67 | — |

表16-7　下肢动脉内径及血流速度测量参考值

| | 内径(mm) | 收缩期峰值流速(cm/s) | 舒张期反向峰值流速(cm/s) |
| --- | --- | --- | --- |
| 股总动脉 | 6.8 ~ 9.6 | 90 ~ 140 | 30 ~ 50 |
| 股浅动脉近心段 | 4.8 ~ 7.2 | 70 ~ 110 | 25 ~ 45 |
| 股浅动脉远心段 | 4.3 ~ 6.5 | — | — |
| 腘动脉 | 4.1 ~ 6.3 | 50 ~ 80 | 20 ~ 40 |

5.四肢血管正常声像图表现

(1)正常四肢动脉血管壁超声成像包括内膜、中膜、外膜层,内膜层声像图显示为一细线样连续光滑的等回声带,中膜层为低回声暗带,由平滑肌及弹性结缔组织构成,外膜层为疏松结缔组织层,超声图像表现为较内膜清晰而光滑的强回声带(图16-71)。

(2)血流多普勒

1)在常规四肢动脉二维显像的基础上,通过彩色血流或能量多普勒超声显像,可以进一步观察各段的解剖结构及血流充盈状态。正常四肢动脉血流呈层流,血流速度是顺血流方向递减的,管腔内充满血流信号。多普勒频谱为典型的三相波型,频谱开始为心脏收缩引起的高速前向血流,接着为舒张早期的反向血流,最后为舒张中晚期的前向低速血流。观察有无血流充盈缺损,彩色血流边缘是否整齐,彩色血流是否呈现单一色,彩色血流有无五彩镶嵌色、色彩倒错及色彩逆转现象,观察彩色血流的明暗程度大致估测血流速度快慢,并以此来确定脉冲多普勒取样点所在的区域。

2)正常四肢静脉:血管壁薄,内膜平整,管腔内的血流呈无回声,一般内径大于伴行动脉内径,在深吸气或乏氏动作时,静脉内径增宽。瓣膜绝大多数呈双瓣型,基底附着于静脉壁。

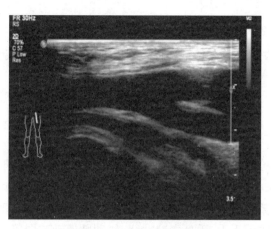

图 16-71 股总动脉分叉处

静脉为单一反向回心血流,呈持续性且充盈于整个管腔。频谱多普勒有 5 个特征:自发性、周期性、乏氏动作血流中断、挤压远端肢体时血流信号增强及单向回心血流(图 16-72,图 16-73)。

3)采用脉冲多普勒超声测量四肢动脉的峰值流速、舒张末期血流速度,检测均在血管长轴进行,选择血流平稳不受生理因素影响的部位定量测量。

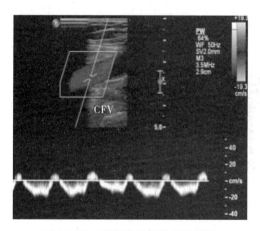

图 16-72 正常股总静脉血流频谱

CFV:股总静脉

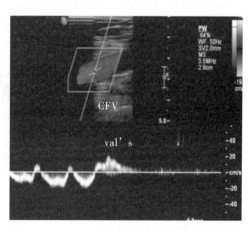

图 16-73 Valsalva 动作时股总静脉血流频谱

CFV:股总静脉

6.注意事项

（1）同实训一。

（2）间断加压检查时不应在长轴切面下进行，以免静脉滑出探测切面而产生静脉被压瘪假象。

（3）可通过锁骨下静脉血流频谱间接评价左、右无名静脉及上腔静脉的通畅性。

【延伸学习】

胸廓出口综合征（thoracic outlet syndrome，TOS）是胸廓出口区重要的血管神经受压引起的复杂的临床症候群，又名前斜角肌综合征、颈肋综合征、胸小肌综合征、肋锁综合征、过度外展综合征等，是指胸廓上口出口处，由于某种原因导致臂丛神经、锁骨下动静脉受压迫而产生的一系列上肢血管、神经症状的总称。临床上主要表现为肩、臂及手的疼痛、麻木，甚至肌肉萎缩无力、手部青冷发紫、桡动脉搏动减弱等，本病是肩臂痛的常见病因之一。更多相关知识学习可链接网址 https://baike.so.com/doc/5362792-5598352.html。

动静脉内瘘是外科手术之一，主要用于血液透析治疗。动静脉内瘘术是一种血管吻合的小手术，将前臂靠近手腕部位的动脉和邻近的静脉作一缝合，使吻合后的静脉中流动着动脉血，形成一个动静脉内瘘，动静脉内瘘的血管能为血液透析治疗提供充足的血液，为透析治疗的充分性提供保障。更多相关知识学习可链接网址 https://baike.so.com/doc/6724797-6938951.html。

更多相关知识可参考《血管和浅表器官超声检查指南》相关章节，也可扫描下方二维码关注血管部分搜索相关内容进行学习。

【实训考核】

1.理论考核（见实训六）。

2.学生实操演示，带教老师按超声实训效果考核表给出分数，考核评估学生的实际操作能力（表16-8）。

表16-8 正常四肢血管超声实训考核与评分标准

| 项目 | | 总分 | 内容要求 | 分值 | 得分 |
|---|---|---|---|---|---|
| 检查前准备 | 医生准备 | 15 | 礼仪适宜 | 2 | |
| | | | 人文关怀 | 2 | |
| | | | 核对信息无误 | 3 | |
| | | | 仪器调节适当 | 8 | |
| | 患者准备 | 5 | 体位选择正确 | 2 | |
| | | | 患者理解并合作 | 3 | |
| 操作过程 | | 50 | 选择适当的探头频率,调节机器至最佳状态 | 5 | |
| | | | 选择适当体位,充分暴露被检查部位,涂超声耦合剂 | 2 | |
| | | | 对四肢血管(包括双侧上肢锁骨下动、静脉远端、腋动、静脉,肱动、静脉,尺动、静脉,桡动、静脉,头静脉,贵要静脉;双侧下肢髂外动、静脉,股总动、静脉,股浅动、静脉,股深动、静脉,腘动、静脉,胫前动、静脉,胫后动、静脉,腓动、静脉,足背动脉,大、小隐静脉)进行多切面扫查 | 10 | |
| | | | 观察分析四肢血管声像图表现(二维、彩色、频谱多普勒) | 12 | |
| | | | 测量四肢动脉内径及内-中膜厚度及血流速度及静脉反流时间 | 8 | |
| | | | 探头不可碰撞,手持探头灵活牢固 | 4 | |
| | | | 正确使用超声诊断的基本扫查手法 | 6 | |
| | | | Freeze冻结屏幕,擦净探头,放置于专用位置 | 3 | |
| 检查报告 | | 20 | 信息齐全,内容完整 | 4 | |
| | | | 层次分明,重点突出 | 4 | |
| | | | 语言通顺,描述贴切 | 4 | |
| | | | 数字精确,术语专业 | 4 | |
| | | | 诊断准确,提示恰当 | 4 | |
| 实训评价 | 效果 | 10 | 检查顺利,患者反应良好 | 3 | |
| | 操作 | | 动作轻巧稳重 | 4 | |
| | 沟通 | | 有效 | 3 | |
| 总分 | | 100 | | | |

## 实训六　四肢血管常见疾病超声诊断实训与考核

**【实训目标】**

1. 知识目标

（1）掌握　四肢血管常见病二维及彩色多普勒超声表现及鉴别诊断；四肢血管疾病超声探测要点及注意事项。

（2）熟悉　四肢血管常见疾病频谱多普勒特征。

（3）了解　探测时超声诊断仪的正确调节。

2. 能力目标　通过实训能够运用多切面对四肢血管常见疾病二维声像图进行正确观察与分析，正确使用脉冲多普勒与彩色多普勒技术做出明确超声诊断，并规范书写超声诊断报告。

3. 素质目标　通过实训学习，学生把课堂上所学理论知识与实践操作有机结合起来，培养学生良好的团队协作精神，培养学生自主学习的习惯，培养学生把基础理论、基本知识和基本技能融会贯通的能力，培养学生严肃认真、实事求是的工作态度和以患者为中心的良好职业道德。从而具备独立诊断四肢血管常见疾病的实际能力。

**【实训器材】**

同实训五。

**【实训步骤】**

1. 由带教老师演示讲解四肢血管常见疾病的病因及病理特征。

2. 带教老师结合理论授课内容给出名词解释、单选、多选题、简答题、识图题、病例分析等理论考核内容，让学生抢答，同时可以增加延伸学习内容，充分利用现代网络技术，让学生有玩有学，极大地调动学生自主学习的积极性。

3. 结合超声诊断仪的使用，讲解检查前准备，包括人文关怀和患者的沟通以及超声探头的选择及仪器的调节。

4. 带教老师实操演示不同检查途径各标准切面各种疾病声像图表现及特点，让学生在头脑中对四肢血管各标准切面各种疾病所显示的解剖结构及声像图特点有一个初步认识。

5. 带教老师演示讲解检查注意事项及分析疾病的方法和步骤，以提高学生操作能力和分析诊断疾病的水平。

6. 学生分组上机操作实践

（1）学生重复老师演示的操作流程，尝试着调节机器。

（2）让学生尝试应用老师所讲的检查操作手法，进行不同切面各解剖结构识别，体会不同操作手法对疾病声像图的影响。

（3）认识四肢血管常见疾病声像图表现并尝试进行测量。

（4）使用彩色多普勒观察病变血管血流情况并使用脉冲多普勒测量流速。

（5）初步完成四肢动脉硬化病变、假性动脉瘤、下肢静脉血栓、下肢静脉瓣功能不全的诊断分析。

7. 带教老师巡回辅导并纠错，对学生提出的难点、疑点进行讲解。

8. 超声检查实训效果考核。

【实训内容】

**（一）四肢动脉硬化病变**

1. 病因病理　病因主要为脂质代谢紊乱，动脉壁功能障碍，持续高血压、饮食中脂肪的含量、内分泌改变、糖尿病、吸烟等，多发生在下肢动脉。病理与颈动脉硬化病变相同，临床表现为患侧肢体远端搏动减弱或消失、肢体疼痛、间歇性跛行等。

2. 超声观察内容与测量

（1）常规检测的动脉　双侧上肢锁骨下动脉、腋动脉、肱动脉、尺动脉、桡动脉；双侧下肢髂外动脉、股总动脉、股浅动脉、股深动脉、腘动脉、胫前动脉、胫后动脉、腓动脉、足背动脉。常规测量记录的动脉的参数包括动脉血管内径、内中膜厚度（IMT）和血流动力学参数，包括收缩期峰值流速（PSV）、舒张期末流速（EDV）、血管阻力指数（RI）等。二维灰阶观察动脉内中膜增厚情况及管腔有无斑块及斑块的位置、大小与形态、结构，斑块表面纤维帽是否完整、有无血栓形成，管腔有无狭窄及估测狭窄程度，管腔有无闭塞等。以彩色多普勒显像观察管腔血流充盈状态；以脉冲多普勒检测收缩期峰值流速及舒张末期流速，观察动脉血流频谱形态。

（2）超声测量

1）内径及内-中膜测量同实训五。

2）四肢动脉硬化性内膜病变检测同实训二。

3）斑块所致管腔的狭窄程度测量同实训二。

3. 声像图表现及特点

（1）二维超声可见动脉内-中膜增厚，内膜面粗糙，可见单发或多发大小不等及回声不均斑块，导致管腔局限性或弥漫性狭窄或闭塞，部分动脉管腔内可伴发低回声血栓（图16-74）。

（2）血流多普勒

1）在常规二维显像的基础上，通过彩色血流或能量多普勒超声显像，可以进一步观察病变血管的解剖结构及血流充盈状态，动脉轻度狭窄时，彩色血流形态不规则，狭窄处血流束变细，出现杂色血流信号（图16-75）；中重度狭窄时，彩色血流充盈明显缺损，狭窄处血流束明显变细（图16-76，图16-77）；完全闭塞时管腔内无血流信号。狭窄和闭塞的周围可见侧支循环血流。

2）频谱多普勒：轻度狭窄时频谱形态可正常，中重度狭窄时，血流速度增快，三相波消失，反向血流消失，呈双期单相波，频带增宽充填；完全闭塞时管腔内测不到血流信号。

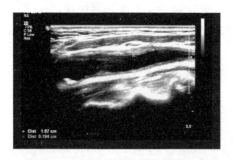

图 16-74　下肢动脉内膜增厚伴斑块

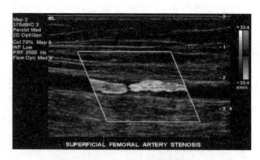

图 16-75　股浅动脉轻度狭窄

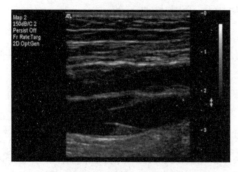

图 16-76　股浅动脉中度狭窄

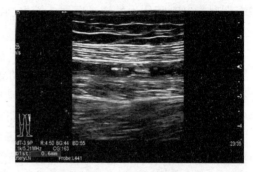

图 16-77　股浅动脉重度狭窄

（3）下肢动脉狭窄和闭塞的超声诊断标准见表 16-9。

表 16-9　下肢动脉狭窄和闭塞的超声诊断标准（Cossman 等）

| 狭窄程度 | PSV（cm/s） | $PSV_{病变处}/PSV_{相邻正常动脉}$ |
|---|---|---|
| 正常 | <150 | <1.5∶1 |
| 30%~49% | 150~200 | 1.5∶1~2∶1 |
| 50%~75% | 200~400 | 2∶1~4∶1 |
| >75% | >400 | >4∶1 |
| 闭塞 | 无血流信号 | |

4. 注意事项

（1）同实训五。

（2）上肢动脉粥样硬化所致动脉狭窄、大动脉炎、动脉夹层等多位于锁骨下动脉起始部及右侧头臂干，若起始段显示欠佳，可通过观察椎动脉血流方向判断是否存在锁骨下动脉近段病变。

（3）下肢动脉近心端至远心端血流速度不断降低，检查过程中，特别是检查高度狭窄或闭塞远端的动脉时，应不断优化（降低）彩色多普勒速度标尺。

**（二）假性动脉瘤**

1. 病因病理　常见病因是动脉局部损伤,如外伤或医源性检查诊治过程中导致血管壁损伤。病理改变是局部动脉壁全层破损,引起出血及动脉周边形成血肿。

2. 假性动脉瘤的超声观察内容与测量

（1）假性动脉瘤常规测量记录的参数包括动脉内径和血流动力学参数,包括收缩期峰值流速（PSV）、舒张期末流速（EDV）、血管阻力指数（RI）。常规观察内容包括询问病史,有无外伤或感染,血管壁有无中断,动脉周边有无包块。以彩色多普勒显像观察病变血管及周边包块血流充盈状态;以脉冲多普勒超声检测病变血管血流频谱及测量病变血管瘤腔及瘤颈处收缩期峰值流速及舒张末期流速。

（2）超声测量:①假性动脉瘤瘤腔及瘤颈检测;②瘤腔及瘤颈处血流速度测量。

3. 假性动脉瘤声像图表现

（1）二维超声可见动脉旁无回声或混合回声不规则包块为瘤腔结构,一侧可见破裂口与动脉交通形成瘤颈。

（2）血流多普勒

1）在常规二维显像的基础上,通过彩色血流或能量多普勒超声显像,可以进一步观察病变血管的解剖结构及血流充盈状态,瘤腔内血流紊乱或呈涡流状,瘤颈处可见双向窄束血流,收缩期自动脉喷射入瘤体内,舒张期反流回动脉腔内（图16-78）。

2）频谱多普勒可探及瘤颈处高速双向血流信号及瘤体内杂乱血流信号,当瘤体内血栓形成完全后可无血流信号（图16-79）。

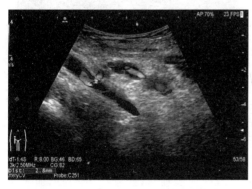
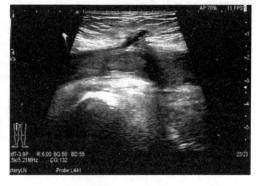

图16-78　股动脉假性动脉瘤瘤颈测量　　图16-79　股动脉假性动脉瘤瘤颈处血流速度测量

4. 注意事项　同腹主动脉瘤。

**（三）深静脉血栓形成**

1. 病因病理　深静脉血栓形成系指血液在深静脉系统不正常地凝结,好发于下肢,多见于产后、术后长期卧床,肢体挤压伤等情况,临床多表现为患肢肿胀,疼痛。血栓脱落可致肺栓塞。

2. 深静脉血栓形成的超声观察内容与测量　常规观察内容包括血管壁的厚薄、管腔内回声情况。以彩色多普勒显像观察病变血管血流充盈状态;以脉冲多普勒超声检测病变血管血流频谱。常规测量记录的参数:静脉内径和血流动力学参数。

3.深静脉血栓形成声像图表现(图16-80,图16-81)

(1)二维图像　①急性血栓(2周以内血栓):急性血栓呈低-无回声,静脉管径扩张,探头加压管腔不能压瘪。②亚急性血栓(数周以后血栓):血栓回声逐渐增强,因血栓的溶解和吸收,血栓变小,静脉管径恢复正常大小。③慢性血栓(数月至数年血栓):血栓为中强-强回声,静脉壁增厚,静脉内径变小,血栓机化时可与静脉壁混为一体。

(2)血流多普勒

1)在常规二维显像的基础上,通过彩色血流或能量多普勒超声显像,可以进一步观察静脉管腔内血流充盈状态。完全性静脉血栓形成时病变段及近远端无彩色信号,不完全性静脉血栓形成显示彩色血流充盈缺损,血栓边缘或中间点条状血流明显变细,红蓝不一。慢性血栓可见侧支循环建立。

2)频谱多普勒:栓塞范围局限时呈高速连续性充填频谱。栓塞范围广泛时呈低速连续性充填频谱,非栓塞部分取样频谱不随呼吸运动变化呈连续性。

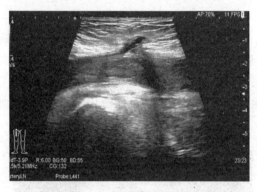

图16-80　股静脉血栓

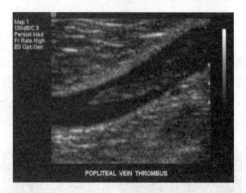

图16-81　腘静脉血栓

4.注意事项

(1)同实训五。

(2)肱静脉多为两条同名静脉伴行,检查时应全程检查两条血管内有无血栓形成,以防漏诊。

(3)一旦超声诊断急性期血栓,尤其观察到自由漂浮血栓时,必须十分小心,避免不必要操作,以免引起血栓脱落。

(4)手法要轻,切忌重压。如果静脉管腔内径明显宽于伴行动脉(大于2倍)并且不随呼吸而变化,无压缩性,要考虑血栓,特别是急性血栓。

(四)下肢静脉瓣膜功能不全

1.病因病理　下肢静脉瓣膜功能不全有原发性和继发性之分,原发性下肢静脉瓣膜功能不全的产生机制临床上尚未明确,通常有几种可能:①先天性瓣膜发育异常或缺如;②血流应力的变化使瓣膜受到牵拉等,致瓣膜形态结构损害(如长期站立性工作易发生下肢静脉曲张,这与浅静脉功能不全密切相关);③静脉瓣水平管腔扩张导致瓣膜相对关闭不全等。继发性静脉功能不全与深、浅静脉血栓后纤维化等病理改变相关。

2.扫查体位和方法　同实训五,大隐静脉与小隐静脉入口处检查分别见图16-82、图16-83。

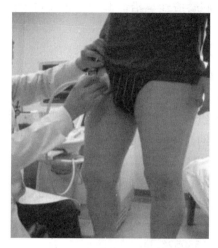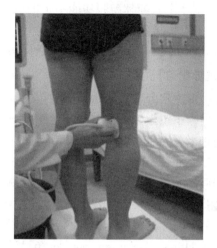

图16-82　大隐静脉入口处检查　　　　图16-83　小隐静脉入口处检查

3.下肢静脉瓣膜功能不全的超声观察内容与测量

(1)常规测量记录的参数包括静脉内径和反流时间。常规观察内容包括血管壁的厚薄、回声情况。以彩色多普勒显像观察病变血管血流充盈状态;以脉冲多普勒超声检测病变血管血流频谱及反流情况,评估反流程度。

(2)超声测量:①静脉内径检测;②反流时间测量。

4.下肢静脉瓣膜功能不全声像图表现(图16-84,图16-85)

(1)二维图像　静脉管腔正常或增宽,内呈无回声,加压能被完全压瘪,部分可见瓣膜增厚,关闭不全。

(2)血流多普勒　①在常规二维显像的基础上,通过彩色血流或能量多普勒超声显像,可以进一步观察病变静脉各段的解剖结构及血流充盈状态,乏氏实验或挤压小腿放松后可见病变静脉瓣膜反流血流信号。②频谱多普勒可探及反向血流频谱,持续时间大于0.5 s。

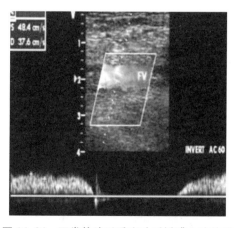

图16-84　正常静脉乏氏实验后瓣膜血流信号　　图16-85　病变静脉乏氏实验后瓣膜反流血流信号

5. 注意事项

（1）对于下肢静脉瓣膜功能不全的检测判断,应注意沿静脉解剖走向自上而下连续观察,多组瓣膜联合评估。

（2）怀疑静脉瓣功能不全,应用乏氏实验及挤压实验。

【延伸学习】

四肢淋巴水肿是指人体某部分由于淋巴系统缺陷引起淋巴液回流受阻、反流,导致肢体浅层软组织内体液集聚,继发纤维结缔组织增生、脂肪硬化、筋膜增厚及整个患肢变粗的病理状态。更多相关知识学习可链接网址 https://baike.so.com/doc/5361804 – 5597363.html。

四肢动脉栓塞是指栓子自心脏或近侧动脉壁脱落,或自外界进入动脉,被血流冲向远侧,阻塞动脉血流而导致相应肢体或器官缺血以至坏死的一种病理过程。此病起病急骤,发病后肢体生命均受到威胁,及早诊断和正确治疗极为重要。更多相关知识学习可链接网址 https://baike.so.com/doc/6345950–6559575.html。

血栓闭塞性脉管炎（thrombosis angiitis obliterans,TAO）是一种有别于动脉硬化,节段分布的血管炎症,病变主要累及四肢远段的中、小动静脉,病理上主要表现为特征性的炎症细胞浸润性血栓,而较少有血管壁的受累。1908 年 Burger 首先对 11 条截肢肢体的动、静脉进行研究,并发现其病理变化主要是病变血管的血栓形成和机化,不同于传统的动脉硬化,因此本病又称 Burger 病,国内简称脉管炎。相关知识更多内容的拓展延伸学习可链接网址 https://baike.so.com/doc/5358141–5593694.html? from = 4163&sid = 5593694&redirect = search。

【实训考核】

1. 理论考核。

2. 学生实操演示,带教老师按超声实训效果考核表给出分数,考核评估学生的实际操作能力（表 16-10）。

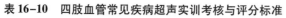

表 16-10　四肢血管常见疾病超声实训考核与评分标准

| 项目 | | 总分 | 内容要求 | 分值 | 得分 |
|---|---|---|---|---|---|
| 检查前准备 | 医生准备 | 15 | 礼仪适宜 | 2 | |
| | | | 人文关怀 | 2 | |
| | | | 核对信息无误 | 3 | |
| | | | 仪器调节适当 | 8 | |
| | 患者准备 | 5 | 体位选择正确 | 2 | |
| | | | 患者理解并合作 | 3 | |
| 操作过程 | | 50 | 选择适当的探头频率,调节机器至最佳状态 | 5 | |
| | | | 选择适当体位,充分暴露被检查部位,涂超声耦合剂 | 2 | |
| | | | 对四肢血管进行多切面扫查 | 10 | |
| | | | 观察分析四肢病变血管声像图表现 | 12 | |
| | | | 测量四肢动脉内径及内-中膜厚度及斑块大小,描述回声、形态;测量病变动脉残余原始管径及狭窄处流速;测量病变动脉瘤颈宽度及流速;测量病变静脉内径及反流时间 | 10 | |
| | | | 探头不可碰撞,手持探头灵活牢固 | 4 | |
| | | | 正确使用超声诊断的基本扫查手法 | 4 | |
| | | | Freeze 冻结屏幕,擦净探头,放置于专用位置 | 3 | |
| 检查报告 | | 20 | 信息齐全,内容完整 | 4 | |
| | | | 层次分明,重点突出 | 4 | |
| | | | 语言通顺,描述贴切 | 4 | |
| | | | 数字精确,术语专业 | 4 | |
| | | | 诊断准确,提示恰当 | 4 | |
| 实训评价 | 效果 | 10 | 检查顺利,患者反应良好 | 3 | |
| | 操作 | | 动作轻巧稳重 | 4 | |
| | 沟通 | | 有效 | 3 | |
| 总分 | | 100 | | | |

# 理论考核题（三）

## （一）名词解释

1. 四肢动脉硬化病变

2. 急性静脉血栓

3. 慢性静脉血栓

## （二）单选题

1. 周围血管检查时，以下哪种情况可以同时获得最佳的二维图像和最佳的血流显像（　　）
   A. 二维和 CDFI 的声束/血管夹角都尽可能垂直
   B. 二维和 CDFI 的声束/血管夹角只要一致就行
   C. 二维的声束/血管夹角尽可能小，而 CDFI 的声束/血管夹角尽可能垂直
   D. 二维和 CDFI 的声束/血管夹角都尽可能小
   E. 二维的声束/血管夹角尽可能垂直，而 CDFI 的声束/血管夹角尽可能小

2. 多普勒超声检测周围血管血流时，超声入射角通常要求使之（　　）
   A. 小于 90°　　　　　　　B. 大于 90°　　　　　　　C. 等于 90°
   D. 小于等于 60°　　　　　E. 小于 15°

3. 探查腹部血管宜选用探头（　　）
   A. 6~10 MHz　　　　　　B. 8~12 MHz　　　　　　C. 2.5~5.0 MHz
   D. 10~15 MHz　　　　　 E. 以上都不是

4. 人体最长的静脉是（　　）
   A. 股静脉　　　　　　　　B. 下腔静脉　　　　　　　C. 髂总静脉
   D. 大隐静脉　　　　　　　E. 小隐静脉

5. 四肢动脉重度狭窄内径减少百分比是（　　）
   A. 20%~59%　　　　　　B. 40%~70%　　　　　　C. 60%~99%
   D. 70%~99%　　　　　　E. 50%~99%

## （三）多选题

1. 下肢动脉主要包括（　　）
   A. 股总动脉　　　　　　　B. 腘动脉　　　　　　　　C. 胫后动脉
   D. 胫前动脉　　　　　　　E. 腓动脉

2. 关于四肢静脉频谱多普勒特征，下列描述正确的是（　　）
   A. 单向回心血流　　　　　B. 周期性　　　　　　　　C. 自发性
   D. 乏氏动作血流中断　　　E. 以上都是

3. 下肢静脉主要包括（　　）

A. 股静脉　　　　　　　　B. 腘静脉　　　　　　　C. 腓静脉

D. 肠系膜上静脉　　　　　E. 以上都不是

4. 下列对下肢静脉瓣膜功能不全描述不正确的是(　　　)

A. 与先天性瓣膜发育异常或缺如有关

B. 如长期站立性工作易发下肢静脉曲张

C. 均可见瓣膜增厚,关闭不全

D. 乏氏实验或挤压小腿放松后可见病变静脉瓣膜反流血流信号

E. 以上都正确

5. 以下对假性动脉瘤的描述正确的是(　　　)

A. 与外伤或感染有关　　　　B. 动脉旁搏动性血肿　　　C. 有动脉壁结构

D. 瘤颈处来回型血流频谱　　E. 以上都正确

## (四)简答题

1. 简述下肢静脉血栓超声声像图表现。

2. 简述假性动脉瘤的超声声像图表现。

## (五)识图题

指出下图箭头所指处解剖结构或病变。

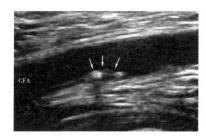

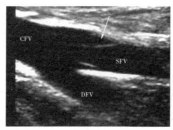

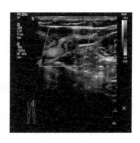

图1　　　　　　　　　　　图2　　　　　　　　　　　图3

## (六)病例分析

1. 患者,男,51 岁,腰椎手术后 12 h,突发有下肢肿胀、疼痛,血管超声检查见下图,请写出超声诊断及诊断依据。

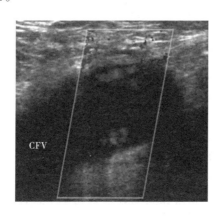

2. 患者××,女性,62 岁,高血压,高血脂,高血糖,体型偏胖,无特殊不适。

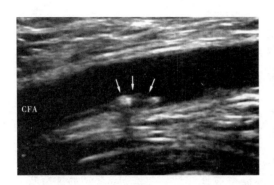
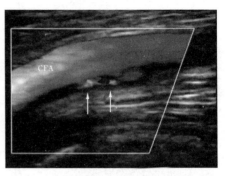

# 理论考核题(三)答案

## (一)名词解释

1. 指动脉粥样硬化病变累及四肢动脉并引起慢性闭塞的一种疾病。以下肢较为多见,尤其是腿部动脉由于血供障碍而引起下肢发凉、麻木和间歇性跛行,足背动脉搏动减弱或消失,动脉管腔如完全闭塞时可产生坏疽。

2. 指管腔内 2 周以内形成,呈低-无回声,静脉管径扩张,探头加压管腔不能压瘪的血栓。

3. 指数月至数年血栓内形成,为中强-强回声,静脉壁增厚,静脉内径变小,血栓机化时可与静脉壁混为一体的血栓。

## (二)单选题

1. E  2. D  3. C  4. D  5. D

## (三)多选题

1. ABCDE  2. ABCDE  3. ABC  4. CE  5. ABCDE

## (四)简答题

1. 二维超声:急性血栓(2 周以内血栓)呈低-无回声,静脉管径扩张,探头加压管腔不能压瘪;亚急性血栓(数周以后血栓)血栓回声逐渐增强,因血栓的溶解和吸收,血栓变小,静脉管径恢复正常大小;慢性血栓(数月至数年血栓)为中强-强回声,静脉壁增厚,静脉内径变小,血栓机化时可与静脉壁混为一体。

彩色多普勒:完全性静脉血栓形成时病变段及近远端无彩色信号,不完全性静脉血栓形成显示彩色血流充盈缺损,血栓边缘或中间点条状血流明显变细,红蓝不一。慢性血栓可见侧支循环建立。

频谱多普勒:栓塞范围局限时呈高速连续性充填频谱,栓塞范围广泛时呈低速连续性充填频谱,非栓塞部分取样频谱不随呼吸运动变化呈连续性。

2.二维超声:可见动脉旁无回声或混合回声不规则包块为瘤腔结构,一侧可见破裂口与动脉交通形成瘤颈。

彩色多普勒:可见瘤腔内血流紊乱或呈涡流状,瘤颈处可见双向窄束血流,收缩期自动脉喷射入瘤体内,舒张期反流回动脉腔内。

频谱多普勒:可探及瘤颈处高速双向血流信号及瘤体内杂乱血流信号,当瘤体内血栓形成完全后可无血流信号。

### (五)识图题

图1:箭头所指处为股总动脉后壁斑块;图2:箭头所指处为股浅静脉瓣;图3:上方箭头为大隐静脉,下方箭头为股总静脉。

### (六)病例分析

1.超声诊断:考虑股总静脉血栓形成。

诊断依据:患者中年男性,腰椎手术术后,有发生下肢静脉血栓形成的易发因素(术后常规要求卧床休息,下肢静脉血流减慢,同时术后机体动员凝血因子加强),突发有下肢肿胀、疼痛,超声显示股总静脉扩张,管腔内充满低回声,彩色多普勒显示管腔内血流信号明显减少,若采用探头轻压管腔不能完全闭合,综合以上信息应诊断为考虑股总静脉血栓形成。

2.超声诊断:下肢动脉硬化病变。

诊断依据:患者老年女性,高血压,高血脂,高血糖,体型偏胖,是动脉硬化易发人群,病变在股总动脉分叉处,股总动脉内膜和中层增厚伴斑状强回声,彩色血流显示病变处彩色血流充盈缺损,综合以上信息应考虑为下肢动脉硬化病变。

(梁丽萍　郑艳芬　邬彩虹)

# 第十七章

# 浅表器官超声诊断

## 实训一　正常浅表器官超声诊断实训与考核

【实训目标】

1. 知识目标

(1)掌握　正常甲状腺超声探测方法及声像图特征。

(2)熟悉　正常乳腺、浅表淋巴结、眼部超声探测方法及声像图特征。

(3)了解　浅表器官探测时超声诊断仪的正确调节。

2. 能力目标　通过实训能够独立完成甲状腺、乳腺标准切面的扫查,能对声像图进行正确观察与分析,并能规范书写超声诊断报告。

3. 素质目标　通过实训学习,学生把课堂上所学理论知识与实践操作有机结合起来,培养学生良好的团队协作精神,培养学生自主学习的习惯,培养学生把基础理论、基本知识和基本技能融会贯通的能力,培养学生严肃认真、实事求是的工作态度和以患者为中心的良好职业道德。从而具备独立从事本专业工作的实际能力。

【实训器材】

1. 仪器　多功能彩色多普勒超声仪(B/M、CDFI、PW、CW),高频线阵探头:频率7~12 MHz,胸骨后甲状腺可选用凸阵探头。

2. 材料　耦合剂、检查用、检查床。

【实训步骤】

1. 带教老师演示、讲解正常甲状腺、乳腺、淋巴结、眼部的解剖概要、超声检查适应证。

2. 带教老师结合理论授课内容给出名词解释2~3个,单选、多选题各5个,简答题

1~2个,识图题3~5个,病例分析题1~2个,让学生抢答,同时可以增加延伸学习内容。建立云课堂与学生互动学习,充分利用现代网络技术,让学生有玩有学,极大地调动学生自主学习的积极性。

3.结合超声诊断仪的使用,讲解检查前准备,包括人文关怀和患者的沟通以及超声探头的选择及仪器的调节。

4.带教老师实操演示浅表器官各标准切面的检查步骤、检查手法及声像图表现及特点,让学生在头脑中对各标准切面所显示的解剖结构及操作流程、操作手法、注意事项有一个初步认识。

5.学生分组上机操作实践。

(1)学生重复老师演示的操作流程,尝试着调节机器。

(2)让学生尝试应用老师所讲的检查操作手法,对甲状腺、乳腺、浅表淋巴结、眼部进行扫查,感受不同探测部位检查手法的相同与不同点。

(3)注意探头的放置、尝试甲状腺的规范测量。

6.带教老师巡回辅导并纠错,对学生提出的难点、疑点进行讲解。

7.超声检查实训效果考核。

【实训内容】

# 一、甲状腺及颈部淋巴结

## (一)解剖概要

1.甲状腺　人体最大的内分泌腺,一般位于颈前下方软组织内,气管的前方,喉的两侧(图17-1),平第5、6、7颈椎。呈"H"状或蝶形,距离体表1~1.5 cm。分左、右两叶和连接两叶的峡部;右叶较左叶略大,30%~50%有锥状叶。

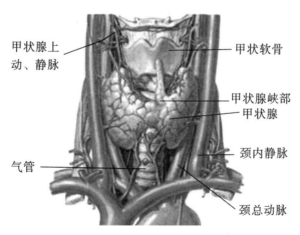

图17-1　甲状腺位置和毗邻关系

2.颈部淋巴结分区　普遍采用美国癌症联合委员会AJCC分组法(图17-2)。

Ⅰ区:颏下及颌下区淋巴结。

Ⅱ区:颈内静脉淋巴结上组,以颈内静脉后缘为界作为ⅡA区和ⅡB区的分界,前下方为ⅡA区,后上方为ⅡB区。

Ⅲ区:颈内静脉淋巴结中组。

Ⅳ区:颈内静脉淋巴结下组。

Ⅴ区:颈后三角区淋巴结,以肩胛舌骨肌下腹为界,后上方的为ⅤA区,前下方的为ⅤB区。

ⅤⅠ区:内脏周围淋巴结,或称前区。

Ⅶ区:上纵隔淋巴结。

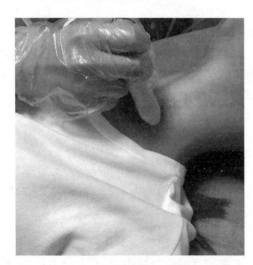 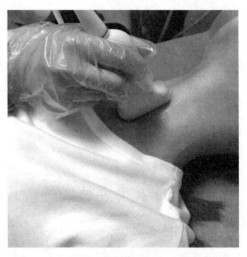

A.横切扫查      B.纵切扫查

图17-2 颈部淋巴结 AJCC 分区

### (二)检查前准备

询问患者病史、查看相关的实验室检查及影像资料、嘱患者充分暴露颈前部、取下颈部饰品,嘱患者在扫查过程中平静呼吸。利用机器预设置键,选择浅表器官——甲状腺。

### (三)检查体位

患者常规取仰卧位,颈部垫枕,头部后仰,充分暴露颈前区。

### (四)扫查途径

1.横切扫查　将探头置于颈前正中、甲状软骨下方,从上向下滑行扫查,直至甲状腺下极消失为止(图17-3A)。注意:要分别对左叶和右叶进行横切扫查。

2.纵切扫查　将探头沿甲状腺左叶、右叶的长径放置,由外向内或由内向外做一系甲状腺声像 列的纵切面滑行扫查(图17-3B)。

图

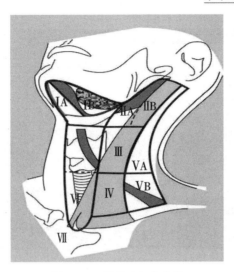

图 17-3　甲状腺扫查途径

## (五) 常用切面

颈前正中横切面(图 17-4)。

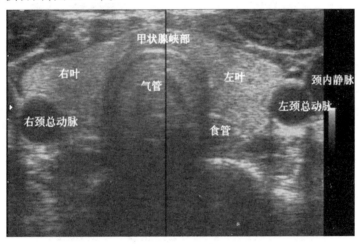

图 17-4　正常甲状腺颈前正中横切扫查

## (六) 甲状腺及颈部淋巴结正常声像图表现

1. 形态　颈前正中横切面呈马蹄形或蝶形。颈侧区纵切面呈上窄下宽的锥形。
2. 包膜　呈高回声带、光滑、整齐、境界清晰。
3. 腺体回声　呈细而密集的点状回声,分布均匀。
4. 血供　血供丰富,但血流速度较慢。动脉血流表现为具搏动感的明亮的血流信号,静脉血流表现为暗淡的无搏动性的血流信号(图 17-5)。
5. 频谱多普勒　甲状腺上、下动脉血流频谱为陡直的单向单峰图像,上升较快,下降较慢。

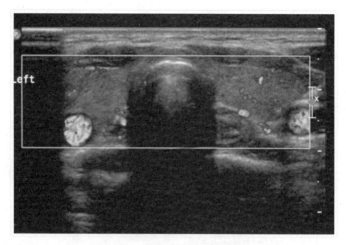

图 17-5　正常甲状腺 CDFI 表现

6.正常颈部淋巴结形状　类似卵圆形,纵横比>2∶1,被膜光滑呈中高回声,皮质呈薄层低回声,淋巴门呈高回声。血流信号稀少,部分可显示淋巴门中央血流(图 17-6)。

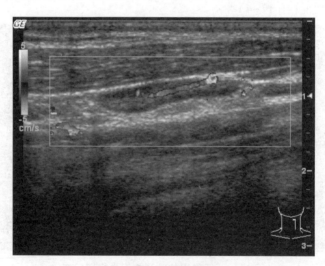

图 17-6　正常颈部淋巴结

**(七)正常甲状腺的超声观察内容与测量**

1.观察内容　灰阶超声甲状腺侧叶和峡部的横切、纵切扫查,注意甲状腺内部回声水平,有无增高或减低,颈部淋巴结有无肿大。彩色多普勒检测甲状腺实质内的血流信号,有无增多及丰富程度。脉冲多普勒检测甲状腺上、下动脉的血流速度和血流指数等,并观察其频谱形态特征。

2.测量　每侧甲状腺应在横切面测量左右经和前后径两条径线,峡部应测量前后径,必要时可在纵切面测量甲状腺上下径。正常值:侧叶前后径和左右径为 10~20 mm,

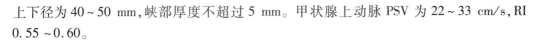

上下径为 40~50 mm,峡部厚度不超过 5 mm。甲状腺上动脉 PSV 为 22~33 cm/s,RI 0.55~0.60。

**（八）注意事项**

1.甲状腺测量过程中,注意探头与皮肤保持垂直,同时探头一定要轻放于皮肤上。横切时探头应尽可能处于水平状态。

2.甲状腺锥状叶的辨认,以免误认为甲状腺结节或颈部淋巴结。

3.观察甲状腺内部血流信号时,彩色速度标尺一般以 3~7 cm/s 为宜。注意彩色增益的调节,以不出现彩色闪烁影像为准。

## 二、乳腺及腋窝淋巴结

**（一）解剖概要**

1.乳腺　位于第 2~6 肋间,内起胸骨旁,外达腋前线或腋中线。乳房内侧 2/3 位于胸大肌表面,外侧 1/3 超过胸大肌腋缘而位于前锯肌表面。由浅至深层的结构(图 17-6):皮肤、浅筋膜浅层、皮下脂肪、腺体、浅筋膜深层、胸大肌、肋骨及肋间肌。

2.腋窝淋巴结　胸肌间和沿腋静脉及属支分布的淋巴结。可分为 3 个亚区:Ⅰ区(下组)位于胸小肌外侧缘,Ⅱ区(中组)位于胸小肌内外侧缘之间和胸肌间淋巴结,Ⅲ区(上组)位于胸小肌内侧缘,因位于锁骨(中外侧段)下方,故也称锁骨下淋巴结。

**（二）检查前准备**

询问患者病史、查看相关的影像资料、嘱患者充分暴露乳房和腋窝。利用机器预设置键,选择浅表器官。

**（三）检查体位**

1.仰卧位　患者常规取仰卧位,双侧手臂上举,自然置于头部上方或枕后。

2.半侧卧位　检查乳房外侧时,可调整为面向对侧的半侧卧位。

**（四）扫查途径**

1.扫查方法　常用的扫查方法包括旋转扫查法、纵切法、横切法放射状/反放射状扫查法(两者方向垂直)和斜切法。遵循先健侧后病侧,双侧对照扫查。

2.扫查范围　双侧全乳腺扫查,包括乳腺的 4 个象限(外上、内上、外下、内下),乳头,乳晕复合区,腋下延伸区以及附属的淋巴结。

**（五）正常乳腺的超声观察内容与测量**

1.观察内容

(1)灰阶超声探查乳腺外上象限乳腺组织的厚度、回声水平。

(2)腺体结构的排列是否规则,导管是否扩张。淋巴引流区是否有肿大淋巴结。

(3)彩色多普勒探查乳腺内血流信号的分布状况,是否存在异常血流信号。

2.测量　以外上象限乳腺组织厚度为标准(注意乳房生理性变化)。

（六）乳腺正常声像图表现（图 17-7）

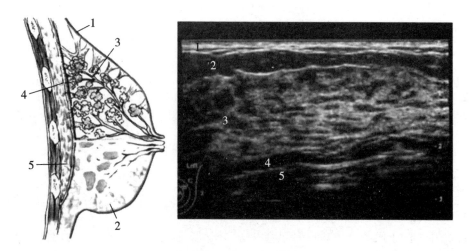

**图 17-7　乳腺正常声像**

1. 皮肤　2. 皮下组织　3. 腺体层　4. 乳腺后间隙　5. 胸壁肌层

1. 皮肤　一条平直带状稍高回声。乳头回声均匀、边界清楚、形态规则。

2. 皮下组织　低回声。注意脂肪回声与 Cooper 韧带回声、注意脂肪伸入腺体形成的局限性脂肪团与肿瘤的鉴别。

3. 腺体层　三角形，尖端指向乳头、底向胸壁，超声表现的形式和年龄与是否哺乳关系密切。

4. 乳腺后间隙　呈线状或带状低回声。

5. 胸壁肌层　为低回声，肌筋膜为线状高回声、肋骨为薄片状强回声、肋软骨为低回声。

（七）乳腺生理性变化超声声像图

对于同一个体的乳房，生理情况下受内分泌影响，如青春期、性成熟期、妊娠期、哺乳期及老年期，其厚度有所不同。

1. 青春期乳腺（图 17-8）　主要是导管系统的发育，中央区回声较低，周围腺体呈高低相间的斑纹症。

2. 正常成年女性乳腺（图 17-9）　与年龄、体型、是否生育等相关，大多表现为高低相间的斑纹症。

3. 哺乳期乳腺（图 17-10）　腺腔扩大，充满乳汁，乳腺导管扩张，管壁薄而光滑管腔内为无回声。

4. 老年期乳腺（图 17-11）　腺体层逐渐变薄，回声增强，脂肪回声逐渐增多。

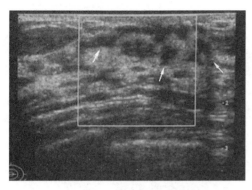

**图17-8 青春期乳腺声像**

箭头:豹纹征

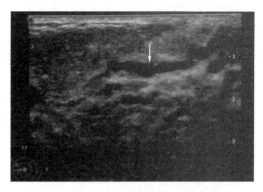

**图17-9 成年女性乳腺声像**

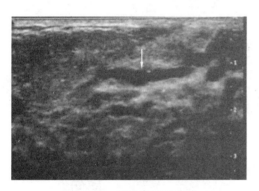

**图17-10 哺乳期乳腺声像**

乳腺导管扩张(箭)

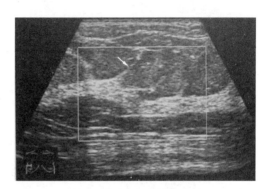

**图17-11 老年期乳腺**

### (八)腋窝淋巴结

正常腋窝淋巴结形状类似卵圆形,纵横比>2∶1,被膜光滑呈高回声,窦部表现为与周围脂肪相似的等回声,皮质呈薄层低回声,血流信号稀少,部分可显示淋巴门中央血流。

### (九)注意事项

1.探测乳腺一定要全面、仔细,按一定顺序扫查,尤其是乳腺较大者。

2.探头一定要轻放,动作一定要轻柔。

3.注意乳腺淋巴引流区是否有增大淋巴结,腋窝是否有副乳。

## 三、正常眼部超声

### (一)解剖概要

眼由眼球、视路、和眼附属器构成(图17-12)。

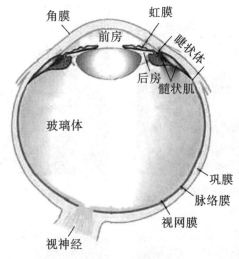

**角膜** **虹膜**

**前房** **睫状体**

**后房** **髓状肌**

**玻璃体**

**巩膜**

**脉络膜**

**视网膜**

**视神经**

图 17-12　眼结构

**（二）检查前准备**

询问患者病史、查看相关的检查资料，与患者密切交流，消除患者紧张感。利用机器预设置键，选择浅表器官——眼睛。

**（三）检查体位**

一般为仰卧位，特殊情况下可以坐位检查。检查时嘱患者眼睑闭合，尽量减少瞬目，必要时按医生的检查要求转动眼球。

**（四）扫查途径**

正常眼部超声检查一般用常规扫查法，原则是先正常眼，后患眼，动作轻柔，纵横扫查，左右对比。目前多采用直接检查法。

1. 直接检查法　探头涂上耦合剂，直接置于眼睑上检查。首先探头左右滑动，进行纵切面连续扫查，在此基础上探头转动90°进行上下滑动的横切面连续扫查，也可侧动探头，从多个位置和角度探测，从而确保眼球的全面观察（图 17-13）。

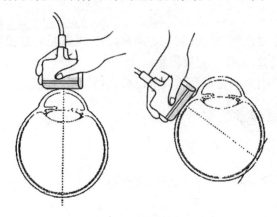

图 17-13　眼部超声直接检查法

2.间接检查法　眼睑放上水囊或水溶液,探头置于其上进行检查。

**(五)正常眼部的超声观察内容与测量**

1.观察内容　根据需要,主要对眼球、眼眶、眼部血管进行检查。

2.测量　眼球的生物测量的正常值标准:成人眼球轴长 23.0～24.0 mm,角膜厚度 0.5～1.0 mm,前房深度 2.0～3.0 mm,晶体厚度 3.5～5.0 mm,玻璃体长度 16.0～17.0 mm,球壁厚度 2.0～2.2 mm。

**(六)眼部正常声像图表现**

1.眼球的结构　眼球最前方的角膜呈弧形高回声,前房呈半球形无回声,其后方的弧形带状高回声为晶状体前囊及虹膜回声,弧形带状强回声为晶状体后囊。晶状体呈类椭圆形无回声区。晶状体后方大片无回声区为玻璃体腔(图 17-14)。

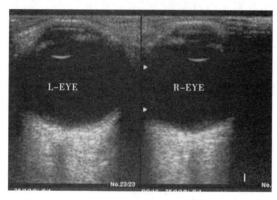

**图 17-14　眼部正常声像**

L-EYE:左眼　R-EYE:右眼

2.眶内的血管　彩色多普勒血流显像显示视神经周围自后向前的眼动脉、睫状后动脉和视网膜中央动脉,均为红色血流信号(图 17-15)。频谱多普勒显示为三峰双切迹状。视网膜中央动、静脉相伴行,二者一般同时显示,频谱分别位于 X 轴的上下。

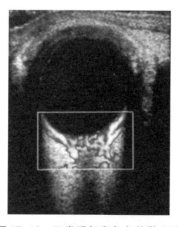

**图 17-15　正常眼部彩色多普勒血流**

（七）注意事项

1. 眼部扫查所用耦合剂必须无毒、安全，对眼球角膜等无刺激、无损伤。

2. 根据临床需要，可以用特殊检查法做补充。

【延伸学习】

1. 甲状腺检查的特殊试验

（1）探头挤压试验：超声检查时探头加压，若能压扁，则说明是囊性或质地疏松的肿块，若不能压扁则说明肿块较实或为张力较高的囊肿。

（2）吞咽试验：超声纵切面同时显示肿块与甲状腺组织，嘱患者吞咽口水，若两者之间存在同步运动，通常考虑肿块来源于甲状腺，或者甲状腺外的肿块与甲状腺粘连的可能。

（3）鼓气试验：嘱患者紧闭嘴唇做呼气动作以扩张梨状隐窝，若为梨状隐窝的脓肿累及甲状腺时，超声可直接观察到气体通过梨状隐窝进入脓腔。

（4）饮液试验：检查前嘱患者喝水、碳酸饮料、溶入超声造影剂的的水或饮料等。当患者仰卧位时，超声若能观察到水、气体或造影剂微泡进入肿块内部，即可证实该肿块不是来源于甲状腺，而是来源于食管憩。详细解读参考《中国浅表器官超声检查指南》相关章节内容。

2. 浅表器官超声检查可链接网址

甲状腺超声检查：https://baike.baidu.com/item/%E7%94%B2%E7%8A%B6%E8%85%BAB%E5%9E%8B%E8%B6%85%E5%A3%B0%E6%A3%80%E6%9F%A5/16306221。

乳腺超声检查：https://baike.baidu.com/item/%E4%B9%B3%E8%85%BA%E8%B6%85%E5%A3%B0%E6%A3%80%E6%9F%A5。

眼部超声检查：https://baike.baidu.com/item/%E7%9C%BC%E7%9C%B6B%E8%B6%85%E6%A3%80%E6%9F%A5/4773896。

【实训考核】

1. 结合理论授课内容，以书面形式考核学生理论知识水平（见实训二）。

2. 学生实操演示，带教老师按超声实训效果考核表给出分数，考核评估学生的实际操作能力（表17-1）。

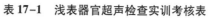

表 17-1 浅表器官超声检查实训考核表

| 项目 | | 总分 | 内容要求 | 分值 |
|---|---|---|---|---|
| 检查前准备 | 医生准备 | 15 | 礼仪适宜 | 2 |
| | | | 人文关怀 | 2 |
| | | | 核对信息无误 | 3 |
| | | | 仪器调节适当 | 8 |
| | 患者准备 | 5 | 体位选择正确 | 2 |
| | | | 患者理解并合作 | 3 |
| 操作过程 | | 50 | 选择适当的探头频率,调节机器至最佳状态 | 5 |
| | | | 选择适当体位,充分暴露被检查部位,涂超声耦合剂 | 2 |
| | | | 对甲状腺进行多切面扫查 | 10 |
| | | | 观察分析甲状腺声像图表现 | 10 |
| | | | 测量甲状腺径 | 4 |
| | | | 探头不可碰撞,手持探头灵活牢固 | 4 |
| | | | 根据检查部位灵活变换被检查者体位 | 3 |
| | | | 正确使用超声诊断的基本扫查手法 | 9 |
| | | | Freeze 冻结屏幕,擦净探头,放置于专用位置 | 3 |
| 检查报告 | | 20 | 信息齐全,内容完整 | 4 |
| | | | 层次分明,重点突出 | 4 |
| | | | 语言通顺,描述贴切 | 4 |
| | | | 数字精确,术语专业 | 4 |
| | | | 诊断准确,提示恰当 | 4 |
| 实训评价 | 效果 | 10 | 检查顺利,患者反应良好 | 3 |
| | 操作 | | 动作轻巧稳重 | 4 |
| | 沟通 | | 有效 | 3 |
| 总分 | | 100 | | |

## 实训二　浅表器官常见疾病超声诊断实训与考核

**【实训目标】**

1. 知识目标

（1）熟悉　甲状腺功能亢进症、桥本甲状腺炎、结节性甲状腺肿、甲状腺癌的超声表现及其相互之间的鉴别要点。

（2）了解　乳腺增生症、乳腺囊肿、乳腺纤维瘤、乳腺癌的超声表现及其相互之间的鉴别要点，异常淋巴结的超声表现及其鉴别要点，眼部常见疾病及眼内异物超声表现。

2. 能力目标　通过实训能够独立对甲状腺功能亢进症、桥本甲状腺炎、结节性甲状腺肿、甲状腺癌声像图进行正确观察与分析，并能规范书写超声诊断报告。

3. 素质目标　通过实训学习，学生把课堂上所学理论知识与实践操作有机结合起来，培养学生良好的团队协作精神，培养学生自主学习的习惯，培养学生把基础理论、基本知识和基本技能融会贯通的能力，培养学生严肃认真、实事求是的工作态度和以患者为中心的良好职业道德。从而具备独立从事本专业工作的实际能力。

**【实训器材】**

1. 仪器　多功能彩色多普勒超声仪（B/M、CDFI、PW、CW），高频线阵探头（频率7~12 MHz）。

2. 材料　耦合剂、检查用纸、检查床。浅表器官常见疾病的超声典型病例图片、幻灯片、视频等。

**【实训步骤】**

1. 教师示教：带教老师讲解浅表器官常见疾病的典型超声声像图特征、诊断方法、步骤以及鉴别诊断要点，让学生对浅表器官典型疾病的超声表现及声像图特征有一个感性认识，并要求学生注意对患者的尊重及隐私保护，融关爱患者的理念于教学实践中。

2. 病例讨论：通过典型病例的读图分析，讨论浅表器官疾病的超声诊断要点。

3. 教师巡回辅导、纠错、答疑：指出和纠正学生在讨论过程中可能出现的问题和错误，重申探测注意事项和分析疾病的方法和步骤，以提高学生操作能力、读图能力，以及诊断和鉴别诊断疾病的能力。

**【实训内容】**

### 一、甲状腺疾病

#### （一）超声表现

1. 甲状腺功能亢进症

（1）形态及大小　均匀性体积增大，为正常的2~3倍。

（2）包膜与边缘　包膜欠光滑,边缘相对不规则,可呈分叶状。

（3）实质回声　回声正常或稍低。

（4）CDFI　其周边和实质内血流信号呈"火海征"（图 17-16）或"海岛征"（图17-16）。

（5）PW　甲状腺上、下动脉呈低阻高速动脉频谱,PSV 增高可达 50~130 cm/s。

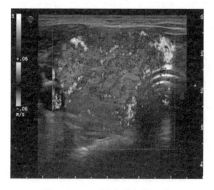

图 17-16　甲亢"火海征"

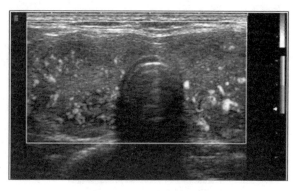

图 17-17　甲亢"海岛征"

2.桥本甲状腺炎

（1）形态与大小　弥漫性非均匀性增大,多为前后径增大,呈分叶状（图 17-18）。

（2）包膜与边缘　包膜欠光滑。

（3）实质回声　回声不均匀,腺体回声明显降低,甚至低于同侧颈前肌回声。

（4）CDFI　表现各异,以轻中度增多为主,部分明显增多,伴实质纤维化则减少（图 17-19）。

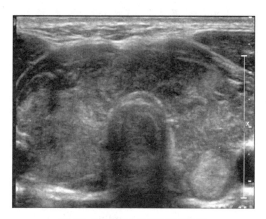

图 17-18　桥本甲状腺炎声像

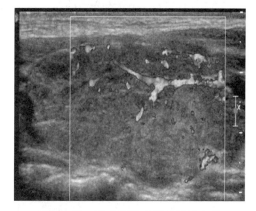

图 17-19　桥本甲状腺炎 CDFI 表现

3.结节性甲状腺肿

（1）早期　甲状腺弥漫性均匀性增大,实质内无明显结节样结构或仅见较规整的单个结节。

（2）晚期　甲状腺双侧不对称肿大,表面凸凹不平（图 17-20）,内可见多个大小不等的结节。

（3）结节回声 多形态规整,边界清晰,呈低回声,回声尚均匀,多发结节可相互融合。结甲的钙化表现为典型的弧线状,环状或斑块状,较粗糙(图17-21)。

（4）CDFI 其周边或内部可见少量血流信号。

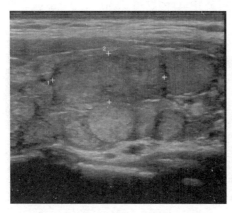

图17-20 结节性甲状腺肿声像

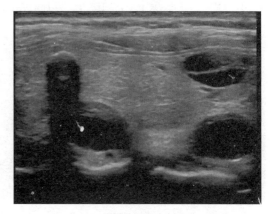

图17-21 结节性甲状腺肿钙化声像

4.甲状腺癌

（1）形态边界 不规则,边界欠规整(图17-22),境界模糊,呈蟹足样向周围组织浸润,多无包膜回声和晕环,但滤泡状癌可有厚而不规则包膜,一些乳头状癌可见厚薄不均、外形不整且不完整的晕环。

（2）实质回声 ①乳头状癌、髓样癌和未分化癌以实质不均质低回声为主。②滤泡状癌大多呈质地均匀的高回声或等回声。

（3）点状钙化(微钙化) 是超声诊断甲状腺乳头状癌的高度可靠的特征,有时表现为粗钙化与微钙化共存的征象(图17-23)。

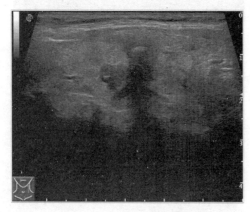

图17-22 甲状腺癌声像

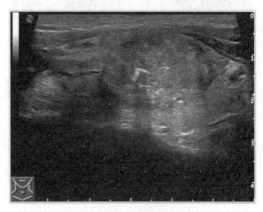

图17-23 甲状腺癌钙化声像

（4）衰减 部分癌肿声衰减较大,后方可出现淡声影。

（5）结节纵横比 多大于1。

（6）侵犯　未分化癌常早期侵犯甲状腺包膜和浸润毗邻结构。

（7）CDFI　内部血流信号丰富（图17-24）。

（8）PW　癌灶内可探及高速血流,频谱增宽。

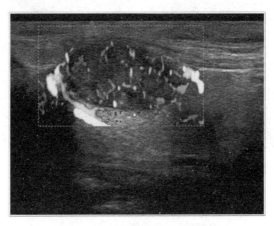

**图17-24　甲状腺癌 CDFI 表现**

**（二）探测要点**

1.测量甲状腺大小,观察其包膜和内部回声改变:有无增高或减低,有无结节形成。

2.观察甲状腺内部血流信号有无改变。

3.结节的观察:观察其位置、形态、大小、边界、内部回声及其周边、内部的血流分布。

4.重视甲状腺微小癌的检测。

5.注意颈部淋巴结的扫查。

# 二、乳腺疾病

**（一）超声表现**

1.乳腺增生症

（1）单纯性增生症　乳腺组织呈"斑马纹"状（图17-25）、管状暗条回声。

（2）囊性增生症　腺体内散在分布多个囊性无回声,与其间回声增强的乳腺组织形成"豹纹征"或"叠瓦征"（图17-26）。

（3）腺性小叶增生　乳腺腺体增厚,回声强弱不一（图17-27）,可见单个或多个低回声团块。

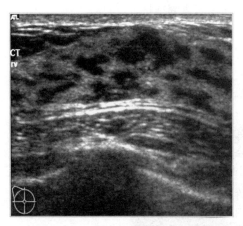

图 17-25 乳腺单纯性增生症声像

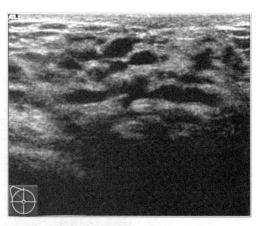

图 17-26 乳腺囊性增生症声像

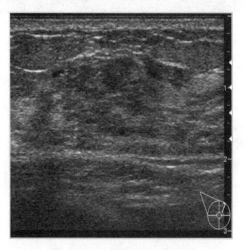

图 17-27 腺性小叶增生声像

2. 乳腺纤维腺瘤

（1）形态呈圆形或椭圆形的团块（图 17-28），边界清晰光滑，包膜完整，边缘锐利，可见侧方回声失落。较大时可见分叶（图 17-29）。

（2）内回声以低回声多见，也可见等回声或高回声，分布均匀或不均匀，有时可见囊性变或钙化（与乳腺癌微钙化鉴别）。

（3）CDFI：无血流或少血流，一般分布在肿块周围（图 17-30）。

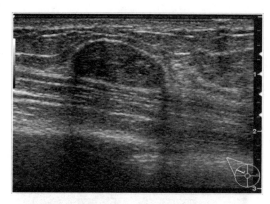

图 17-28 乳腺纤维瘤

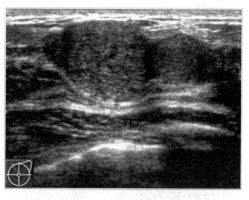

图 17-29 乳腺纤维瘤(分叶状)

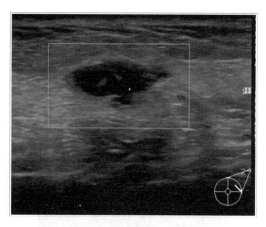

图 17-30 乳腺纤维瘤 CDFI 表现

3.乳腺癌

(1)形态不规则,无包膜,边缘不整齐,多呈毛刺状、蟹足状改变(图 17-31)。

(2)肿块内部多呈低回声,分布不均,病灶内部可见沙砾状钙化,呈簇状(图 17-32)或散在点状。

(3)肿块后方回声衰减,晚期可见胸大肌、筋膜受损表现。

(4)肿块纵横比大于 1。

(5)CDFI:血流走行紊乱(图 17-33),以穿入性血管多见。

(6)PW:高速高阻,RI>0.7。

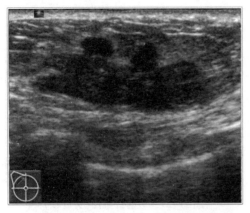

图 17-31　乳腺癌蟹足样改变

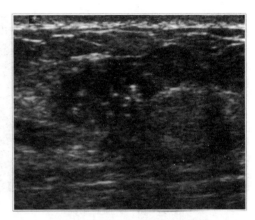

图 17-32　乳腺癌沙砾样钙化

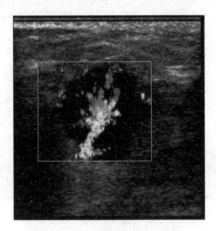

图 17-33　乳腺癌 CDFI 表现

### (二)乳腺探测要点

1.观察乳房每一层结构的分布有无紊乱,有无局部回声改变。

2.观察乳腺内有无局灶性结节,注意观察结节的位置、大小、形态、边缘、回声。

3.观察结节内部及边缘血流特征,测量其血流参数,尤其是阻力指数。

4.观察颈部及腋窝有无肿大淋巴结。

## 三、异常淋巴结

### (一)超声表现

1.淋巴结反应性增生

(1)形态大小　椭圆形,均匀性增大(图 17-34)。

(2)回声　尚均匀。

(3)CDFI　急性期血流信号较丰富,慢性期血流信号较少。

2. 结核性淋巴结炎

（1）形态、大小、边界　多个形态各异（类圆形、椭圆形、不规则形）、大小不等淋巴结回声，边界不锐利，部分可见融合。

（2）内部回声　低回声为主，有时可见无回声区、点状、斑状、团状强回声（图 17-35）。淋巴门消失。

（3）CDFI　淋巴门血管多数偏心移位，显示为偏心血流。

（4）PW　低阻力血供。

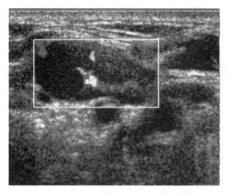

图 17-34　淋巴结反应性增生声像

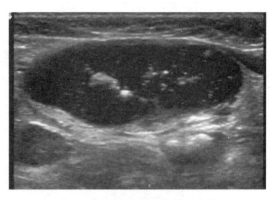

图 17-35　结核性淋巴结炎声像

3. 淋巴瘤

（1）淋巴结肿大（图 17-36）　形态趋向于圆形，纵横比小于 2，边界锐利。

（2）淋巴结门回声　早期呈不规则偏心狭窄型，晚期淋巴结门消失。

（3）皮质回声　皮质不规则增厚，回声不均匀，内可见微小高回声结节，少数可见囊性坏死和钙化。

（4）CDFI　血流信号较丰富，分布形式多样（图 17-37）。

（5）PW　阻力指数和搏动指数较低。

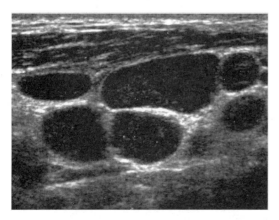

图 17-36　淋巴瘤声像

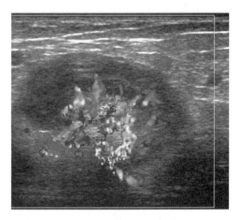

图 17-37　淋巴瘤 CDFI 表现

4. 转移性淋巴结肿大超声表现

（1）淋巴结肿大，形态趋向于圆形或不规则形（图17-38），纵横比小于2。边界多锐利，如有包膜外浸润，则与周围组织无明确分界。

（2）淋巴结门回声：早期呈偏心狭窄型，结构紊乱，形态不规则，晚期淋巴结门消失。

（3）皮质回声：通常呈低回声（甲状腺乳头状癌常呈高回声），回声不均匀，常出现与原发癌相似的回声特征。

（4）CDFI：血流模式多样。

（5）PW：阻力指数高于良性淋巴结。

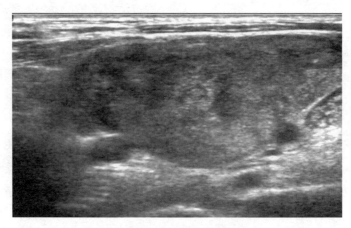

图17-38　转移性淋巴结肿大声像

（二）探测要点

1. 观察淋巴结分布的部位、数目、大小、纵横比、边界、内部回声、有无坏死、钙化等。

2. 观察淋巴结内部血流分布，测量其血流速度、阻力指数、搏动指数等。

3. 在颈部、锁骨上、腋下如果发现符合转移特征的淋巴结，需要检查其相应的原发器官，以确定是否有原发灶。

## 四、眼部疾病

### （一）超声表现

1. 玻璃体积血

（1）玻璃体内回声：少量新鲜出血呈散在分布的点状弱回声，大量新鲜出血呈弥漫分布的点状弱回声（图17-39）。

（2）眼球后运动检查阳性。

（3）CDFI：病变内无血流信号。

2. 视网膜脱离

（1）局限性视网膜脱离表现：与视盘相连的带状强回声。

（2）完全性视网膜脱离表现：眼球内类似"V"形带状回声的尖端与视盘回声相连，两端分别与周边球壁回声相接(图17-40)。

(3)眼球运动试验:弱阳性。

(4)CDFI:脱离的视网膜上点状或条带状血流信号,并与视网膜中动脉的血流信号相延续。

(5)PW:与视网膜中央动脉、静脉血流频谱相同(图17-41)。

3.脉络膜脱离超声表现

(1)玻璃体前部半环形带状高回声(图17-42)。

(2)类冠状切面上可见多个弧形带状回声,花瓣征阳性。

(3)CDFI:脱落的脉络膜上有较丰富的血流信号。

(4)PW:低速动脉型血流频谱,与睫状后动脉的血流频谱特征相同。

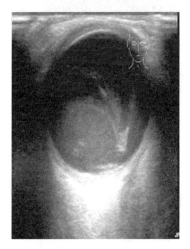

图17-39　玻璃体积血声像

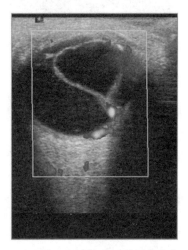

图17-40　完全性视网膜脱落声像

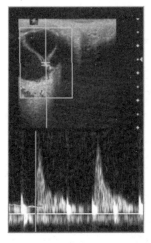

图17-41　完全性视网膜脱离血流频谱

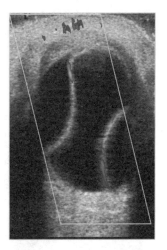

图17-42　脉络膜脱离声像

4. 视网膜母细胞瘤超声表现

(1)视网膜局部增厚,自眼球壁向玻璃体腔隆起,形状多样,可单发或多发,边界清,边缘不整齐、不光滑。

(2)内部回声强弱不一,分布不均(图17-43)。

(3)斑块状强回声,后方伴声影。

(4)CDFI:中等丰富的彩色血流信号。

(5)PW:频谱特点与视网膜中央动脉一致(图17-44)。

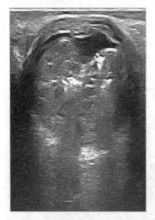
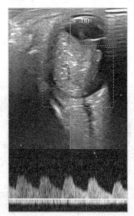

图17-43　视网膜母细胞瘤声像　　　　图17-44　视网膜母细胞瘤血流频谱

5. 脉络膜黑色素瘤

(1)多位于眼球后极,自眼球壁凸入玻璃体腔,形状多样,边缘光滑整齐。

(2)肿瘤前方回声增强,后方回声逐渐衰减呈"挖空现象"。

(3)CDFI:肿瘤内丰富的血流信号(图17-45)。

(4)PW:血流频谱呈动脉型频谱。

6. 眼内异物

(1)眼内点状或斑块状强回声,其后方可见"彗星尾"征(图17-46)。

(2)金属性异物:磁性试验阳性。

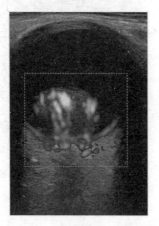
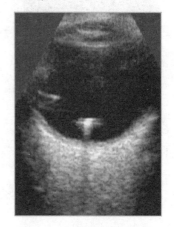

图17-45　脉络膜黑色素瘤声像　　　　图17-46　眼内异物声像

（二）探测要点

1. 重点扫查眼球、眼眶及眼部血管。

2. 观察玻璃体腔内有无特殊形态改变、血流特点，注意眼内膜状回声病变的鉴别诊断。

3. 眼内局灶性病变应注意观察病灶的形态、大小、回声及血流改变，并结合临床进行诊断。

【延伸学习】

1. 乳腺超声 BI-RADS 评估分类及处理建议（表17-2），详细解读参考《中国浅表器官超声检查指南》相关章节。

2. 甲状腺结节的鉴别诊断见表17-3。

表 17-2　超声 BI-RADS 分类以及处理建议

| 评估 | 处理办法 | 恶性可能 |
|---|---|---|
| 0 类：评估未完成，需要进一步影像学检查 | 召回，进一步影像学检查 | |
| 1 类：阴性 | 常规筛查 | 恶性可能基本为零 |
| 2 类：良性 | 常规筛查 | 恶性可能基本为零 |
| 3 类：可能良性 | 短期随访（6 个月）或继续监控 | 恶性可能>0 或<2% |
| 4 类：可疑恶性 | | 恶性可能>2% 但<95% |
| 　4A：低度可疑恶性 | 组织病理学诊断 | 恶性可能>2% 但<10% |
| 　4B：中度可疑恶性 | | 恶性可能>10% 但<50% |
| 　4C：高度可疑恶性 | | 恶性可能>50% 但<95% |
| 5 类：高度提示恶性 | 组织病理学诊断 | 恶性可能>95% |
| 6 类：活检证实的恶性 | 当临床上合适时，手术切除 | |

表 17-3　甲状腺结节的鉴别诊断

| 项目 | 结节性甲腺肿 | 甲状腺腺瘤 | 甲状腺癌 |
|---|---|---|---|
| 临床特征 | 病程长，症状不明显，或有颈部压迫感 | 无明显症状，或扪及结节，或伴甲亢 | 不明显或颈部压迫感，声音嘶哑 |
| 结节数目 | 多结节为主 | 单结节为主 | 单结节为主 |
| 结节边界 | 欠清晰 | 清晰声晕厚而光滑 | 不清，不规则 |
| 纵横比 | 小于1 | 小于1 | 大于1 |

续表 17-3

| 项目 | 结节性甲腺肿 | 甲状腺腺瘤 | 甲状腺癌 |
|---|---|---|---|
| 结节回声 | 高回声、中等回声、低回声或混合回声 | 低回声多见,稍高回声等回声,混合回声 | 低回声不均匀,可伴沙粒样钙化 |
| 后方回声 | 无明显变化 | 无明显变化 | 回声衰减 |
| 内部血流 | 无明显变化 | 环绕血管,内部血流 | 紊乱的血管 |
| 结节间甲状腺组织 | 回声均粗,分布不均匀 | 回声多正常 | 回声多正常 |
| 颈部淋巴结 | 不肿大 | 不肿大 | 早期有肿大 |
| 内科治疗后随访 | 变化不大 | 无变化 | 有进展 |

**【实训考核】**

1. 结合理论授课内容,以书面形式考核学生理论知识水平。

2. 学生实操演示,考核评估学生的实际操作能力和读图能力以及对疾病的鉴别诊断能力(参考实训一)。

# 理论考核题

## (一)名词解释

1. "火海征"

2. "豹斑征"

## (二)单选题

1. 视网膜母细胞瘤的超声表现是( )

    A. 肿物内可见与视网膜中央动静脉相连的血流频谱

    B. 肿物内钙斑反射

    C. 眼内实性肿物

    D. 肿物后无运动

    E. 以上都是

2. 眼科超声检查时发现:在眼球轴位层面显示倒八字形光带,宽口向前,窄口向后, 与视乳头接触,横断面显示体内光环,请指出这最可能是( )

    A. 部分性视网膜脱离　　　B. 完全性视网膜脱离　　　C. 陈旧性视网膜脱离

    D. 脉脱性视网膜脱离　　　E. 牵引性视网膜脱离

3. 趣声检查眼异物的常用方法是( )

    A. 眼睑外直接扫查法

    B. 间接扫查法

    C. 窗试验法,彩阶显示法

    D. 漂浮性异物的超声试验,超声磁性试验

    E. 以上都是

4. 关于甲状腺的解剖,下列哪项是不正确的( )

    A. 甲状腺可分成左右两叶和连接两叶的峡部

    B. 30%~50%的人还有一叶或两叶锥状叶

    C. 左叶较右叶略大

    D. 每叶长 3~6 cm,宽 2~3 cm,厚 1~2 cm

    E. 峡部长、宽均为 1.25~2 cm

5. 下列哪项不是正常甲状腺的声像图( )

    A. 甲状腺外形呈蝶形或马蹄形

    B. 边缘规则,包膜完整

    C. 呈中等回声,光点均匀,细弱密集

    D. 峡部后方中央为气管,后方外侧为颈内动脉和颈内静脉

    E. 甲状腺左后方与气管旁可见到食管

6. 一中年妇女,超声检查发现,甲状腺普遍性肿大,边缘规则,内回声中等强度,无结节,CDFI:显示腺体内血管增多,血流加速,最可能是(　　　)

    A. 结节性甲状腺肿　　　　　B. 单纯性甲状腺肿　　　　　C. 毒性甲状腺肿

    D. 甲状腺功能减退　　　　　E. 亚临床甲状腺功能减退

7. 一中年女性患者,颈部渐增粗,超声显示甲状腺不规则,非对称性肿大,实质回声增粗,内见多个结节,结节边界欠清晰,有的内部可见液性暗区,CDFI:显示血流丰富,粗大纡曲的分支血管在结节间穿行,绕行。请指出其最可能是(　　　)

    A. 甲状腺腺瘤　　　　　　　B. 甲状腺癌　　　　　　　　C. 结节性甲状腺肿

    D. 桥本氏病　　　　　　　　E. 毒性甲状腺肿

8. 甲状腺腺瘤的声像图特征是(　　　)

    A. 圆形或椭圆形肿物,边界清,无包膜,呈低回声

    B. 圆形或椭圆形肿物,边界清,有包膜,呈低回声,周围有晕征

    C. 圆形或椭圆形肿物,边界不光滑,无包膜,呈低回声

    D. 圆形或椭圆形肿物,边界不光滑,有包膜,呈强回声

    E. 以上都不对

9. 乳腺癌的共同声像图特点是(　　　)

    A. 边界不整,呈锯齿状或蟹足状,无包膜,界限不清

    B. 内部呈低回声

    C. 后壁及后方回声衰减

    D. 向组织及皮肤浸润

    E. 以上都是

10. 乳腺库柏韧带为三角形强回声条,位于(　　　)

    A. 表皮层　　　　　　　　　B. 真皮层　　　　　　　　　C. 皮下脂肪层

    D. 乳腺体层　　　　　　　　E. 胸大肌层

## (三)多选题

1. 关于婴幼儿期白瞳症,下列哪些是正确的(　　　)

    A. 视网膜母细胞瘤　　　　　B. 先天性白内障　　　　　　C. 玻璃体脓肿

    D. 外展渗出性视网膜病变　　E. 永存原发性玻璃体增生症

2. 一中年女性患者,颈部压痛不适,甲状腺肿大且渐变硬 2 年,实验室检查:甲状腺微粒体抗体(+),甲状腺球蛋白抗体(+);超声检查:甲状腺弥漫性肿大,以峡部明显,实质光点粗,分布不均匀,回声低,有增益不大感,CDFI 显示:实质内血流不丰富,仅浅表 1/3 范围有血流信号分布,为静脉血和低阻动脉血流频谱。请指出此患者最可能是(　　　)

    A. 桥本甲状腺炎　　　　　　B. 慢性淋巴性甲状腺炎　　　C. 自体免疫性甲状腺炎

    D. 毒性甲状腺肿　　　　　　E. 以上都不对

3. 关于乳腺的超声探测方法,下列哪些是正确的(　　　)

    A. 仰卧位为常规采用的体位

    B. 俯卧位为常用辅助体位

C. 当采用 Octoson 全自动超声仪时,患者不需俯卧

D. 最佳探头频率为 7.5 MHz 以上

E. 常用检查丰富为间接法和直接法

4. 关于正常乳腺的声像图,下列描述正确的是(　　)

    A. 皮肤为最表面一层增强的弧形光带,厚 2~3 mm,光滑,整齐,其下浅筋膜较薄常不显示

    B. 皮下脂肪呈低回声,境界不甚清楚,内可见三角形的库肯勃氏韧带

    C. 腺叶呈中等强度回声,导管呈圆形或椭圆形暗区

    D. 胸大肌为均匀束状实性回声

    E. 肋骨横切时呈椭圆形衰减暗区,后伴声影

5. 乳腺良性与恶性肿物的超声显示鉴别点是(　　)

    A. 边界是否光滑、完整　　　B. 内部是否回声衰减　　　C. 后方是否回声衰减

    D. 皮肤是否受侵犯　　　E. 是否有沙砾样钙化

6. 下列哪些是脉络膜黑色素瘤的声像图特征(　　)

    A. 半圆形或蘑菇形实性肿物

    B. 有挖空现象　　　C. 脉络膜凹陷　　　D. 继发性视网膜脱离

    E. 以上都不对

**(四)简答题**

1. 简答淋巴结的超声评估指标。

2. 简答乳腺超声的扫查方法。

**(五)识图题**

乳腺超声检查结果如下图,其最可能的诊断是什么?

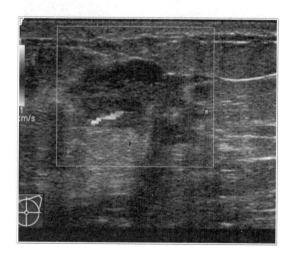

**(六)病例分析**

1. 一老年妇女,发现右颈部包块 1 个月,超声检查:甲状腺右侧叶不规则增大,内可见实性低回声肿物,见下图,边缘不规则,呈蟹足样改变,无包膜,内部可见粗糙不规则钙

化,肿物后方回声衰减,CDFI 显示:肿物内部血供丰富,可测及高速的动脉血流频谱。其最可能的诊断是什么? 写出诊断依据。

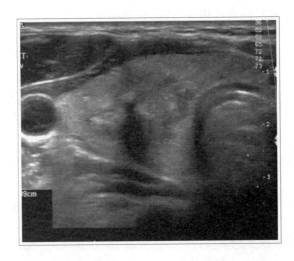

2. 一女性患者,35 岁,两侧乳房先后发现多个大小不等的结节,月经来潮前 3~4 d 乳房胀痛明显,超声检查见:两侧乳房增大,内部结构稍紊乱,见分布不均匀粗大光点、光斑及大小不等的无回声区,见下图,后方回声增强,其最可能的诊断是什么? 写出诊断依据。

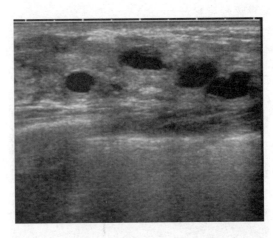

# 理论考核题答案

**(一)名词解释**

1．"火海征"是甲状腺功能亢进患者的彩色多普勒超声改变,显示为甲状腺周边和实质内布满弥漫的点状和分枝状血流信号,形成"火海征"。

2．"豹斑征"是乳腺囊性增生症的超声声像图改变,显示为乳腺内散在分布多个大小不等、形态不规则的囊性无回声,囊肿之间的乳腺组织回声增强,形成"豹斑征"。

**(二)单选题**

1．E　2．B　3．E　4．C　5．D　6．C　7．C　8．B　9．E　10．C

**(三)多选题**

1．ABCE　2．ABCD　3．ABDE　4．ACDE　5．ABCDE　6．ABCD

**(四)简答题**

1．淋巴结的超声评估指标包括以下几个方面:解剖区域、淋巴结大小、纵横比、淋巴结边界、淋巴结门、淋巴结皮质、内部回声、辅助特征、与邻近血管的关系、淋巴结血流形式、血管阻力、血流速度。

2．乳腺超声的扫查方法:先从健侧开始,然后是病侧检查,必要时左右侧进行对照。检查应包括乳腺的4个象限(外上、内上、外下、内下)、乳头-乳晕复合区、腋下延伸区这6个部分以及附属的淋巴结。扫查应从乳头向四周作放射性进行,纵、横、斜切多切面扫查。必要时挤压探头。

**(五)识图题**

乳腺癌

**(六)案例分析**

1．最可能的诊断:甲状腺癌。诊断依据:甲状腺右侧叶内实性低回声肿物,边缘不规则,呈蟹足样,无包膜,无晕环,内部可见粗糙不规则钙化,肿物后方回声衰减,CDFI显示:肿物内部血供丰富,可测及高速的动脉血流频谱。符合甲状腺癌声像图改变。

2．最可能的诊断:双侧乳腺囊性增生症。

诊断依据:两侧乳房先后发生多个大小不等的结节,月经来潮前3~4 d乳房胀痛明显,超声检查见:两侧乳房增大,内部结构稍紊乱,见分布不均匀粗大光点、光斑及大小不等的无回声区,后方回声增强。结合患者病史,符合乳腺囊性增生症的声像图改变。

(付　饶　刘红霞　胡　勇)

# 第十八章

# 肌肉-骨骼系统超声诊断

## 实训一 正常肌肉-骨骼系统超声诊断实训与考核

【实训目标】

1. 知识目标 掌握正常肌肉-骨骼系统超声探测方法及声像图特征。

2. 能力目标 通过实训能够独立完成肌肉-骨骼系统标准切面的扫查,并对声像图进行正确观察与分析,并能规范书写超声诊断报告。

3. 素质目标 通过实训学习,学生把课堂上所学理论知识与实践操作有机结合起来,培养学生良好的团队协作精神,培养学生自主学习的习惯,培养学生把基础理论、基本知识和基本技能融会贯通能力。

【实训器材】

1. 仪器 多功能彩色多普勒超声仪(B/M、CDFI、PW、CW),高频线阵探头(频率7~12 MHz)。

2. 材料 耦合剂、检查用纸、检查床。

【实训步骤】

1. 带教老师演示、讲解正常甲状腺、乳腺、淋巴结、眼部的解剖概要、超声检查适应证。

2. 带教老师结合理论授课内容给出名词解释2~3个,单选、多选题各5个,简答题1~2个,识图题3~5个,病例分析1~2个,让学生抢答,同时可以增加延伸学习内容。建立云课堂与学生互动学习,充分利用现代网络技术,让学生有玩有学,极大地调动学生自主学习的积极性。

3. 结合超声诊断仪的使用,讲解检查前准备,包括人文关怀和患者的沟通以及超声探头的选择及仪器的调节。

4.带教老师实操演示浅表器官各标准切面的检查步骤、检查手法及声像图表现及特点,让学生在头脑中对各标准切面所显示的解剖结构及操作流程、操作手法、注意事项有一个初步认识。

5.学生分组上机操作实践。

(1)学生重复老师演示的操作流程,尝试着调节机器。

(2)让学生尝试应用老师所讲的检查操作手法,对甲状腺、乳腺、浅表淋巴结、眼部进行扫查,感受不同探测部位检查手法的相同与不同点。

(3)注意探头的放置、尝试甲状腺的规范测量。

6.带教老师巡回辅导并纠错,对学生提出的难点、疑点进行讲解。

【实训内容】

1.解剖概要　骨以关节的形式连接在一起,并由韧带所固定,肌肉附着于骨周围。其辅助装置有筋膜、腱膜和滑液囊。

2.检查前准备　询问患者病史、查看相关的实验室检查及影像资料,嘱患者在扫查过程中,在舒适的前提下,充分暴露受检部位。利用机器预设置键,选择浅表器官——肌肉-骨骼系统。

3.检查体位及扫查途径　根据检查部位的需要选择体位及途径(图18-1,图18-2),超声扫查一定要长轴、短轴两个切面都扫查到。必要时,双侧对比检查。

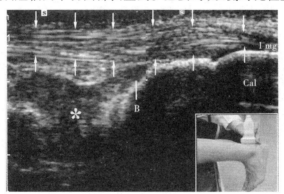

图18-1　足后踝跟腱的超声扫查(箭头所示)

B:腱下滑囊　Cal:跟骨

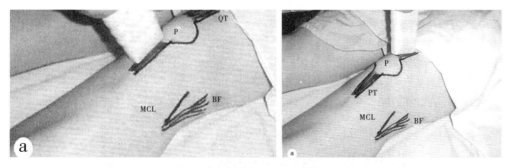

图18-2　膝关节前区的超声扫查示意

QT:股四头肌建　P:髌骨　PT:髌腱　MCL:内侧副韧带　BF:股二头肌建

（1）肌肉超声　通常先行纵切扫查,以辨认肌肉与肌腱的相互关系,在此基础上横切扫查,了解病变的横向特征。

（2）骨骼超声　通常先行横切面扫查,观察病变与周围组织的关系,然后,在此基础上,将探头旋转90°,行纵切面扫查,纵切面通常用于确定病变上下边界或轴向范围。

（3）关节超声　通常根据关节结构选用不同的切面,多采用平行于关节腔的超声扫查方法,有时可配合探头加压实验、相关肢体做自主或被动动作和肌肉收缩、舒张运动等进行探查,以明确病变的部位。

4.正常声像图表现　由浅入深显示的结构及回声如下。

（1）皮肤:呈线状高回声。

（2）皮下组织:回声略低于皮肤。

（3）肌肉组织:层次清晰,肌束低回声,纹理呈细线状。

（4）筋膜:较强的线状高回声。

（5）骨质:强回声,后方伴声影。

5.正常肌肉超声表现

（1）肌肉纤维呈低回声。

（2）肌束膜、肌外膜、肌间隔呈高回声(图18-3)。

（3）横切面:低回声为背景,被高回声分隔,呈"星空征"(图18-4)。

（4）纵切面:羽毛状(图18-3)、树叶状(图18-5)。

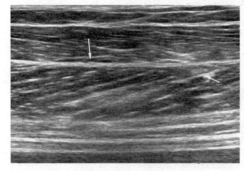

图18-3　小腿三头肌纵切声像

高回声带:肌外膜、肌间隔(粗箭头)羽毛状结构:

肌束膜(细箭头)

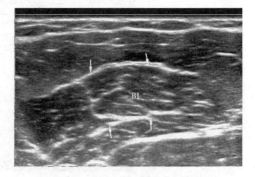

图18-4　肱二头肌横切面声像(箭)

B1:肱二头肌

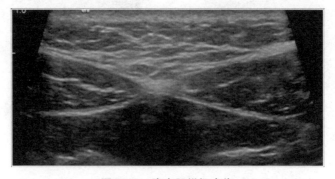

图18-5　腹直肌纵切声像

6. 正常骨关节超声表现

（1）骨骺端一般膨大,皮质薄而光滑,表面关节软骨呈低回声。

（2）软骨组织为低回声或中等回声。

（3）正常大关节周围有关节囊和软组织包绕,超声只能显示组成关节的两个骨端外层骨皮质,表现为弧形线状强回声(18-6)。

（4）关节软骨呈边缘光滑锐利的低回声带,厚度均匀(图18-7)。中间的无回声为关节间隙,关节囊呈线状高回声(18-8)。

（5）正常关节腔内的少量滑液不能为超声所显示。

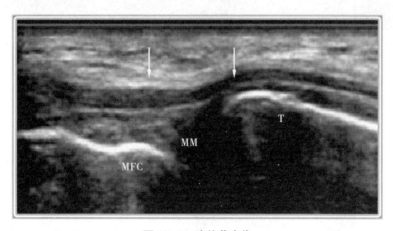

**图 18-6　膝关节声像**
MFC:股骨内侧髁　T:胫骨　MM:内侧半月板　箭:内侧副韧带

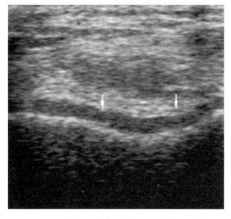

**图 18-7　正常膝关节超声表现(髌骨上横切面)**
箭:关节软骨

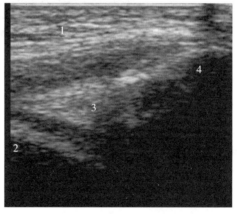

**图 18-8　正常膝关节超声表现(髌骨上纵切面)**
1. 股四头肌腱　2. 股骨　3. 髌上囊　4. 髌骨

7. 正常肌腱超声表现　肌腱在长轴切面声像图表现为条索样结构(图18-9),内有多个相互平行的强回声线,之间被纤细的低回声区间隔。在肌腱的末端附着于骨骼处,常呈尖锐的鸟嘴样或笔尖样。在短轴切面呈网状结构(图18-10)。

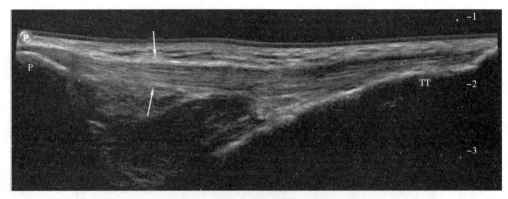

**图 18-9　正常髌腱长轴切面(箭头所示)**
P:髌骨　TT:胫骨粗隆

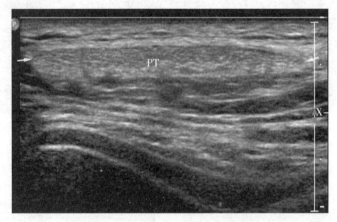

**图 18-10　正常髌腱短轴切面(箭)**
PT:髌腱

8.注意事项

(1)线阵探头,频率适当。

(2)双侧对比、动态检查。

(3)熟悉解剖、注意伪像。

(4)注意规范:内容、体位、手法。

**【延伸学习】**

周围神经超声检查:高频超声可清楚显示大部分重要的周围神经,主要包括臂丛神经以及正中神经、尺神经和桡神经等分支,坐骨神经以及胫神经、腓总神经分支等,主要观察周围神经的位置、走行和声像图表现等(图 18-11)。判断神经有无部分或完全断裂,神经有无卡压、肿胀、粘连、肿块或位置异常等,明确创伤性周围神经损伤的部位和损伤程度,了解周围神经卡压的可能病因。详细内容及检查方法参考《中国肌骨超声检查指南》的相关章节内容。

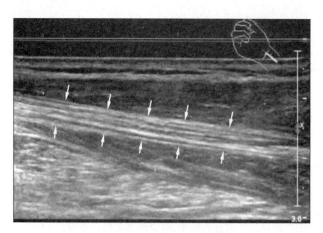

**图 18-11　前臂正中神经长轴声像图(箭)**

【实训考核】

1.结合理论授课内容,以书面形式考核学生理论知识水平(见实训二)。

2.学生实操演示,带教老师按超声实训效果考核表给出分数,考核评估学生的实际操作能力(表18-1)。

表 18-1  肌肉骨骼系统超声实训考核表

| 项目 | | 总分 | 内容要求 | 分值 |
|---|---|---|---|---|
| 检查前准备 | 医生准备 | 15 | 礼仪适宜 | 2 |
| | | | 人文关怀 | 2 |
| | | | 核对信息无误 | 3 |
| | | | 仪器调节适当 | 8 |
| | 患者准备 | 5 | 体位选择正确 | 2 |
| | | | 患者理解并合作 | 3 |
| 操作过程 | | 50 | 选择适当的探头频率,调节机器至最佳状态 | 5 |
| | | | 选择适当体位,充分暴露被检查部位,涂超声耦合剂 | 2 |
| | | | 对检查部位进行多切面扫查 | 10 |
| | | | 观察分析检查部位声像图表现 | 10 |
| | | | 测量病变处的大小 | 4 |
| | | | 探头不可碰撞,手持探头灵活牢固 | 4 |
| | | | 根据检查部位灵活变换被检查者体位 | 3 |
| | | | 正确使用超声诊断的基本扫查手法 | 9 |
| | | | Freeze 冻结屏幕,擦净探头,放置于专用位置 | 3 |
| 检查报告 | | 20 | 信息齐全,内容完整 | 4 |
| | | | 层次分明,重点突出 | 4 |
| | | | 语言通顺,描述贴切 | 4 |
| | | | 数字精确,术语专业 | 4 |
| | | | 诊断准确,提示恰当 | 4 |
| 实训评价 | 效果 | 10 | 检查顺利,患者反应良好 | 3 |
| | 操作 | | 动作轻巧稳重 | 4 |
| | 沟通 | | 有效 | 3 |
| 总分 | | 100 | | |

## 实训二　肌肉-骨骼系统常见疾病超声诊断实训与考核

【实训目标】

1. 知识目标

(1)熟悉:肌肉-骨骼系统常见疾病的超声表现。

(2)了解:肌肉-骨骼系统常见疾病的诊断注意事项。

2. 能力目标　通过实训对常见疾病声像图进行正确观察与分析。

3. 素质目标　通过实训学习,培养学生严肃认真、实事求是的工作态度和以患者为中心的良好职业道德,从而具备独立从事本专业工作的实际能力。

【实训器材】

1. 仪器　多功能彩色多普勒超声仪(B/M、CDFI、PW、CW),高频线阵探头(频率7~12 MHz)。

2. 材料　耦合剂、检查用纸、检查床,肌肉-骨骼系统常见疾病的超声典型病例图片、幻灯片、视频等。

【实训步骤】

1. 教师示教　带教老师讲解浅表器官常见疾病的典型超声声像图特征、诊断方法、步骤以及鉴别诊断要点,让学生对浅表器官典型疾病的超声表现及声像图特征有一个感性认识,并要求学生注意对患者的尊重及隐私保护,融关爱患者的理念于教学实践中。

2. 病例讨论　通过典型病例的读图分析,讨论浅表器官疾病的超声诊断要点。

3. 教师巡回辅导、纠错、答疑　指出和纠正学生在讨论过程中可能出现的问题和错误,重申分析疾病的方法和步骤,以提高学生操作能力、读图能力,以及诊断和鉴别诊断疾病的能力。

【实训内容】

(一)超声表现

1. 关节腔积液

(1)关节腔内液体增多常见于炎症、外伤、骨坏死和肿瘤等。超声表现为关节腔内液性无回声(图18-12)。

(2)化脓性关节炎超声常见关节腔积液并滑膜肿胀增厚,结核性关节炎在关节腔积液中可见绒毛样结节状低回声。风湿性关节炎早期即可显示滑膜不规则增厚,呈低回声,周围的脂肪回声增高。

2. 肌肉损伤

(1)直接损伤　由于直接外力作用引起肌肉挫伤,损伤程度与撞击的力量大小及撞击的面积有关。超声表现为受伤的肌肉局部增厚,内可见斑片状低回声、高回声、混合回声(图18-13),边界一般不清。随着时间推移,表现为无回声的血肿。

(2)间接损伤　在间接外力作用下使肌肉发生拉伤,临床表现为在练习或运动过程中产生急性疼痛。超声表现为肌肉连续性不同程度的中断(18-14),中断处低回声的范围与出血量的多少有关。

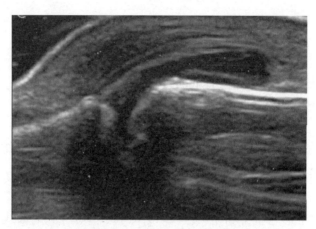

图18-12　指间关节腔积液声像

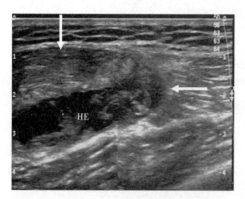

图18-13　骨直肌压伤声像(箭)

HE:血肿

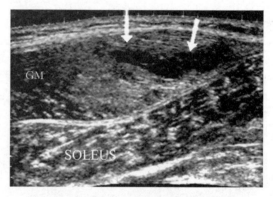

图18-14　腓肠肌内侧头部分撕裂声像

箭:为肌腹内无回声缺损伴积血　GM:腓肠肌内侧头

SOLEUS:比目鱼肌

3.软组织化脓感染

(1)早期(脓肿未形成)　皮下组织局部增厚,回声强弱不等,组织层次模糊,与周围组织分界不清。CDFI:局部血流信号增多。

(2)中晚期(脓肿液化)　形态不规则,内回声不均匀,内可见范围不等的无回声区(图18-15),周边组织回声增高,界限欠清。CDFI:周边回声增高区血流丰富。

4.腱鞘囊肿

(1)发生在关节囊或腱鞘附近的圆形、卵圆形、不规则形无回声区,边界尚清,囊壁尚光滑,后方回声增强,伴侧方声影(图18-16)。

(2)CDFI:其内部及周边未见明显血流信号。

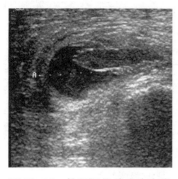

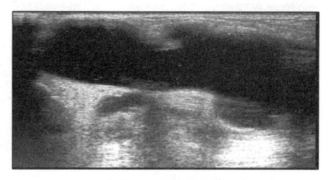

图 18-15　软组织化脓感染声像　　　　　　图 18-16　腱鞘囊肿声像

5.腘窝囊肿

（1）又称 Baker 囊肿。起源于腓肠肌、半膜肌肌腱,常与膝后关节囊相通,内含有不同量的液体和结节样碎屑,常常反映潜在的关节病理改变。

（2）腘窝内的无回声区,边界清晰、形态不规则,少数可见分隔回声（图 18-17）、絮状回声或强回声。

6.表皮样囊肿（皮脂腺囊肿）

（1）好发于青少年,起源于真皮毛囊或真皮下,内部充满了角质蛋白,有时还有钙化。

（2）超声表现为低回声,囊壁光滑,厚薄不等,内部包含各种回声反射,呈现板层样结构。

（3）当囊肿破裂,表皮进入囊内,表现为团块状高回声被无回声包绕（图 18-18）。

（4）CDFI:其内可见血流信号。

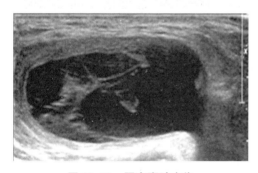

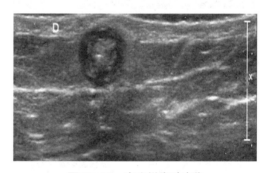

图 18-17　腘窝囊肿声像　　　　　　图 18-18　表皮样囊肿声像

7.脂肪瘤　呈椭圆形或分叶状,边界清晰,内部回声以中等回声多见,也可呈低回声,内部可见条状、带状低回声（图 18-19）。CDFI:其内未见明显血流信号。

8.脂肪肉瘤

（1）常见于四肢和腹膜后,体积较大。

（2）多边界清晰,内部以低回声多见,少数呈高回声。

（3）CDFI:其内可见丰富血流信号（图 18-20）。

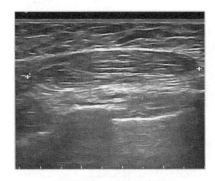

图 18-19　脂肪瘤声像

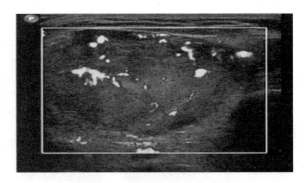

图 18-20　脂肪肉瘤 CDFI 表现

9. 神经鞘瘤

（1）神经干走行区域低回声团块，呈椭圆形、纺锤形、葫芦形等，境界清晰。

（2）瘤体两端呈"鼠尾征"（图 18-21）。

（3）发生液化或钙化时，可表现为相应的强回声或无回声（图 18-22）。

（4）CDFI：可探及多少不等的血流信号。

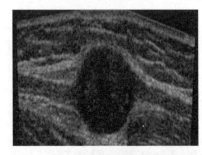

图 18-21　神经纤维瘤声像

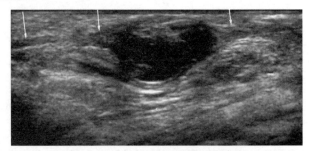

图 18-22　神经纤维瘤液化声像

10. 骨折

（1）骨折端可见皮质强回声带连续性中断（图 18-23）。错位分离。

（2）骨折端周围改变：①周围可见无回声区；②有时可见骨膜下血肿及抬高的骨膜线状回声。

（3）其周围软组织水肿，局部增厚，有时可有血肿形成。

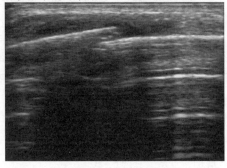

图 18-23　骨折声像

（二）探测要点

1. 详细询问病史、密切联系临床及相关的影像学检查资料。

2. 扫查要全面、动作要轻柔。

3. 检查关节要多体位、多方位检查,并根据病变需要随时调整关节的曲度。

4. 软组织肿块的鉴别要运用彩色多普勒超声检查。

5. 骨骼内部的病变,超声不能显示。

6. 皮肤破损不宜做超声检查。

【延伸学习】

超声引导下关节腔抽吸与注射治疗适用于需要抽吸关节腔积液进一步检查或腔内注射药物的患者,常见于肩、腕、髋、膝或踝关节疾病的诊断性治疗。对于诊断性穿刺者,可直接抽吸适量关节液送检,对于肿胀不适者,可根据空针将液体尽量抽吸后注入治疗药物。注射前务必确认针尖位于关节腔内,以免药物注入肌肉或肌腱等造成软组织肿胀、肌腱断裂等并发症。操作方法参考《中国肌骨超声检查指南》相关章节内容。

【实训考核】

1. 结合理论授课内容,以书面形式考核学生理论知识水平。

2. 学生实操演示,考核评估学生的实际操作能力和读图能力及对疾病的鉴别诊断能力(参考实训一)。

# 理论考核题

## （一）名词解释

1. "Baker 囊肿"

2. 软组织肿瘤

## （二）单选题

1. 以下哪一项不属于超声检测肌肉骨骼系统的应用范围（    ）

    A. 显示正常骨的完整声像图         B. 骨折

    C. 骨肿瘤                     D. 诊断关节疾病

    E. 肌肉损伤

2. 半月板损伤的特异征象是（    ）

    A. 半月板内的线状、带状及斑块状强回声

    B. 边缘局限性回声增强

    C. 关节腔内的无回声

    D. 向周边移位与韧带剥离

    E. 皮下组织水肿

3. 原发性恶性骨肿瘤中，发病率及恶性程度最高的是（    ）

    A. 软骨肉瘤            B. 成骨肉瘤

    C. 滑膜肉瘤            D. 纤维肉瘤

    E. 以上都是

## （三）多选题

1. 超声可以显示的骨结构有（    ）

    A. 骨皮质             B. 骨膜

    C. 骨髓               D. 软骨组织

    E. 以上都不是

2. 肌肉新鲜血肿的声像图表现是（    ）

    A. 血肿呈圆形、椭圆形、纺锤形

    B. 用 5.0~7.5 MHz 探头探测呈强回声

    C. 用 5.0~7.5 MHz 探头探测呈无回声

    D. 用 2.5~3.0 MHz 探头探测呈无回声

    E. 边界清晰

3 骨骼肌正常声像图表现有（    ）

    A. 纵切肌肉边缘呈强回声线

    B. 纵切肌肉内部纤维呈均匀细线样回声

C.横切肌肉内部呈均匀点状回声

D.横切肌肉之间呈强回声

E.横断面呈不规则形回声,边界不清晰

## (四)简答题

简述肌肉骨骼超声的扫查方法。

## (五)识图题

外伤后腓骨超声检查如下图,说出箭头所指部位病变的名称。

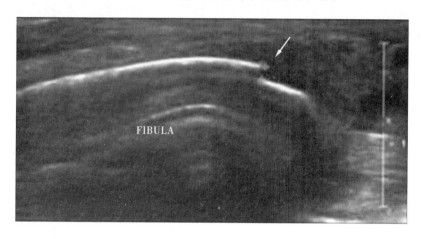

## (六)病例分析

患者,男,26岁,直接外力挤压伤后2个月就诊:超声探查在股直肌内发现混合回声包块,见下图,最可能的诊断是什么?

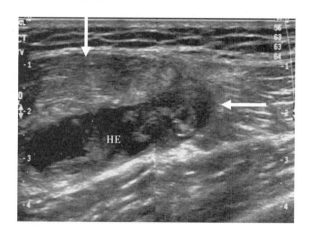

# 理论考核题答案

**（一）名词解释**

1.起源于腓肠肌、半膜肌肌腱，常与膝后关节囊相通。

2.是对发生在人体皮下脂肪、肌肉等组织的肿瘤的统称，种类繁多，超声表现多样。

**（二）单选题**

1.A　2.A　3.B

**（三）多选题**

1.AD　2.ABD　3.ABCD

**（四）简答题**

肌肉超声通常先行纵切扫查，以辨认肌肉与肌腱的相互关系，在此基础上横切扫查，了解病变的横向特征。而骨骼超声通常先行横切面扫查，观察病变与周围组织的关系，然后，在此基础上，将探头旋转90°，行纵切面扫查，纵切面通常用于确定病变上下边界或轴向范围。关节超声通常根据关节结构选用不同的切面，多采用平行关节腔的超声扫查方法，有时可配合探头加压实验、相关肢体做自主或被动动作和肌肉收缩、舒张运动等进行探查，以明确病变的部位。

**（五）识图题**

腓骨骨折。

**（六）病例分析**

陈旧性血肿。

（付　饶　刘红霞　胡　勇）

# 第十九章

# 新生儿颅脑超声诊断

## 实训一　正常新生儿颅脑超声诊断实训与考核

【实训目标】

1. 知识目标　掌握超声检查新生儿颅脑的检查前准备、常用体位、检查部位及检查方法;正常新生儿颅脑超声标准切面获得方法、声像图表现及解剖内涵。

2. 能力目标　能够独立进行新生儿颅脑常规标准切面的扫查,并对其声像图进行正确观察和分析。

3. 素质目标　通过实训练习,使学生完成书本知识到实践能力的转化。培养学生良好的团队协作精神,并能够正确灵活运用实际工作所必需的基础理论、基本知识和基本技能,具备独立从事本专业工作的实际能力。

【实训器材】

1. 仪器　各种型号超声诊断仪,探头一般选用小型高频凸阵探头(图 19-1),频率 3.0～10.0 MHz,更高频率探头对于近场颅脑结构显示效果更佳。

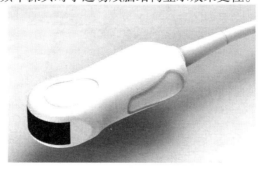

图 19-1　小型高频凸阵探头

2.材料　新生儿头颅训练模型(可自制或购买)、超声检查床、耦合剂、卫生纸。

【实训步骤】

1.带教老师讲解新生儿颅脑大体解剖。

2.带教老师结合理论授课内容给出名词解释2~3个,单选、多选题各5个,简答题1~2个,识图题3~5个,病例分析1~2个,让学生抢答,同时可增加延伸学习内容,建立云课堂等,充分利用现代网络技术,极大地调动学生的自主学习的积极性。

3.带教老师讲解新生儿颅脑超声检查前的准备及注意事项。

4.带教老师讲解新生儿颅脑超声的常用体位及检查方法。

5.带教老师演示讲解正常新生儿颅脑常用扫查切面、正常新生儿颅脑声像图表现及常规测量方法等。

6.学生使用超声新生儿头颅训练模型,分组上机操作实践。

(1)重复老师示教的内容。

(2)观察是否能达到仪器调节的最佳标准要求。

(3)经多切面显示新生儿颅脑结构。

(4)应注意脑中线、侧脑室及脑室周边脑实质的探查。

(5)认识正常新生儿颅脑声像图表现,尝试超声测值实践测量。

7.教师巡回辅导并纠错,对学生提出的疑点、难点进行讲解。

8.超声检查实训效果考核。

【实训内容】

1.颅脑解剖　颅由23块扁骨和不规则骨组成,除下颌骨和舌骨外,彼此借缝或软骨牢固连接。颅骨分为脑颅骨和面颅骨两部分。脑颅骨由8块组成,其中不成对的有额骨、筛骨、蝶骨和枕骨,成对的有颞骨和顶骨,它们构成颅腔,容纳脑。

2.新生儿颅的特征　新生儿颅顶各骨尚未完全发育,骨缝间充满纤维组织膜,在多骨交接处,间隙较大,称颅囟(图19-2)。前囟最大,呈菱形,位于矢状缝与冠状缝相接处。后囟位于矢状缝与人字缝会合处,呈三角形。乳突囟位于顶骨前下角的蝶囟和顶骨后下角。前囟在生后1~2岁时闭合,其余各囟都在生后不久闭合,故前囟是新生儿颅脑检查的主要部位。

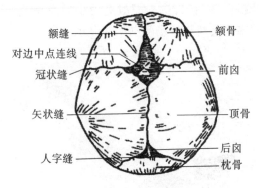

图19-2　新生儿颅

3.检查方法　检查前使患儿保持比较安静状态即可,一般无须服用镇静剂,必要时哺乳后检查,充分暴露前囟,无须备皮,探头应保持清洁卫生,检查时动作要轻柔,优先检查早产儿,后检查足月儿,先检查未感染儿,后检查感染儿,学生实训操作可使用模型。

（1）经前囟冠状切面（图19-3）

1）经前囟额叶层面　将各种型号检查探头置于前囟,尽可能地向前额方向检查,该切面可显示大脑前正中裂,双侧额叶脑实质。

2）经前囟侧脑室前角层面　将各种型号检查探头置于前囟,沿额叶层面缓慢向后一定角度,可清晰显示侧脑室前角,前角中间可见透明隔腔,侧脑室间可见胼胝部。

3）经前囟第3脑室层面　固定探头于前囟处,探头继续向后方扫查,可清晰显示第三脑室位于双侧背侧丘脑中间,呈狭长暗带,外侧为双层侧脑室下缘,尾状核头及背侧丘脑。

4）经前囟侧脑室中央部-后角层面　探头继续向后方扫查,该切面可清晰显示脉络丛,呈八字形高回声。在冠状面双侧脑室及脉络丛充分显示的层面是超声检查时重点观察脑室大小的切面。

（2）经前囟矢状切面（图19-4）

1）经前囟正中矢状面层面　将各种型号检查探头置于前囟,呈正中矢状切。该切面可清晰显示正中线上颅脑的解剖结构,如第3脑室、透明隔腔、扣带回、中脑水管、中脑脑桥延髓、小脑幕及小脑等。

2）经前囟旁矢状面侧脑室中央部-后角层面　将各种型号检查探头置于前囟,沿正中矢状切面缓慢向两侧扫查,该切面可清晰显示侧脑室中央部及后角,脉络丛自侧脑室室间孔处出现,随侧脑室的弯曲走行,自然地盘曲于其内,为高回声,边界清楚、光滑、极易辨认。

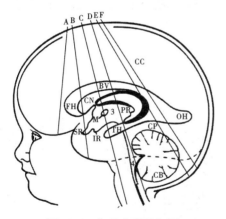

图19-3　经前囟冠状切面

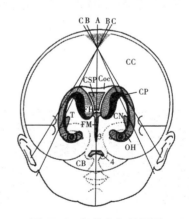

图19-4　经前囟矢状切面

4.新生儿颅脑超声常用标准切面

（1）额叶冠状切面见图19-5。

（2）侧脑室前角切面见图19-6。

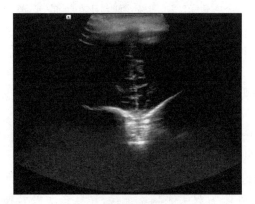

图 19-5　额叶冠状切面

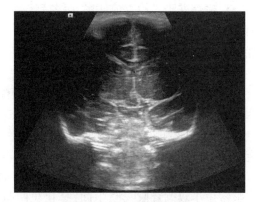

图 19-6　侧脑室前角切面

（3）第三脑室切面见图 19-7。

（4）侧脑室中央部-后角切面见图 19-8。

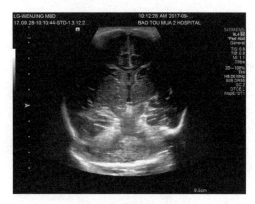

图 19-7　第三脑室切面

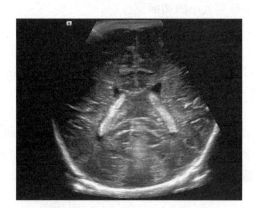

图 19-8　侧脑室中央部-后角切面

（5）正中矢状切面见图 19-9。

（6）旁矢状面侧脑室中央部-后角层面见图 19-10。

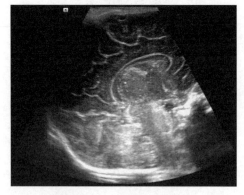

图 19-9　正中矢状切面

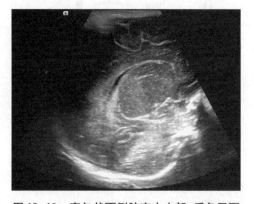

图 19-10　旁矢状面侧脑室中央部-后角层面

5.新生儿颅脑超声表现 脑表面有三层膜,由外向里依次为:硬脑膜、蛛网膜和软脑膜。

(1)脑实质如大脑皮质、丘脑、尾状核、大脑脚等呈均匀一致的中低回声。

(2)在正常情况下,双侧大脑半球可略有差异,脑中线并非完全居中,可偏移2~3 mm,两侧为对称性结构。

(3)正常新生儿侧脑室显示不清或呈裂隙状,约有15%新生儿侧脑室可不显示。

**【延伸学习】**

1.《新生儿颅脑超声诊断学》,周丛乐主编。

2. 新生儿颅脑超声诊断:https://v. qq. com/x/page/f0385728vfq. html? ptag = qqbrowser。

**【实训考核】**

1.理论考核。

2.学生实操演示:带教老师按超声实训效果考核表给出分数,考核评估学生的实际操作能力(表19-1)。

表 19-1　正常新生儿颅脑超声实训考核与评分标准

| 项目 | | 总分 | 内容要求 | 得分 | 分值 | 备注 |
|---|---|---|---|---|---|---|
| 检查前准备 | 检查者准备 | 10 | 服装整洁、仪表端庄 | | 2 | |
| | | | 人文关怀 | | 3 | |
| | | | 信息核对有效无误 | | 3 | |
| | | | 仪器选择适当 | | 2 | |
| | 受检者准备 | 5 | 体位选择正确 | | 2 | |
| | | | 患者家属理解并合作 | | 3 | |
| 操作过程 | | 50 | 选择合适的探头频率,调节仪器至最佳状态 | | 3 | |
| | | | 选择适当体位,充分暴露被检查部位,涂以超声耦合剂 | | 2 | |
| | | | 按照顺序依次对小儿颅脑进行各个断面扫查,包括冠状切面额叶层面,侧脑室前角层面,第3脑室层面,侧脑室中央部-后角层面,正中矢状面层面,侧脑室中央部-后角层面 | | 15 | |
| | | | 显示额叶层面 | | 4 | |
| | | | 显示侧脑室前角层面 | | 4 | |
| | | | 显示第3脑室层面 | | 4 | |
| | | | 显示侧脑室中央部-后角层面 | | 4 | |
| | | | 根据检查部位的变换正确调整被检查者的体位 | | 4 | |
| | | | 探头不可碰撞,手持探头灵活牢固 | | 3 | |
| | | | 正确使用超声诊断的基本扫查手法 | | 4 | |
| | | | 检查完毕冻结探头,将探头清洁,放置于专用位置 | | 3 | |
| 诊断报告 | | 20 | 信息齐全、内容简洁 | | 4 | |
| | | | 层次分明、重点突出 | | 4 | |
| | | | 语言通顺、描述贴切 | | 4 | |
| | | | 测绘易懂、简明准确 | | 4 | |
| | | | 提示适当、鉴别诊断 | | 4 | |
| 评价 | 效果 | 10 | 检查顺利,患者反应良好 | | 3 | |
| | 操作 | | 动作轻巧、稳重、准确 | | 4 | |
| | 沟通 | | 有效 | | 3 | |
| 总分 | | 100 | | | | |

# 理论考核题(一)

## (一)名词解释

1. 蛛网膜下腔

2. 第五脑室

## (二)单选题

1. 新生儿颅脑超声检查选择什么探头效果更佳(　　)

    A. 低频扇形探头　　　　　　　　B. 小型高频凸阵探头

    C. 凸阵探头　　　　　　　　　　D. 高频探头

    E. 超高频探头

2. 新生儿颅脑超声相比于 CT、MRI 的优势有(　　)

    A. 检查费用高　　　　　　　　　B. 对新生儿脑有明显辐射

    C. 操作方便,可在床边进行　　　D. 对后颅窝显示效果更佳

    E. 检查时间过长

3. 新生儿颅脑超声检查首选(　　)

    A. 经前囟检查　　　　　　　　　B. 经后囟检查

    C. 经侧囟检查　　　　　　　　　D. 经侧后囟检查

    E. 经颅骨检查

4. 经前囟正中矢状面检查可见下列哪些解剖结构(　　)

    A. 双侧脉络丛　　　　　　　　　B. 侧脑室前角

    C. 胼胝体　　　　　　　　　　　D. 脑岛

    E. 颞叶

5. 前囟于生后多长时间闭合(　　)

    A. 6 个月　　　　　　　　　　　B. 12 个月

    C. 12~24 个月　　　　　　　　　D. 3 个月

    E. 3 年

## (三)多选题

1. 新生儿颅脑超声检查前准备错误的有(　　)

    A. 患儿应尽量保持安静　　　　　B. 患儿应服用镇静剂

    C. 检查前需备皮　　　　　　　　D. 先检查足月儿,再检查早产儿

    E. 充分暴露前囟

2. 经前囟检查可做什么切面扫查(　　)

    A. 冠状面扫查　　　　　　　　　B. 矢状面扫查

    C. 横切面扫查　　　　　　　　　D. 左右旁矢状面扫查

E. 颅底横切面

3. 经前囟做冠状位扫查常用切面有（　　　）

A. 额叶层面

B. 侧脑室前角层面

C. 第3脑室层面

D. 枕叶层面

E. 面中矢状切面

4. 经后囟扫查可清晰显示（　　　）

A. 侧脑室前角

B. 小脑

C. 额叶

D. 小脑幕

E. 眼眶

5. 以下哪些新生儿需要选择超声检查（　　　）

A. 临床怀疑颅内病变者

B. 早产儿

C. 有缺氧病史的足月儿

D. 低体重儿

E. 足月新生儿

**（四）简答题**

简述新生儿颅脑超声经前囟检查常用切面。

**（五）识图题**

请识别下图箭头所示解剖结构。

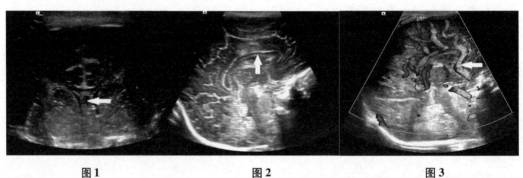

图1　　　　　　　　　　图2　　　　　　　　　　图3

**（六）分析题**

患儿出生后3 d，常规超声检查所见，无明显临床症状及体征，请根据下图给出正确的超声诊断及依据。

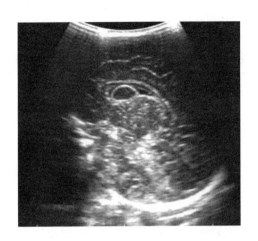

# 理论考核题(一)答案

**(一)名词解释**

1.蛛网膜下腔是在脊髓的蛛网膜和软脊膜之间有一宽大的间隙。

2.透明隔间腔又称第五脑室,是两侧侧脑室前角间的脑脊液腔。

**(二)单选题**

1.B　2.C　3.A　4.C　5.C

**(三)多选题**

1.BCD　2.ABD　3.ABCD　4.BD　5.ABCD

**(四)简答题**

新生儿颅脑经前囟检查常用切面:冠状切面额叶层面,侧脑室前角层面,第3脑室层面,侧脑室中央部-后角层面,正中矢状面层面,侧脑室中央部-后角层面

**(五)识图题**

图1透明隔腔;图2胼胝体;图3大脑前动脉。

**(六)分析题**

超声提示:室管膜囊肿。

诊断依据:图示侧脑室前角尾状丘脑沟处探及一类圆形囊性回声,边界清晰,呈局限性隆起,侧脑室未见明显扩张及变形。脑内结构清晰,脑实质回声均匀,脑室脑沟未见明显扩张,符合室管膜囊肿超声改变。

## 实训二 新生儿颅脑常见疾病超声诊断实训与考核

**【实训目标】**

1. 知识目标

(1)掌握 新生儿颅脑常见疾病的二维超声表现及鉴别诊断;新生儿颅脑常见疾病的超声扫查要点及解剖内涵。

(2)熟悉 新生儿颅脑血管频谱多普勒特征。

2. 能力目标 通过实训能够独立进行新生儿颅脑常规标准切面的扫查,并对常见疾病声像图进行正确观察和分析。

3. 素质目标 通过实训练习,使学生完成书本知识到实践能力的转化。培养学生良好的团队协作精神,并能够正确灵活运用实际工作所必需的基础理论、基本知识和基本技能,具备独立从事本专业工作的实际能力。

**【实训器材】**

同实训一。

**【实训步骤】**

1. 带教老师讲解新生儿颅脑常见疾病病因及病理。

2. 带教老师结合理论授课内容给出名词解释2~3个,单选、多选题各5个,简答题1~2个,识图题3~5个,病例分析题1~2个,让学生抢答,同时可增加延伸学习内容,建立云课堂等,充分利用现代网络技术,极大地调动学生的自主学习的积极性。

3. 带教老师讲解新生儿颅脑超声检查前的准备及注意事项。

4. 带教老师讲解超声探头的选择及使用,并进行调节。

5. 带教老师讲解新生儿颅脑超声的常用体位及检查方法。

6. 带教老师演示讲解新生儿颅脑常用扫查切面、新生儿颅脑常见疾病声像图表现及注意事项。

7. 学生使用超声新生儿头颅训练模型,分组上机操作实践。

(1)重复老师示教的内容。

(2)观察是否能达到仪器调节的最佳标准要求。

(3)经多切面显示新生儿颅脑结构,并对重要解剖结构加以辨认。

(4)应注意脑中线、侧脑室及脑室周边脑实质的探查。

(5)认识新生儿颅脑常见疾病声像图表现,并做出初步诊断。

8. 教师巡回辅导并纠错,对学生提出的疑点、难点进行讲解。

9. 超声检查实训效果考核。

【实训内容】

1. 病因病理　新生儿颅内出血是新生儿常见的严重疾病,多由产伤和缺氧引起,是造成新生儿死亡的主要原因之一。产伤导致出血都发生在出生时,实际上有相当多的颅内出血是在缺氧基础上,新生儿脑缺氧导致毛细血管因缺氧后渗透性增加而血液渗出,可发生在出生前,出生时和出生后。由于新生儿出生第 1 周内凝血因子减少,有出血趋向,可加重颅内出血的程度和后果。早产儿最易因低氧导致毛细血管损伤,而胎龄越小室管膜下生发层组织的原始神经细胞和仅有一层内皮细胞的血管越丰富,这些小血管缺乏结缔组织支持,且呈特有的"U"形血流方向,对缺氧、高碳酸血症及酸中毒极敏感,在循环障碍静脉压增高时很易破裂而由室管膜下进入脑室。近足月者脑室成熟,对缺氧较有抵抗力,但大脑皮质对缺氧仍较敏感,当循环衰竭或静脉持续高压时,白质边缘区容易发生梗死或出血。

2. 扫查体位及方法　同实训一。

3. 常用标准切面(图 19-3,图 19-4)　经前囟检查。

(1)冠状面扫查　探头置于前囟,进行一系列颅脑冠状面扫查。

(2)矢状面扫查　探头置于前囟,进行一系列颅脑矢状面扫查。

4. 超声观察内容　新生儿颅脑超声常规检查的内容主要经前囟检查,取冠状切面从前向后扫查整个颅脑,观察中线是否居中或偏移,双侧大脑实质回声是否均匀,脑沟走形,识别扣带回、胼胝体、透明隔腔、第三脑室、尾状核、豆状核和大脑外侧裂等结构,观察脉络丛走形及形态,侧脑室结构及形态。取矢状切面进行检查,主要观察正中线上颅脑的解剖结构,如第 3 脑室、透明隔腔、扣带回、中脑水管、中脑脑桥延髓、小脑幕及小脑等。沿正中矢状切面缓慢向两侧扫查,可清晰显示侧脑室中央部及后角,脉络丛自侧脑室室间孔处出现,随侧脑室的弯曲走行,自然地盘曲于其内,为高回声,边界清楚、光滑。在冠状面双侧脑室及脉络丛充分显示的层面是超声检查时重点观察的部位之一,侧脑室-后角增宽时测量可在冠状面与旁矢状面分别进行,必要时还可利用侧囟及后囟进行补充检查。

5. 新生儿常见脑出血声像图表现及特点

(1)室管膜下出血　生发基质层位于侧脑室的室管膜下,是神经和胶质细胞产生和增殖的区域,富含血管,代谢活跃,最突起的部位位于尾状核和丘脑间的尾状丘脑沟的前方。缺氧引起的出血最好发生于此处。声像图特点:尾状丘脑沟处探及一强回声团块,多呈类圆形,病变可单发,也可双侧性,局部血肿有时呈局限性隆起,使侧脑室受到压迫和外形畸变。较大出血甚至突入并占据大部分侧脑室腔,一般动态观察,若无继续出血,强回声团块会逐渐缩小,回声减低,最终常常形成一个边界清晰的室管膜下囊肿(图19-11)。

(2)脑室内出血　可能是室管膜下出血破裂扩展至侧脑室内所致,可单侧或双侧发生。声像图特点:侧脑室内出现团块状强回声,强回声凝血块可呈大而完整的"管型",或呈一段或数段短棒状"管型"。管型回声随病情而变化,沉积于侧脑室三角区,其上方变成新月状无回声区,凝血块可因收缩而变形,中央可出现小的无回声区,边缘部分也可回声增强(代表机化),产生纤维索条状物。小的凝血块可以吸收消失,脑室内的血块会逐渐收缩,回声减低,边界回声增强,脑室内出血可以伴有脑室扩张,随着血肿的吸收,脑室扩张可能会自发恢复、持续或加重(图19-12)。

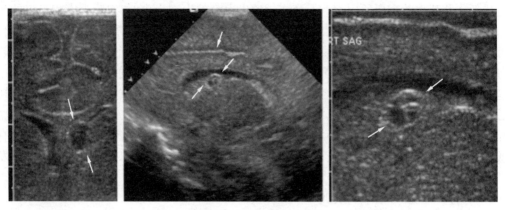

图 19-11 室管膜下出血

(3)脑实质出血 最新的研究认为,脑实质出血是脑室旁组织的缺血梗死后出血,80% 的脑实质出血伴有脑室内出血且常为单侧发生。声像图特点:脑室旁脑实质内见团块状强回声,边界较清,同时常伴有脑室内出血和脑室扩张(可以是双侧脑室扩张)。并伴有占位性改变,如:周围脑组织和邻近的侧脑室发生外压性改变,大脑实质变薄,中线结构向对侧移位。随诊检查可见动态改变(图19-13)。

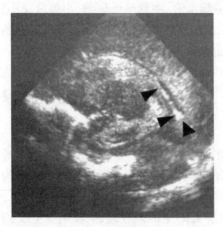

图 19-12 脑室内出血

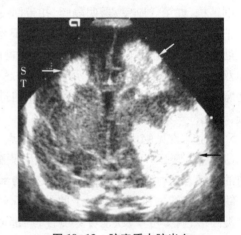

图 19-13 脑实质内脑出血

(4)其他脑出血 包括蛛网膜下腔出血、硬脑膜下出血、小脑出血等较少见,超声表现及特点请在延伸学习内容内学习。

【延伸学习】

中国医师协会新生儿专业委员会神经专家委员会发布的《新生儿缺氧缺血性脑病超声诊断建议》。

【实训考核】

1. 理论考核。

2. 学生实操演示：带教老师按超声实训效果考核表给出分数，考核评估学生的实际操作能力（表 19-2）。

表 19-2　新生儿颅脑常见疾病超声实训考核与评分标准

| 项目 | | 总分 | 内容要求 | 分值 | 得分 | 备注 |
|---|---|---|---|---|---|---|
| 检查前准备 | 检查者准备 | 10 | 服装整洁、仪表端庄 | 2 | | |
| | | | 人文关怀 | 3 | | |
| | | | 信息核对有效无误 | 3 | | |
| | | | 仪器选择适当 | 2 | | |
| | 受检者准备 | 5 | 体位选择正确 | 2 | | |
| | | | 患者家属理解并合作 | 3 | | |
| 操作过程 | | 50 | 选择合适的探头频率，调节仪器至最佳状态 | 3 | | |
| | | | 选择适当体位，充分暴露被检查部位，涂以超声耦合剂 | 2 | | |
| | | | 按照顺序依次对小儿颅脑进行各个断面扫查，包括冠状切面额叶层面，侧脑室前角层面，第 3 脑室层面，侧脑室中央部-后角层面，正中矢状面层面，侧脑室中央部-后角层面 | 15 | | |
| | | | 显示额叶层面 | 4 | | |
| | | | 显示侧脑室前角层面 | 4 | | |
| | | | 显示第 3 脑室层面 | 4 | | |
| | | | 显示侧脑室中央部-后角层面 | 4 | | |
| | | | 根据检查部位的变换正确调整被检查者的体位 | 4 | | |
| | | | 探头不可碰撞，手持探头灵活牢固 | 3 | | |
| | | | 正确使用超声诊断的基本扫查手法 | 4 | | |
| | | | 检查完毕冻结探头，将探头清洁，放置于专用位置 | 3 | | |
| 诊断报告 | | 20 | 信息齐全、内容简洁 | 4 | | |
| | | | 层次分明、重点突出 | 4 | | |
| | | | 语言流畅、描述贴切 | 4 | | |
| | | | 测绘易懂、简明准确 | 4 | | |
| | | | 提示适当、鉴别诊断 | 4 | | |

续表 19-2

| 项目 | | 总分 | 内容要求 | 分值 | 得分 | 备注 |
|---|---|---|---|---|---|---|
| 评价 | 效果 | 10 | 检查顺利,患者反应良好 | 3 | | |
| | 操作 | | 动作轻巧、稳重、准确 | 4 | | |
| | 沟通 | | 有效 | 3 | | |
| 总分 | | 100 | | | | |

# 理论考核题（二）

## （一）名词解释

1. 新生儿缺氧缺血性脑病（HIE）
2. 室管膜下出血

## （二）单选题

1. 下列哪项不是新生儿颅内出血较常见的类型（　　）
   A. 蛛网膜下腔出血
   B. 硬脑膜下出血
   C. 脑干出血
   D. 脑室周围-脑室内出血
   E. 脑室内出血

2. 因产伤引起颅内出血的最常见部位是（　　）
   A. 脑实质
   B. 脑室内
   C. 脑室管膜下
   D. 小脑天幕附近
   E. 中脑

3. 新生儿缺氧缺血性脑病最常见的原因是（　　）
   A. 一氧化碳中毒
   B. 围产期窒息
   C. 产伤
   D. 脑血管栓塞
   E. 肾盂分离

4. 颅内出血的分类不包括（　　）
   A. 硬膜下出血
   B. 蛛网膜下腔出血
   C. 小脑出血
   D. 脑室出血
   E. 室管膜下出血

5. 极低出生体重儿，因窒息引起颅内出血的常见部位不包括（　　）
   A. 脑室内出血
   B. 脑室管膜下出血
   C. 脑实质出血
   D. 小脑出血
   E. 蛛网膜下腔出血

## （三）多选题

1. 下列对新生儿颅内出血的治疗中，正确的是（　　）
   A. 降低颅高压
   B. 抗生素预防感染
   C. 控制惊厥
   D. 应用止血药
   E. 观察

2. 新生儿颅内出血，下列正确的有（　　）
   A. 产伤性颅内出血，足月儿多见
   B. 多由窒息和产伤引起
   C. 硬膜下血肿多由产伤引起
   D. 小脑出血多发生在足月儿

E. 早产儿颅内不易出血

3. 脑室内出血的超声表现有(　　　)

    A. 侧脑室内出现团块状强回声　　　　　　B. 凝血块可呈大而完整的"管型"

    C. 凝血块可因收缩而变形　　　　　　　　D. 脑室内出血可以伴有脑室扩张

    E. 可见血液在脑室内流动

4. 对新生儿缺氧缺血性脑病,下列叙述正确的有(　　　)

    A. 有宫内窘迫或出生窒息时　　　　　　　B. 肌张力增高或减弱

    C. 可出现意识障碍　　　　　　　　　　　D. 原始反射减弱或消失

    E. 可有明显的临床症状

5. 脑室周围-脑室内出血包括(　　　)

    A. Ⅰ级,脑室管膜下出血　　　　　　　　B. Ⅱ级,脑室内出血,无脑室扩大

    C. Ⅲ级,脑室内出血伴脑室扩大　　　　　D. Ⅳ级,脑室内出血伴脑实质出血

    E. Ⅴ级,脑室内出血伴小脑出血

## (四)简答题

简述临床对新生儿颅脑出血的分型。

## (五)识图题

请识别下图箭头所指部位解剖结构。

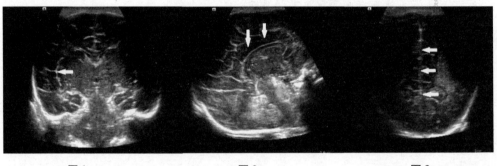

图1　　　　　　　　　　　图2　　　　　　　　　　　图3

## (六)病例分析

临床资料:患儿,男,出生后4 h,以"生后青紫4 h"入院。患儿G1P1,孕37W,羊水早破48 h,剖腹产,产前胎儿宫内窘迫,术中见羊水Ⅲ度污染,脐带绕颈2周。生后Apgar评分1 min 3分,5 min 5分。颜面青紫,下颌抖动。持续吸氧1 h无改善。超声检查见下图,请根据声像图特点做出初步判断并给出依据。

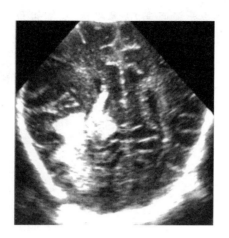

# 理论考核题(二)答案

**(一)名词解释**

1. 是各种原因引起的脑组织缺血缺氧导致的脑部病变。

2. 蛛网膜下腔是在脊髓的蛛网膜和软脊膜之间有一宽大的间隙。

**(二)单选题**

1. C  2. D  3. B  4. C  5. C

**(三)多选题**

1. ACD  2. ABC  3. ABCD  4. ABCD  5. ABCD

**(四)简答题**

临床上新生儿颅脑出血分为以下几种。①脑室周围-脑室内出血,可分为4级:Ⅰ级,室管膜下出血;Ⅱ级脑室内出血但无脑室扩大;Ⅲ级,脑室内出血伴脑室扩大;Ⅳ级,脑室内出血伴脑室质出血。②原发性蛛网膜下腔出血,原发部位在蛛网膜下腔内不包括硬膜下、脑室内或小脑等部位出血。③脑实质出血,多因小静脉栓塞后使毛细血管压力增高破裂而出血。④硬膜下出血,是产伤性颅内出血最常见的类型。⑤小脑出血,包括原发性小脑出血脑室内或蛛网膜下腔出血扩散至小脑。

**(五)识图题**

图1外侧裂;图2扣带回;图3大脑镰。

**(六)病例分析**

超声提示:新生儿脑出血。

诊断依据:图示可见侧脑室内可见团块状强回声,边界清晰,形态不规则,脑室轻度扩张,脑室旁脑实质内见团块状强回声,边界较清,伴有占位效应,脑中线向左侧移位。符合新生脑出血超声特征。

(李　刚　郑艳芬　梁丽萍)

## 第二十章

# 胃肠、急腹症超声诊断

## 实训一　胃超声诊断实训与考核

### 【实训目标】

1.知识目标　掌握胃的解剖,胃超声充盈检查前准备及检查体位;胃超声充盈检查扫查方法及标准切面;胃的超声声像图表现。

2.能力目标　能够独立进行胃超声充盈检查,获得常规标准切面,能正确观察贲门、胃底、胃体、胃窦、胃角及胃大小弯的超声图像,并对胃壁声像图准确分层。

3.素质目标　通过实训练习,使学生能将胃超声充盈检查的理论知识转化成实践动手能力,并能够正确灵活运用实际工作所必需的基础理论和基本技能,具备独立从事本专业工作的实际能力。

### 【实训器材】

1.仪器　选用实时超声诊断仪,依据仪器分辨力高低,可显示相应的图像效果。探头常选用凸阵探头,频率3.5~5.0 MHz。小儿或体型较瘦的成人可选用高频线阵探头,频率7.5~10.0 MHz。

2.材料　检查床、耦合剂、卫生纸、饮用水、杯子、胃超声充盈检查法训练模型或志愿者。

### 【实训步骤】

1.带教老师讲解胃的解剖。

2.带教老师结合理论授课内容给出名词解释2~3个,单选、多选题各5个,简答题1~2个,识图题3~5个,病例分析题1~2个,让学生抢答,同时可增加延伸学习内容,建立云课堂等。

3.带教老师讲解胃超声充盈检查法的检查前准备。

4.带教老师演示讲解胃超声充盈检查法的检查体位、扫查方法及常用的标准切面。

5.带教老师演示讲解正常胃声像图表现、正常胃壁测量方法。

6.学生互为模特或使用胃超声充盈检查法训练模型,分组上机操作实践。

(1)做胃充盈检查前准备。

(2)观察是否能达到仪器调节的最佳标准要求。

(3)感受不同探测体位与途径对胃标准扫查切面的影响。

(4)感受呼吸运动对胃标准切面的影响。

(5)认识正常胃解剖结构、声像图表现、并对胃壁厚度进行测量。

7.教师巡回辅导并纠错,对学生提出的疑点、难点进行讲解。

【实训内容】

1.胃的解剖概述  胃大部分位于左季肋部,小部分位于上腹部,胃的位置常因体型、体位、胃内容物的多少及呼吸而改变,有时胃大弯可达脐下甚至盆腔,胃上端与食管相续的入口为贲门,下端连接十二指肠的出口为幽门。上缘凹向右上方叫胃小弯,下缘凸向左下方叫胃大弯,贲门平面以上向左上方膨出的部分叫胃底,靠近幽门的部分叫幽门部,胃底和幽门部之间的部分叫胃体(图20-1)。

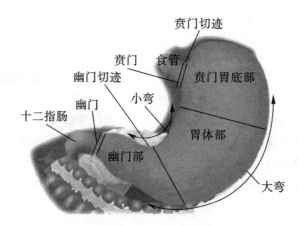

图 20-1  胃的解剖结构

胃壁可分为以下4层。

(1)浆膜层  覆盖于胃表面的腹膜,形成各种胃的韧带,与邻近器官相连接,于胃大弯处形成大网膜。

(2)肌层  浆膜下较厚的固有肌层,由3层不同方向的平滑肌组成。外层为纵形肌,以大弯和小弯部分较发达;中层为环形肌,在贲门和幽门处变得很厚,形成贲门括约肌和幽门括约肌;内层为斜形肌,由贲门左侧沿胃底向胃体方向进行,以下渐渐分散变薄,以至不见。在环形肌与纵形肌之间,含有肌层神经丛。胃的各种生理运动主要靠肌层来完成。

(3)黏膜下层  此层是整个胃壁中最有支持力的结构,缝合胃壁时应贯穿黏膜下层,同时胃切除时应先结扎黏膜下血管,以防术后吻合口出血。

(4)黏膜层 黏膜层包括表面上皮、固有层和黏膜肌层。黏膜肌层使黏膜形成许多皱褶,胃充盈时大多展平消失,从而增加表面上皮面积。胃小弯处2~4条恒定纵行皱襞,其形成的壁间沟称为胃路,为食管入胃的途径。固有层系一薄层结缔组织,内含支配表面上皮的毛细血管、淋巴管和神经。

**2.检查前准备**

(1)胃超声充盈检查应在上午空腹状态下进行(课程安排在上午进行效果最佳)。

(2)学生模特无明显急腹症症状或模型无明显破损。

(3)学生模特于检查前一日晚餐应清淡饮食,检查前应禁食8 h,禁水4 h以上。

(4)准备物品:饮用水、消毒的杯子。

**3.检查体位**

(1)平卧位 常规扫查体位,充分暴露上腹部,保持平静呼吸。

(2)左侧卧位 根据需要向左侧45~90°卧位,受检者双手上举,该体位利于胃底部扫查。

(3)右侧卧位 根据需要向右侧45~90°卧位,受检者双手上举,该体位利于胃体、胃角、胃窦及十二指肠扫查。

(4)半坐位 该体位有利于胃贲门部扫查。

**4.扫查方法及顺序(图20-2)** 胃超声充盈检查法:检查当时饮水400~600 mL以供学生上机操作实践或使用模型,嘱受检者饮服后或边服边进行超声检查。

胃动态扫查

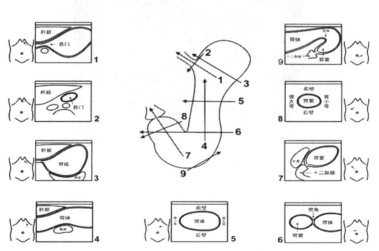

图20-2 胃十二指肠超声检查方法示意

(1)贲门、食管下段切面 受检者取仰卧位或坐位检查,探头斜置于左季肋下近剑突处,向左后方旋转扫查,可显示食管下段和贲门长轴。然后旋转90°扫查,可获贲门及食管下段短轴切面,若需观察贲门口开放情况,可嘱受检者口含30~50 mL水,检查时咽下,同时实时观察贲门口开放情况。

(2)胃底切面 探头斜置左季肋部肋缘下方,向左后上方旋转扫查,该切面可较完整显示胃底。

（3）胃体切面　探头于左上腹纵向扫查，即可显示胃体长轴，探头于左上腹横向扫查，即可显示胃体短轴，并于该切面可测量胃壁厚度，即胃黏膜壁至浆膜层的垂直厚度，胃在充盈状态下测量胃体部的胃壁厚度，一般小于 0.6 cm（图 20-3）。

（4）胃角切面　探头横置于腹部，在脐周上下各 3~5 cm 处连续横扫，可获"双环征"声像，双环连接处是胃角横断面，其左侧环是胃体部，右侧环是胃窦部。

（5）胃窦切面　探头斜置于脐部与右上腹间，以不同角度扫查获取该部胃腔最长声像，再以此方位进行左右或上下移扫，可显示完整的胃窦长轴，以胃窦长轴切面的探头位置，进行十字交换后连续扫查，即可获完整的胃窦短轴切面，于该切面可测量胃窦部胃壁厚度，即胃窦部胃黏膜壁至胃浆膜层的垂直距离。

（6）胃冠状斜切面　探头斜置于脐周与左上腹间，向右前方连续扇扫，可显示清晰的胃冠状斜切面；该切面是观察胃小弯和胃角部小病变的理想切面。

（7）十二指肠切面　探头纵置于右上腹，上端向右移扫60°，向左移扫30°，下端相对固定，此范围可扫获完整的十二指肠声像。

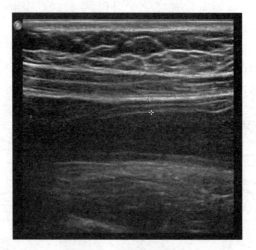

图 20-3　胃壁厚度测量

5. 正常胃超声声像图常用标准切面

（1）贲门、食管下段切面见图20-4。

（2）胃底切面见图20-5。

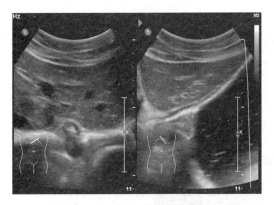

图 20-4 贲门、食管下段切面

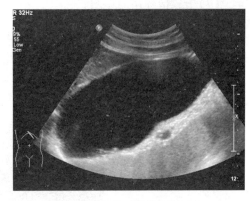

图 20-5 胃底切面

（3）胃体切面见图 20-6。

（4）胃角切面见图 20-7。

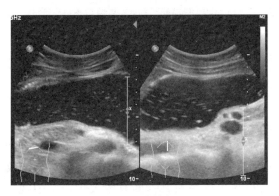

图 20-6 胃体切面

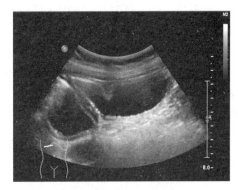

图 20-7 胃角切面

（5）胃窦切面见图 20-8。

（6）胃冠状斜切面见图 20-9。

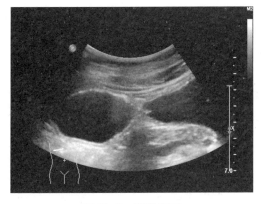

图 20-8 胃窦切面

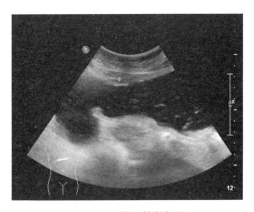

图 20-9 胃冠状斜切面

（7）十二指肠切面见图 20-10。

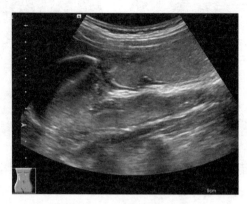

图 20-10　十二指肠切面

6.正常胃超声表现　饮水后正常食管下段及贲门显示清晰,动态观察可见水持续通过,无明显狭窄,贲门口呈"喇叭状",胃底部充盈良好呈半弧形,胃壁光滑完整无增厚,胃腔周围可显示正常胃壁结构,胃角部走形自然,黏膜面光滑完整,胃窦部显示较为清晰,可见 5 层结构,胃壁结构由内向外依次表现为强-低-强-低-强回声,幽门孔呈间隙性规律开放,水通过顺畅,胃腔充盈呈无回声区,内有散在微小气泡及黏液形成的强回声点,易浮动,可见胃蠕动,随胃蠕动变化胃腔形态可发生改变。

【延伸学习】

1.胃癌的超声表现　胃癌是常见的恶性肿瘤,好发于胃窦部特别是胃窦小弯靠近幽门侧。病理类型以腺癌较多见。胃癌分期有早期胃癌和中晚期胃癌,早期胃癌指病变仅侵及黏膜与黏膜下层,超声经腹检查显示困难,超声内镜对其诊断有较大价值。中晚期胃癌属进展期胃癌,指癌病变侵犯深度已超越黏膜下层,达到固有肌层或更深,通常分 3型:①肿块型;②溃疡型;③弥漫型。基本声像图改变为胃壁异常增厚、隆起,通常呈不均质低回声,形态不规则,胃壁结构破坏。

（1）肿块型　胃壁局限性隆起凸向胃腔,表面不光整者可形成类似菜花状低回声或杂乱回声肿块,周围胃壁也有程度不等的增厚,有时可见癌肿破坏浆膜向胃外生长,形成外生性肿块,并且有与周围脏器粘连或直接转移蔓延的征象。

（2）溃疡型　隆起胃壁表面形成不规则凹陷,凹陷底部不光滑,可见小结节状回声,凹陷周缘隆起不规则、厚度不均匀,凹陷口僵直,周围胃壁也可呈不规则增厚、隆起。

（3）弥漫型　胃壁大部或全部呈弥漫性增厚、隆起,其厚度大于 15 mm,黏膜面不规则破溃或糜烂时局部呈强回声,重者胃长轴断面呈"线状"胃腔,空腹短轴断面呈"假肾征",饮水后增厚的胃壁更清楚。

2.学习《临床胃肠疾病超声诊断学》（陆文明主编）。

【实训考核】

1.理论考核。

2.学生实操演示:带教老师按超声实训效果考核表给出分数,考核评估学生的实际操作能力(表20-1)。

表 20-1 胃超声实训考核与评分标准

| 项目 | | 总分 | 内容要求 | 分值 | 得分 | 备注 |
|---|---|---|---|---|---|---|
| 检查前准备 | 检查者准备 | 10 | 服装整洁、仪表端庄 | 2 | | |
| | | | 人文关怀 | 3 | | |
| | | | 信息核对有效无误 | 3 | | |
| | | | 仪器选择适当 | 2 | | |
| | 受检者准备 | 5 | 体位选择正确 | 2 | | |
| | | | 准备工作充分 | 3 | | |
| 操作过程 | | 50 | 选择合适的探头频率,调节仪器至最佳状态 | 3 | | |
| | | | 选择适当体位,充分暴露被检查部位,涂以超声耦合剂 | 2 | | |
| | | | 按照顺序依次对胃进行各个断面扫查 | 15 | | |
| | | | 显示胃窦部横切面,测量胃壁厚度 | 4 | | |
| | | | 显示贲门纵切面,观察贲门口开放情况 | 4 | | |
| | | | 显示幽门管,观察幽门管开放情况 | 4 | | |
| | | | 对胃声像图进行综合观察分析 | 4 | | |
| | | | 根据检查部位的变换正确调整被检查者的体位 | 4 | | |
| | | | 探头不可碰撞,手持探头灵活牢固 | 3 | | |
| | | | 正确使用超声诊断的基本扫查手法 | 4 | | |
| | | | 检查完毕冻结探头,将探头清洁,放置于专用位置 | 3 | | |
| 诊断报告 | | 20 | 名号齐全、内容简洁 | 4 | | |
| | | | 层次分明、重点突出 | 4 | | |
| | | | 语言通顺、描述贴切 | 4 | | |
| | | | 测绘易懂、简明准确 | 4 | | |
| | | | 提示适当、鉴别诊断 | 4 | | |
| 评价 | 效果 | 10 | 检查顺利,患者反应良好 | 3 | | |
| | 操作 | | 动作轻巧、稳重、准确 | 4 | | |
| | 沟通 | | 有效 | 3 | | |
| 总分 | | 100 | | | | |

# 理论考核题（一）

## （一）名词解释

1. 肠胃反射

2. 胃排空

## （二）单选题

1. 胃壁在超声下结构显示为（　　）

　　A. 1 层　　　　　　　　　B. 2 层　　　　　　　　C. 3 层

　　D. 4 层　　　　　　　　　E. 5 层

2. 以下关于胃说法不正确的是（　　）

　　A. 胃窦中央部胃腔回声较弱，周边部肌层回声较强

　　B. 胃体前后壁黏膜形成粗强的回声带，即胃腔

　　C. 正常人胃壁厚度为 3~5 mm

　　D. 沿短轴图上贲门的食管端向左可找到胃底

　　E. 空腹胃底回声为脾门旁内侧的弧形含气强回声带

3. 正常胃壁厚度为（　　）

　　A. 大于 7 mm　　　　　　B. 3~5 mm　　　　　　　C. 3~7 mm

　　D. 小于 10 mm　　　　　　E. 小于 6 mm

4. 胃充盈检查法最常选择什么类型探头（　　）

　　A. 阴道探头　　　　　　　B. 高频线阵探头　　　　C. 四维探头

　　D. 超高频探头　　　　　　E. 低频凸阵探头

5. 下列在胃充盈检查法中不正确的为（　　）

　　A. 胃超声充盈检查应在上午空腹状态下进行

　　B. 检查前一天晚上可清淡饮食

　　C. 胃内气体过多不利于检查

　　D. 检查过程中可选择平卧位及左右侧卧位

　　E. 应在胃镜检查后进行

## （三）多选题

1. 胃壁的组织分层包含有（　　）

　　A. 浆膜层　　　　　　　　B. 肌层　　　　　　　　C. 黏膜下层

　　D. 黏膜层　　　　　　　　E. 皮肤层

2. 胃充盈超声检查法可选用的造影剂是（　　）

　　A. 经血池造影剂　　　　　B. 水　　　　　　　　　C. 芝麻糊

　　D. 专用胃充盈造影剂　　　E. 汽水

3.下列选项中属于胃充盈检查的标准切面的是(　　　)

   A.贲门、食管下段切面　　B.胃底切面　　　　C.胃体切面

   D.胃角切面　　　　　　　E.胃窦切面

4.以下哪几项不是胃溃疡的主要超声诊断依据(　　　)

   A.黏膜不连续

   B.胃壁局限性增厚及凹陷

   C.黏膜回声层次不清

   D.局部蠕动减弱　　　　E.黏膜纠集征

5.胃充盈超声检查常用检查体位有(　　　)

   A.仰卧位　　　　　　　　B.左侧卧位　　　　C.右侧卧位

   D.坐位　　　　　　　　　E.俯卧位

## (四)简答题

1.简述胃溃疡的超声表现。

2.简述胃充盈检查法的常用标准切面。

## (五)识图题

以下是胃充盈检查法所得声像图,根据箭头所示,请指出箭头所指部位解剖结构。

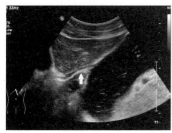 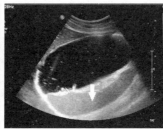 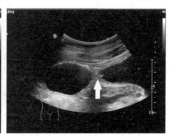

图1　　　　　　　　　　图2　　　　　　　　　　图3

## (六)病例分析

1.临床资料:患者,女,48岁,7 d前出现上腹部持续性疼痛,进行性加重,无呕吐,既往有胃病史,超声检查见下图,请根据声像图特点做出初步判断并给出依据。

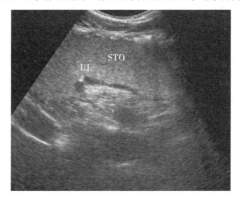

2.临床资料:患者,女,53岁,因"胆囊结石伴慢性胆囊炎"收入院。患者近期无明显腹痛、腹胀,无恶心、呕吐,无呕血、黑便。胃超声检查见下图,请根据声像图特点做出初步判断并给出依据。

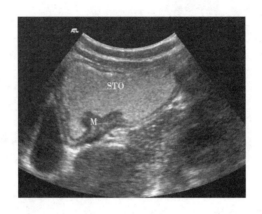

# 理论考核题(一)答案

**(一)名词解释**

1.是指十二指肠壁上的感受器受到酸、脂肪、渗透压及机械扩张等刺激时,抑制迷走神经、壁内神经丛,抑制胃的运动,引起胃排空减慢。

2.食物由胃排入十二指肠的过程称为胃排空。

**(二)单选题**

1.E 2.B 3.B 4.E 5.E

**(三)多选题**

1.ABCD 2.BCDE 3.ABCDE 4.ACDE 5.ABCD

**(四)简答题**

1.空腹超声检查可以发现溃疡部位有局限性轻度管壁增厚,呈低回声状。急性较大溃疡则出现局限性胃壁黏膜层缺损。胃充盈状态下,典型的胃溃疡周围出现黏膜层及黏膜下层的局限性增厚,中央有较平滑的溃疡凹陷,呈小"火山口"样征象。

2.贲门、食管下段切面,胃底切面,胃体切面,胃角切面,胃窦切面,胃冠状斜切面,十二指肠切面。

**(五)识图题**

图1贲门;图2脾;图3胃角部。

**（六）病例分析**

1. 超声提示：胃溃疡。

诊断依据：胃溃疡好发于胃体小弯侧或胃窦部，尤其胃角部，而胃底及大弯侧少见，图示胃小弯处胃壁局限性增厚，增厚胃壁回声减低，黏膜面完整性破坏，黏膜层破溃、中断，出现缺陷性黏膜凹陷，胃壁增厚以近凹陷处为著，向远处逐渐变薄，呈对称性、均匀性增厚，胃壁五层结构于病变处消失。

2. 超声提示：胃癌。

诊断依据：图示可见胃壁局限性低回声隆起病变，黏膜层及黏膜肌层层次破坏，黏膜下层连续不佳，回声不均匀，病变处黏膜面粗糙并出现不规则凹陷，呈"火山口"样征象，病变周围黏膜呈不对称性增厚，胃壁肌层连续尚可，符合胃癌的超声特征。

## 实训二 阑尾超声诊断实训与考核

【实训目标】

1. 知识目标

(1)掌握阑尾的解剖;阑尾的超声扫查方法及标准切面;正常阑尾声像图表现。

(2)了解阑尾炎的分型。

2. 能力目标 能够独立进行正常阑尾检查,能正确观察升结肠、盲肠、末段回肠、回盲瓣、阑尾的解剖结构,并能准确地辨认阑尾。

3. 素质目标 通过实训练习,使学生能将阑尾检查的理论知识转化成实践动手能力,并能够正确灵活运用实际工作所必需的基础理论和基本技能,具备独立进行阑尾检查的实际能力。

【实训器材】

1. 仪器选择:选用实时超声诊断仪,依据仪器分辨力高低,可显示相应的图像效果。首选中频线阵探头,频率 3.0~9.0 MHz,小儿或体型较瘦的成人可选用高频线阵探头,频率 5.0~12.0 MHz。体型较胖患者可选用凸阵探头,频率 1.0~5.0 MHz,低频探头与高频探头可结合使用。

2. 材料 检查床、耦合剂、卫生纸。

【实训步骤】

1. 带教老师讲解阑尾解剖。

2. 带教老师结合理论授课内容给出名词解释 2~3 个,单选、多选题各 5 个,简答题 1~2 个,识图题 3~5 个,病例分析 1~2 个,让学生抢答,同时可增加延伸学习内容,建立云课堂等。

3. 带教老师演示讲解阑尾超声的检查体位、扫查方法及常用的扫查切面。

4. 带教老师讲解正常阑尾声像图表现及测量方法。

5. 学生互为模特进行训练,分组上机操作实践。

(1)阑尾检查前准备。

(2)观察是否能达到仪器调节的最佳标准要求。

(3)感受不同探测深度及不同频率探头对正常阑尾扫查切面的影响。

(4)感受不同体重模特对于阑尾标准切面显示的影响。

(5)认识正常阑尾及回盲部声像图表现。

(6)对正常阑尾外径进行测量。

6. 教师巡回辅导并纠错,对学生提出的疑点、难点进行讲解。

7. 超声检查实训效果考核。

【实训内容】

1. 阑尾解剖　阑尾是一条细长的盲管，长 5～10 cm，直径 0.3～0.7 cm，起自盲肠根部，为三条结肠带的汇合点，根部位置较为固定，其远端游离于右下腹腔（图 20-11）。其根部开口于回盲瓣下方 2～3 cm 处，系膜呈三角形，与回肠系膜相连，内有血管、神经和淋巴管，因其较短，常使阑尾远端弯曲而成半月形。阑尾动脉为回结肠动脉的分支，是一种无侧支的终末动脉，所以血运障碍时易发生阑尾坏死。阑尾静脉与动脉相伴行，最终汇入门静脉，当阑尾炎细菌栓子脱落时，可引起门静脉炎和细菌性肝脓肿。阑尾的淋巴管与系膜内血管伴行，引流到回结肠淋巴结。阑尾神经来自交感神经丛，与脊髓第 10 胸节相接，故当急性阑尾炎发作时，属内脏性疼痛，常表现为脐周牵涉痛，当炎症累及腹膜时则表现为躯体感觉性痛，临床表现为典型的转移性右下腹痛。

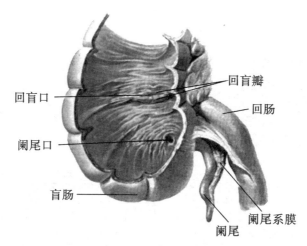

图 20-11　盲肠和阑尾

2. 探测体位及方法

（1）扫查体位　患者取仰卧位，充分暴露腹部，尤其右下腹，保持平静呼吸，腹壁紧张者可适当屈曲下肢。

（2）扫查方法　首先利用阑尾根部、盲肠及升结肠解剖位置固定的特点，用探头在右侧腹部自上而下做横切扫查，见到有大量含气内容物的升结肠（图 20-12），沿着升结肠向下扫查达盲肠，可见左侧一不含气肠管与盲肠相连，该连接结构为回盲瓣，其下方为盲肠，探头再向下移动，盲肠消失，有"盲端"感，此为盲肠末端（图 20-13）；在其内方寻找阑尾根部，沿根部、体部扫查可达阑尾盲端。上述方法必须把结肠、末段回肠、阑尾区分开来，升结肠位置固定，腔内可见粪气回声，且肠管较宽，内容物压之蠕动，末段回肠内一般无气体回声，可见明显蠕动。阑尾则相反，管腔形态固定，无明显蠕动，探头加压无变形，而且一端为盲端，另一端与盲肠相通（20-14）。

（3）测量方法　显示清晰的阑尾，测量其最宽外径，即一侧浆膜层至另一侧浆膜层的距离（图 20-15）。

阑尾动态扫描

431

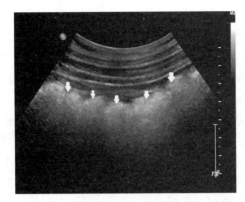
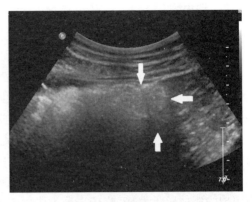

**图 20-12　升结肠声像**

箭头所指为结肠袋

**图 20-13　盲肠盲端声像**

箭头所指为盲肠盲端

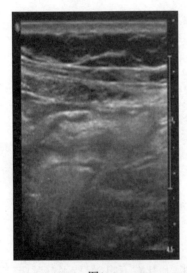
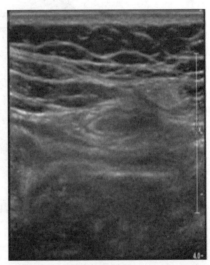

图1　　　　　　　　　　　　　　　图2

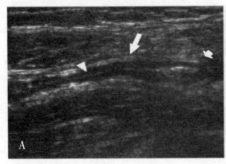
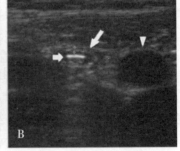

图3

**图 20-14　阑尾部位**

图 1. 回盲瓣纵切面　图 2. 阑尾根部纵切面　图 3. A 阑尾长轴切面（箭头所指为长轴阑尾），B 阑尾短轴切面（箭头所指为短轴阑尾，三角箭头所指为髂动脉）

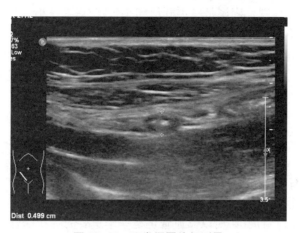

**图 20-15　正常阑尾外径测量**

3. 正常阑尾声像图常用标准切面(图 20-16)　①回盲瓣纵切面;②阑尾根部纵切面;③阑尾长轴切面;④阑尾短轴切面。

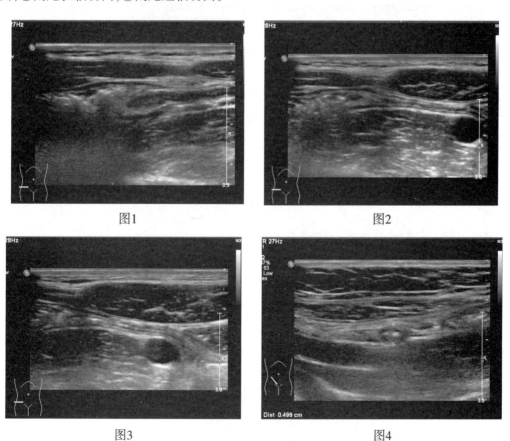

图1　　　　　　　　　　　　　　　　　　图2

图3　　　　　　　　　　　　　　　　　　图4

**图 20-16　正常阑尾声像图常用标准切面**

图1.回盲瓣纵切面　图2.阑尾根部纵切面　图3.阑尾长轴切面　图4.阑尾短轴切面

4.正常阑尾超声表现　阑尾是一类圆形细小管状结构,一般长5~7 cm,直径0.5 cm左右,呈盲端,具有不可压缩性,一般阑尾从里向外分黏膜层、黏膜下层、肌层及浆膜层,黏膜层呈低回声,黏膜下层呈高回声,肌层呈低回声,浆膜层呈高回声,从外到内就是高低高低,阑尾腔内呈无回声,可见少量粪气回声,一般阑尾的正常外径≤7 mm。

5.阑尾扫查注意事项

(1)阑尾的位置通常固定在右下腹,但是也会发生异位,所以要准确找出回盲部。

(2)儿童身体本身就比较小,所以阑尾的位置相对成人来说,位置可能偏高,要结合情况具体分析。

(3)高频探头对于阑尾细节显示效果佳,体型偏胖患者需要结合低频探头反复扫查。

(4)患者主诉症状及体征很重要,可重点探查。

(5)阑尾多在髂血管周围,所以髂血管也是一个重要的寻找标志。

(6)腹部肠气明显患者,可加压扫查,推开肠气,有利于阑尾的显示。

(7)阑尾扫查应注意连续性扫查。

【延伸学习】

1. http://www.360doc.com/content/16/1227/17/37844615_618195966.shtml(简单粗暴找阑尾)。

2. https://ks.iiyi.com/d-08-130278.html(阑尾炎病理分型)。

【实训考核】

1.理论考核。

2.学生实操演示:带教老师按超声实训效果考核表给出分数,考核评估学生的实际操作能力(表20-2)。

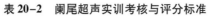

表 20-2 阑尾超声实训考核与评分标准

| 项目 | | 总分 | 内容要求 | 分值 | 得分 | 备注 |
|---|---|---|---|---|---|---|
| 检查前准备 | 检查者准备 | 10 | 服装整洁、仪表端庄 | 2 | | |
| | | | 人文关怀 | 3 | | |
| | | | 信息核对有效无误 | 3 | | |
| | | | 仪器选择适当 | 2 | | |
| | 受检者准备 | 5 | 体位选择正确 | 2 | | |
| | | | 准备工作充分 | 3 | | |
| 操作过程 | | 50 | 选择合适的探头频率,调节仪器至最佳状态 | 3 | | |
| | | | 选择适当体位,充分暴露被检查部位,涂以超声耦合剂 | 2 | | |
| | | | 按照顺序依次对阑尾进行各个断面扫查 | 15 | | |
| | | | 显示升结肠横切面 | 4 | | |
| | | | 显示回盲瓣纵切面,观察其开放情况 | 4 | | |
| | | | 显示阑尾根部纵切面 | 4 | | |
| | | | 显示阑尾长轴及短轴切面 | 4 | | |
| | | | 根据检查部位的变换正确调整被检查者的体位 | 4 | | |
| | | | 探头不可碰撞,手持探头灵活牢固 | 3 | | |
| | | | 正确使用阑尾超声诊断的基本扫查方法 | 4 | | |
| | | | 检查完毕冻结探头,将探头清洁,放置于专用位置 | 3 | | |
| 诊断报告 | | 20 | 名号齐全、内容简洁 | 4 | | |
| | | | 层次分明、重点突出 | 4 | | |
| | | | 语言流畅、描述贴切 | 4 | | |
| | | | 测绘易懂、简明准确 | 4 | | |
| | | | 提示适当、鉴别诊断 | 4 | | |
| 评价 | 效果 | 10 | 检查顺利,患者反应良好 | 3 | | |
| | 操作 | | 动作轻巧、稳重、准确 | 4 | | |
| | 沟通 | | 有效 | 3 | | |
| 总分 | | 100 | | | | |

# 理论考核题(二)

## (一)名词解释

1. 结肠充气试验(Rovsing 征)

2. 麦氏点

## (二)单选题

1. 急性阑尾炎最典型的体征为(　　　)

    A. 转移性脐周疼痛　　　　B. 转移性右下腹痛　　　　C. 固定性脐周疼痛

    D. 固定的右下腹痛　　　　E. 麦氏点压痛

2. 急性闹尾炎的基本病因是(　　　)

    A. 尾腔阻塞后并发细菌感染

    B. 阑尾腔阻塞并后发病毒属染

    C. 细菌感染

    D. 闹尾腔狭小

    E. 急性肠炎

3. 正常阑尾外径为(　　　)

    A. 大于 7 mm　　　　　　B. 3~5 mm　　　　　　C. 3~7 mm

    D. 小于 10 mm　　　　　E. 小于 6 mm

4. 小儿检查阑尾时应选择什么探头效果更佳(　　　)

    A. 低频凸阵探头　　　　B. 高频线阵探头　　　　C. 四维探头

    D. 超高频探头　　　　　E. 阴道探头

5. 下列在阑尾检查中不正确的为(　　　)

    A. 充分暴露腹部,尤其右下腹,保持平静呼吸

    B. 腹壁紧张者可适当屈曲下肢

    C. 可先用低频探头扫查,再用高频探头仔细寻找

    D. 在检查过程中不能加压扫查

    E. 观察阑尾的形态、大小、阑尾腔内回声以及阑尾周围组织的改变

## (三)多选题

1. 下述阑尾解剖正确的有(　　　)

    A. 阑尾是一条细长的盲管,长 5~10 cm,直径 0.3~0.7 cm

    B. 阑尾起自盲肠根部,为三条结肠带的汇合点

    C. 根部位置较为固定,其远端游离于右下腹腔

    D. 阑尾根部开口于回盲瓣远侧 2~3 cm 处

    E. 阑尾动脉为回结肠动脉的分支,是一种无侧支的终末动脉,所以血运障碍时易

发生阑尾坏死

2.患者,男,27岁,转移性右下腹痛24 h来诊。查体:体温38.6°,右下腹有固定压痛。现患者突然出现右下腹痛加剧全腹压痛、肌紧张和反跳痛,不考虑为( )

 A.急性单纯性阑尾炎  B.急性肠梗阻   C.阑尾周围脓肿

 D.阑尾穿孔    E.急性胰腺炎

3.诊断急性阑尾炎,下列哪些是正确的( )

 A.膈下常有游离气体

 B.都有转移性右下腹痛

 C.白细胞计数大多数增高

 D.小儿急性阑尾炎,腹肌紧张不显著

 E.需要与胃溃疡穿孔相鉴别

4.下列哪些急性阑尾炎患者肌紧张可不明显( )

 A.老年人    B.小儿    C.孕妇

 D.衰竭患者   E.青年人

5.临床上一般根据哪几项便可成立急性阑尾炎的诊断( )

 A.转移性右下腹痛的病史

 B.白细胞计数检查

 C.右下腹固定而明确的压痛点

 D.腹部平片见肠管胀气

 E.尿常规检查

**(四)简答题**

1.简述单纯性阑尾炎的超声表现。

2.简述特殊性阑尾炎的分类。

**(五)识图题**

请指出以下超声图箭头所示部位的解剖结构。

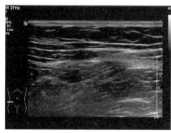 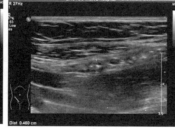 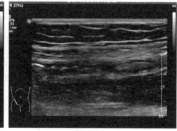

**(六)病例分析**

临床资料:患者,女,10岁,腹部疼痛3 d,伴发热,精神差,超声检查见下图,请根据声像图特点做出初步判断并给出依据。

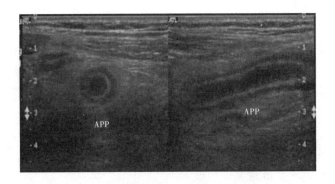

# 理论考核题(二)答案

## (一)名词解释

1. 检查者先用一手压降结肠,再以另一手压近侧结肠,并逐步向近侧结肠移动,将结肠内气体赶向盲肠和阑尾,引起右下腹痛为阳性。

2. 麦氏点又称阑尾点,位于右髂前上棘与脐连线的中外1/3交界处。

## (二)单选题

1. B  2. A  3. C  4. B  5. D

## (三)多选题

1. ABCDE  2. ABCE  3. CDE  4. ABCD  5. ABC

## (四)简答题

1. 单纯性阑尾炎为炎症早期,超声检查可见右下腹盲端的低回声管状结构,管壁增厚呈高回声,管腔呈弱回声,呈腊肠样肿胀,横切面为强弱相间的双层环状回声,呈"靶环征",管腔直径,成人≥0.7 cm,儿童≥0.6 cm,壁厚>0.3 cm,CDFI:示管壁血流信号较丰富。

2. 小儿急性阑尾炎:无典型的转移性右下腹痛,穿孔率、并发症和病死率均高。

妊娠期急性阑尾炎:腹腔炎症刺激子宫收缩,易诱发流产或早产,威胁母子安全。

老年人急性阑尾炎:主诉不强烈,临床表现轻而病理改变重,易延误诊断和治疗,穿孔及其他并发症发病率相应提高。

## (五)识图题

图1阑尾长轴;图2阑尾短轴;图3皮下脂肪。

## (六)病例分析

超声提示:阑尾炎。

　　诊断依据:图示可见阑尾明显肿胀,长轴切面呈明显肿胀的长管状或"蚯蚓状"结构,阑尾管壁水肿增厚,阑尾腔内充满液性无回声,横断面呈"双圆环征",阑尾周围软组织水肿增厚明显。符合阑尾炎超声改变。

## 实训三　闭合性创伤性急腹症超声诊断实训与考核

**【实训目标】**

1.知识目标

(1)掌握　腹部常见闭合性创伤性急腹症的检查方法;腹部常见闭合性创伤性急腹症的超声标准检查切面。

(2)了解　腹部常见闭合性创伤性急腹症的超声表现。

2.能力目标　通过实训能够独立进行闭合性创伤性急腹症常规标准切面的扫查,并对其声像图进行正确观察和分析。

3.素质目标　通过实训练习,使学生理解闭合性创伤性急腹症超声的概念。培养学生良好的团队协作精神,并能够正确灵活运用实际工作所必需的基础理论、基本知识和基本技能,并建立急诊超声思维,塑造在短暂的时间内提供确切诊断的能力,超声检查往往也是整个整治过程很重要的一步。

**【实训器材】**

1.仪器　选用腹部实时超声诊断仪。探头多选用凸阵探头,频率3.5~5.0 MHz;对于肥胖的被检者可选用2.5 MHz探头;小儿和体型较瘦的成人可选用高频线阵探头,频率5.0~10.0 MHz。

2.材料　检查床、耦合剂、卫生纸、超声腹部训练模型或志愿者。

**【实训步骤】**

1.带教老师讲解腹部实质性脏器解剖(包括肝、脾、肾)及腹腔解剖。

2.带教老师结合理论授课内容给出名词解释2~3个,单选、多选题各5个,简答题1~2个,识图题3~5个,病例分析1~2个,让学生抢答,同时可增加延伸学习内容,建立云课堂等。

3.带教老师讲解闭合性创伤性急腹症超声的概念、急腹症超声诊断的思路。

4.带教老师演示讲解闭合性创伤性急腹症超声检查方法及常用扫查切面。

5.带教老师讲解闭合性创伤性急腹症主要超声表现。

6.学生互为模特,分组上机操作实践。

(1)学生上机操作仪器,选择最适探头,实践能否达到仪器调节的最佳标准要求。

(2)尝试应用带教老师所讲操作手法进行实践,能正确识别探头方向,明确肝、脾、肾的解剖位置。

(3)认识正常腹部脏器的声像图表现,按照顺序对腹部实质性脏器进行常规超声切面的检查。

(4)针对闭合性创伤性急腹症的常用超声标准切面进行扫查。

7.教师巡回辅导并纠错,对学生提出的疑点、难点进行讲解。

8.超声检查实训效果考核。

【实训内容】

1.腹部实质性脏器及腹腔解剖(见腹部章节)。

2.检查体位及方法　患者取平卧位扫查,双手上举使肋间隙展开,充分暴露乳头与脐之间的胸部和上腹部,保持平静呼吸。探头置于双侧肋间扫查时可根据需要向左、右侧45°~90°卧位,患者右手上举置于头部,可增大右侧肋间隙,利于扫查。必要时可采取半坐位或立位扫查。

(1)脾及脾周切面扫查　首先由左侧先扫查脾及脾周,可选择平卧位及右侧卧位,探头于腋中线水平做左肋间斜切面扫查,通过肋间的逐个扫查,以获取脾不同断面的声像图,同时辅以呼吸运动可提高显示效果,观察脾位置、形态、大小、边缘及内部回声,重点观察脾实质内有无异常回声及包膜完整性,显示脾肾间隙,同时观察脾周围有无病变及与脾的关系。

(2)肝及肝周切面扫查　由腹正中、右侧肋间及肋下扫查肝及肝周,首先扫查肝标准切面(同肝实训内容),观察肝位置、大小、形态、实质回声及包膜,再将探头放在右侧锁骨中线肋缘下的位置做冠状扫查,显示肝周及肝肾间隙切面,可要求患者"深吸气和屏气",以避开肋骨干扰,提高肝周显示清晰度。

(3)肾脏及肾周切面扫查　受检者仰卧或侧卧位,将探头置于双侧腋中-后线水平做冠状及横切扫查,全面扫查肾脏实质、大小、肾周及肾包膜,观察肾门结构。探头在腋中-后线使声束指向内前方,做纵向扫查,以肝脾为声窗,可获得肾最大冠状面。肾深方为脊柱和腰大肌,上前方是肝右叶或脾,肾中部内侧可显示肾门结构。探头旋转90°在侧腰部横置,沿肾上极至下极连续扫查横断面,肾横断面呈椭圆状,肾门处呈马蹄形,肾门内凹朝向脊柱。

(4)双侧髂窝扫查　患者仰卧位,探头置于双侧髂窝做纵横切面扫查,髂窝为腹腔较低位。

(5)盆腔扫查　患者取平卧位,探头置于盆腔做纵横切面扫查,主要显示盆腔的纵切及横切面,观察盆腔积液的情况。

(6)腹腔积液的超声测量　具体描述脾周、肝周、膈顶部、双侧髂窝及盆腔积液情况,测量积液最深深度。

3.闭合性创伤性急腹症超声常用标准切面

(1)肝及肝周切面见图20-17。

(2)脾及脾周切面见图20-18。

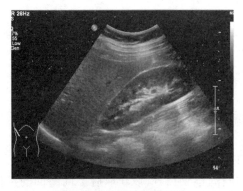

图 20-17　肝肾间隙切面

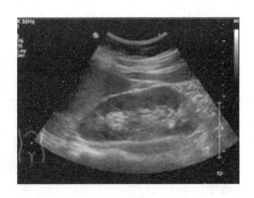

图 20-18　脾肾间隙切面

（3）肾及肾周切面见图 20-19。

（4）双侧髂窝切面。

（5）盆腔切面见图 20-20。

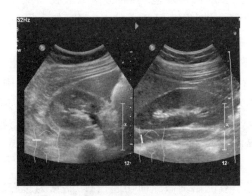

图 20-19　肾周纵横切面

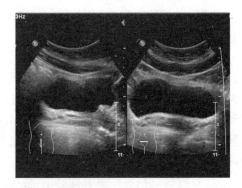

图 20-20　盆腔纵横切面

4. 常见闭合性创伤性急腹症超声表现

（1）脾破裂　脾破裂分为外伤性和自发性。外伤性脾破裂占腹部外伤的 30%，当脾肿大、脾脆性增加时，破裂更易发生。脾破裂的 3 种类型：

1）真性脾破裂　脾实质与包膜破裂。表现为脾包膜连续性中断，可见腹腔内出血，大量时可引起出血性休克。出血量少时可无明显症状，同时脾可增大、脾实质内可见形态不规则、回声不均匀的异常回声区（图 20-21）。

2）中央性脾破裂　脾包膜完好，脾实质深部假裂，易形成较大的血肿（图 20-22）。

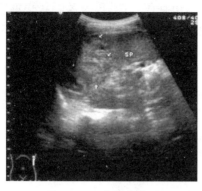

图 20-21　真性脾破裂

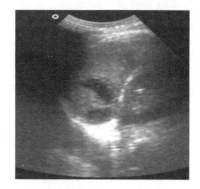

图 20-22　中央性脾破裂

3）包膜下脾破裂　脾包膜完好,包膜下的脾实质破裂并形成血肿。临床上易漏诊,并可能继发包膜破裂,引起与真性脾破裂相同的症状(图 20-23)。

（2）肝脏破裂

1）包膜下出血或血肿,肝脏轮廓局部表面隆起,显示肝包膜强回声亮线与肝实质之间出现无回声区,时间较长时,血肿机化呈较强回声。

2）肝实质内血肿,为肝实质中央破裂所致,肝实质内出现不规则的液性暗区,严重撕裂伤时肝轮廓中断。

3）真性肝破裂为肝脏包膜回声中断,边缘不整,伴有伸向肝实质内不规则无回声或者低回声区(图 20-24)。

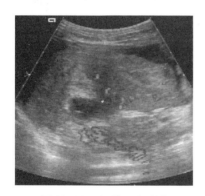

图 20-23　包膜下脾破裂

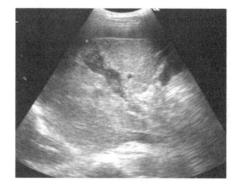

图 20-24　真性肝破裂

（3）肾挫伤　肾挫伤时超声显示肾内回声不均匀或包膜回声不整。肾包膜下血肿或肾周围血肿时可见肾周围或肾包膜下厚薄不等的液性暗区,围绕于肾周或限于前方或后方,肾本身声像图可基本正常,肾裂伤较深时,出血及尿外渗可见肾结构及回声异常,周围或腹膜后可见无回声区(图 20-25)。

5.闭合性创伤性急腹症　闭合性创伤性急腹症是指皮肤保持完整的深部组织损伤,常由钝性暴力所致,故也称钝性伤。常有腹部内脏损伤,造成肝、胰、脾、肾、膀胱等脏器的损伤。腹部损伤的严重程度,取决于暴力的强度、速度、着力的部位和作用方向、脏器功能状态以及原有病理状况等因素。开放性创伤有体表伤口,易及时获得诊断,而闭合性损伤则较难,常延误诊断,招致严重后果。由于损伤脏器的不同及损伤性质的不同,其临床表现截然不同。当肝、脾破裂时,可造成腹腔内大出血,出现出血性休克。肾破裂时,由于损伤性质及程度不同,症状不尽相同,常有大量血尿及肾周围血肿。膀胱破裂时则有大量尿液外流至腹腔内,引起腹膜炎。因此闭合性腹部损伤及时诊断具有重要的临床意义。

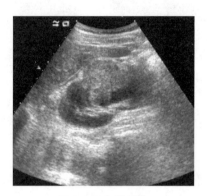

图 20-25　肾挫伤

**【延伸学习】**

1. 急腹症超声诊断见 http://www.iqiyi.com/w_19ru4 cpcvh.html。

2. 小儿急腹症超声诊断 http://v.youku.com/v_show/id_XNjU0NTAzNjUy.html,http://v.youku.com/v_show/id_XNjY2NTMzMjY0.html,http://v.youku.com/v_show/id_XNjU1NzQyNzcy.html。

**【实训考核】**

1. 理论考核。

2. 学生实操演示:带教老师按超声实训效果考核表给出分数,考核评估学生的实际操作能力(表20-3)。

表 20-3　急腹症超声实训考核与评分标准

| 项目 | | 总分 | 内容要求 | 分值 | 得分 | 备注 |
|---|---|---|---|---|---|---|
| 检查前准备 | 检查者准备 | 10 | 服装整洁、仪表端庄 | 2 | | |
| | | | 人文关怀 | 3 | | |
| | | | 信息核对有效无误 | 3 | | |
| | | | 仪器选择适当 | 2 | | |
| | 受检者准备 | 5 | 体位选择正确 | 2 | | |
| | | | 患者理解并合作 | 3 | | |

续表 20-3

| 项目 | | 总分 | 内容要求 | 分值 | 得分 | 备注 |
|---|---|---|---|---|---|---|
| 操作过程 | | 50 | 选择合适的探头频率,调节仪器至最佳状态 | 3 | | |
| | | | 选择适当体位,充分暴露被检查部位,涂以超声耦合剂 | 2 | | |
| | | | 按照顺序依次对腹腔脏器进行各个断面扫查,包括肝各标准切面+肝肾间隙、脾各标准切面+脾肾间隙、肾标准切面+肾周、双侧髂窝切面、盆腔切面 | 15 | | |
| | | | 显示肝各标准切面+肝肾间隙 | 4 | | |
| | | | 显示脾各标准切面+脾肾间隙 | 4 | | |
| | | | 显示肾标准切面+肾周 | 4 | | |
| | | | 显示双侧髂窝切面、盆腔切面 | 4 | | |
| | | | 根据检查部位的变换调整被检查者的体位 | 4 | | |
| | | | 探头不可碰撞,手持探头灵活牢固 | 3 | | |
| | | | 正确使用超声诊断的基本扫查手法 | 4 | | |
| | | | 检查完毕冻结探头,将探头清洁,放置于专用位置 | 3 | | |
| 诊断报告 | | 20 | 名号齐全、内容简洁 | 4 | | |
| | | | 层次分明、重点突出 | 4 | | |
| | | | 语言流畅、描述贴切 | 4 | | |
| | | | 测绘易懂、简明准确 | 4 | | |
| | | | 提示适当、鉴别诊断 | 4 | | |
| 评价 | 效果 | 10 | 检查顺利,患者反应良好 | 3 | | |
| | 操作 | | 动作轻巧、稳重、准确 | 4 | | |
| | 沟通 | | 有效 | 3 | | |
| 总分 | | 100 | | | | |

# 理论考核题（三）

## （一）名词解释

1. 闭合性创伤
2. 真性脾破裂

## （二）单选题

1. 下列对于闭合性创伤性急腹症的描述不正确的是（　　）
   A. 常由钝性暴力所致
   B. 可造成肝、脾、肾等脏器的损伤
   C. 严重者可休克
   D. 损伤处皮肤不完整
   E. 会出现血压下降

2. 不符合脾破裂声像图表现的是（　　）
   A. 脾实质回声均匀,包膜完整
   B. 脾增大,形态不规则　　C. 脾周可见回声不均匀、形态不规则的无回声区
   D. 脾包膜连续性中断　　E. 盆腔可见大量积液

3. 不符合肝脏破裂声像图表现的是（　　）
   A. 肝脏轮廓局部表面隆起
   B. 肝包膜与肝实质间可见无回声区
   C. 肝内可见不均质、不规则回声
   D. 肝脏内可见强回声钙化灶
   E. 盆腔未见明显积液

4. 以下肾脏疾病不会出现血尿的有（　　）
   A. 肾挫裂伤　　　　　　B. 输尿管结石　　　　　　C. 肾盂癌
   D. 错构瘤　　　　　　　E. 轻微肾挫伤

5. 闭合性创伤性急腹症脏器破裂所致腹腔积液呈（　　）
   A. 高回声　　　　　　　B. 等回声　　　　　　　　C. 混合回声
   D. 无回声　　　　　　　E. 强回声

## （三）多选题

1. 肝包膜下血肿的超声表现有（　　）
   A. 肝实质表面破裂,包膜完整
   B. 肝包膜下形成血肿　　C. 包膜和肝实质分离
   D. 肝实质和包膜同时破裂　　E. 无明显腹腔积液

2. 脾破裂的类型有（　　）

A. 真性脾破裂　　　　　B. 脾碎裂　　　　　　　C. 脾被膜下破裂

D. 中央性脾破裂　　　　E. 脾周血肿

3. 闭合性创伤的病因有(　　　)

　A. 刀刺伤　　　　　　　B. 交通事故　　　　　　C. 高空坠落

　D. 烧伤　　　　　　　　E. 挤压伤

4. 肝破裂的声像图表现为(　　　)

　A. 肝实质内血肿　　　　B. 肝包膜下血肿　　　　C. 腹腔出血

　D. 肝轮廓中断　　　　　E. 肝实质内混合回声

5. 肾脏损伤的临床表现有(　　　)

　A. 腰痛　　　　　　　　B. 血尿　　　　　　　　C. 休克

　D. 血压下降　　　　　　E. 恶心

## (四)简答题

简述脾破裂的分型及超声表现。

## (五)识图题

指出下图箭头所指处解剖结构。

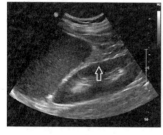
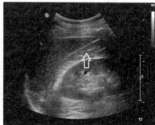
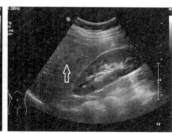

图1　　　　　　　　　　图2　　　　　　　　　　图3

## (六)病例分析

1. 临床资料:患者,男,45 岁,半小时前车祸后腹痛,以左侧腹部为著,超声检查见下图,请根据声像图特点做出初步判断并给出依据。

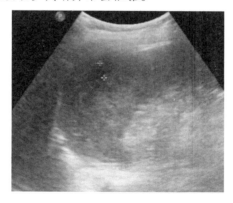

2. 临床资料：患者，女，50岁，1 h前车祸，腹痛明显，以右上腹部为著，意识模糊，血压下降，超声检查见下图，请根据声像图特点做出初步判断并给出依据。

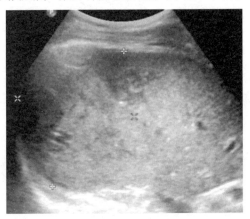

# 理论考核题(三)答案

**(一)名词解释**

1. 由于钝物打击，跌倒和挤压等因素，所致组织破坏，而受伤部位的皮肤和黏膜仍然保持完整，称闭合性损伤。

2. 指脾实质与被膜同时破裂，有急性出血及腹膜炎的表现。

**(二)单选题**

1. D   2. A   3. D   4. D   5. D

**(三)多选题**

1. ABCE   2. ACD   3. BCE   4. ABCDE   5. ABCDE

**(四)简答题**

脾破裂分为以下3型：①真性破裂，为脾实质和包膜同时破裂，声像图表现为脾包膜可见连续性中断，破裂处脾实质呈回声杂乱区，形态不规则，边界不清。伴随有腹腔积液。②中央型破裂，脾实质受损而未累及包膜。轻者仅表现为实质回声不均，较重者，脾实质内可见单发或者多发无回声区。③脾包膜下破裂，损伤累及脾实质，包膜完整。声像图可见包膜光带下扁长半月形无回声区。

**(五)识图题**

图1肾实质；图2肾周脂肪；图3肝实质。

**(六)病例分析**

1. 超声提示：脾破裂。

诊断依据:图示为左侧肋间切面,脾包膜完好,脾包膜下的脾实质回声不均,可见回声减低及增高区,脾周可见弧形低至无回声区。符合脾破裂超声改变。

2.超声提示:肝破裂。

诊断分析:图示为右侧肋间切面,肝实质回声均匀,肝右叶可见一片状不均质回声区,边界不清,形态不规则,不均质区内可见不规则的低及无回声,结合外伤史,考虑肝破裂。

（李　刚　郑艳芬　梁丽萍）

# 第二十一章

## 超声造影与超声介入

## 实训一　超声介入基本技能及穿刺活检术实训与考核

**【实训目标】**

1. 知识目标　掌握超声介入的术前准备、手术器具、探测途径及介入操作的基本方法；超声介入的无菌操作，尤其是超声探头无菌外套的使用方法；超声介入穿刺活检术的基本要领。

2. 能力目标　训练无菌操作，能够独立完成介入手术术前准备，熟练超声引导下的经体表细针穿刺活检术的基本技能，并根据声像图进行正确观察和分析，养成良好的职业素质。

3. 素质目标　通过实训练习，使学生完成书本知识到实践能力的转化。培养学生良好的团队协作精神，并能够正确灵活运用实际工作所必需的基础理论、基本知识和基本技能，具备独立从事本专业工作的实际能力。

**【实训器材】**

1. 多种型号超声诊断仪、各种类型探头、与探头相匹配的穿刺适配器、各类手术常用器械、消毒用品（75％乙醇等）、无菌活检穿刺包、特殊穿刺针（14～22G，可根据实际穿刺部位及活检类型选择）；1％利多卡因、注射器 2 支；组织活检载玻片或空瓶；95％无水乙醇或 10％福尔马林固定液；探头无菌外套；检查床、耦合剂、卫生纸、无菌棉、消毒纱布、胶带等。

2. 训练模型推荐（图 21-1）　水槽模型；果冻模型；植物类，如冬瓜、白萝卜、火龙果等；动物组织，如动物肝脏、肾脏、带皮的肉类；标准模拟训练体模：超声引导下乳腺活检模型（us-9）。

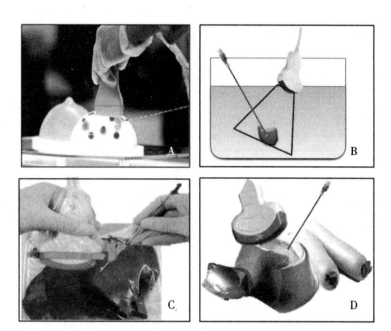

**图 21-1　训练模型**
A. 超声引导下乳腺活检 us-9 模型　B. 水槽实验　C. 动物肝脏实验　D. 果冻或水果实验

**【实训步骤】**

1. 带教老师演示讲解介入术前准备及无菌操作。

2. 以病例为情景,学生分组演练术前准备及无菌操作。

(1)情景和病案模拟,讨论手术方案、穿刺部位及穿刺路径。

(2)手术室工作环境、布局、人员配置(可角色扮演)及超声仪器的调节是否满足介入要求。

(3)严格操作流程,做好术前准备,认识无菌操作的重要性。

(4)特别注意探头无菌外套的使用方法。

(5)认识穿刺活检的类型和方法、严格掌握手术适应证和禁忌证,模拟开展术前超声检查,对病灶进行超声测值。

3. 分组进行超声引导下的穿刺活检术(细针抽吸活检 FNAB 或空心针穿刺 CNB)实验,开展角色扮演,提升职业素养,协调配合完成手术。

4. 教师巡回辅导并纠错,对学生提出的疑点、难点进行讲解。

**【实训内容】**

1. 仪器选择　选择适用介入功能的超声诊断仪。根据实验模型不同选择适合的超声探头和穿刺适配器,经体表软组织或模型穿刺多选用高频探头,频率 7.5~12.0 MHz;对于穿刺部位较深的组织或模型可选用低频腹部探头 3.5 MHz~5.0 MHz 探头。将设备功能及探头适配器在老师的指导下完成调试,重点学会如何存储和调用介入图像与视频。

2. 完善术前检查　严格掌握介入手术的适应证和禁忌证,必要时结合临床案例,学会运用相关知识分析、查阅患者检查结果,以病例为情景,对穿刺部位进行术前超声检查,讨论手术方案,做好穿刺点体表定位与标记、选择穿刺路径,对"靶病灶"进行超声测值。

3. 介入无菌技术

(1)手术人员更衣　洗手前必须先更衣,换穿手术室的手术衣裤;换穿手术室专用鞋,戴好手术帽及口罩(帽子前面必须完全遮住头发,女生需盘发束于帽内,口罩应遮住口鼻)。

(2)手术者的手消毒　洗手前摘除手部饰物,修剪指甲;用免洗外科消毒剂的手可用清洁纸巾擦干;用皂液及流动水洗手,参照外科洗手方法及标准,保证清洗和消毒效果达到外科手消毒标准。按外科标准穿手术衣、戴无菌手套。

(3)患者手术区的皮肤消毒　①根据穿刺部位,必要时提前做好擦洗、备皮;②穿刺部位的皮肤消毒,应以注射或穿刺点为中心,由内向外缓慢旋转,逐步涂擦,共3遍,消毒皮肤面积应≥5 cm×5 cm。一些特殊部位、开放性伤口、手术切口部位及复杂介入手术的消毒操作应参照外科手术的方法和标准执行。③遵守医疗垃圾的处理原则,不可随意丢弃用过的消毒棉等手术废物。

(4)环境要求　严格控制空气中的细菌和灰尘,各种清洁和消毒工作在术前1 h完毕。具体方法:凡进入手术区人员必须按照更衣和洗手要求,术中减少不必要的谈话,避免引起空气震荡的较大动作,禁止有传染风险的人进入手术室;对手术室定期清洁、消毒;对被污染的地面及仪器,应及时冲洗、消毒。

4. 超声介入手术区的准备

(1)患者的体位　在手术操作中,患者的体位姿势以充分暴露手术部位、适应手术需要及保持患者安适为原则。最常用的是仰卧位、侧卧位、俯卧位、坐位、截石位。

(2)患者沟通及术前训练　在穿刺前需充分与患者沟通术中术后注意事项及手术并发症,并进行必要的呼吸、感觉反馈等训练,以确保患者最大限度地配合医生,安全地完成介入手术。告知患者应避免出现的行为、可能出现的不适症状、是否需要患者家属配合等要求。例如:穿刺时,应嘱咐患者尽量避免说话和咳嗽,如患者出现无法自主控制的行为或并发症(抽搐、咳嗽等),应立刻停止穿刺,拔出穿刺针,避免针尖划伤体内器官和血管。

(3)必要的监护与抢救措施　手术区应提前准备好术中需要的监护设备、抢救设备及抢救药品。

(4)手术区消毒单的铺法　根据穿刺部位及手术需要选择使用消毒穿刺包、消毒洞巾或消毒单。

1)消毒穿刺包的使用　注意穿刺包的消毒及安全存取;使用前一定检查穿刺包消毒日期、相关记录、是否有污染、是否有破损或松散;手术人员洗手后方可拆包,注意开包顺序,由外到内,打开过程中应避免除手以外的其他部位或物品触碰到穿刺包内的清洁面;清点穿刺包内的手术物品是否与清单一致,一般穿刺包内含一张消毒洞巾,无须特殊准备。术中,穿刺包内物品绝对不能与其他手术器械和物品混用。

2)消毒洞巾的铺法　手术区皮肤准备好后,以穿刺点为中心铺消毒洞巾,覆盖穿刺点周围,露出穿刺部位,铺好后应固定好洞巾的位置,如洞巾滑落或移位造成手术区污染的,必须重新消毒铺巾。

3)消毒单的铺法　手术区皮肤准备好后,取 4 条无菌巾,将边缘双折 1/4,按顺序铺巾(遮盖次序原则是先遮盖脏处、再遮盖净处,先铺对侧、再铺本侧),遮盖穿刺点的四周并固定好,再由巡回护士用有孔大单遮盖手术台。

4)穿刺探头与手术器械的消毒灭菌方法　目前穿刺探头与手术器械的消毒采用液体浸泡、包裹隔离与气体熏蒸 3 种方法。附加的导向器应从探头上卸下另外消毒,金属导向器可用高压消毒;塑料制品可用消毒液浸泡;探头则用无菌薄膜外套包裹。

(5)超声探头无菌薄膜外套的使用(图 21-2)　由于超声探头无法使用热蒸汽、有机消毒剂、冷气等常规消毒法,所以开展超声介入手术时,必须使用无菌薄膜外套在超声探头与患者之间建立无菌屏障,无菌外套为一次性使用,用于确保声耦合,将探头装入无菌外套一定要让助手协助,熟练操作并一气呵成,内面与探头接触为污染面,外面与手术区接触为清洁面。术中需谨慎操作,避免外套滑脱,防止手术器械划破无菌薄膜外套。①采用无菌操作,去除包装,用消毒水清洗无菌外套,检查外套有无破损。②在外套内、探头表面涂抹消毒水基耦合剂。③采用无菌操作,握住探头的电缆护套,提起探头(探头在下、电缆在上),将探头放入无菌外套薄膜内,同时使外套由下向上展开并包裹探头至电缆。④在探头表面紧拉探头无菌外套,确保探头前端没有皱褶和气泡。⑤使用配备的胶带或松紧带将外套安全地捆扎固定在探头外罩或电缆上。

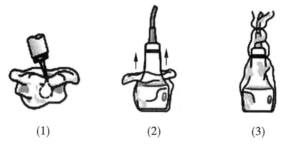

(1)　　　　　(2)　　　　　(3)

图 21-2　超声探头无菌薄膜外套的使用步骤示意
(1)涂抹耦合剂　(2)探头放入方法　(3)拉紧并捆扎无菌外套

(6)手术人员的位置及配合　手术者的位置分布取决于手术部位和患者的体位。超声介入手术一般至少需要 3~4 名手术人员配合完成,实验过程中鼓励学生角色扮演,训练其协作能力,即一名手术者、一名巡回护士或助手、一名超声设备控制及报告技师(图 21-3)。

(7)手术器械　①常用外科器械,手术刀、组织剪、镊子、缝合线与针、持针器、血管钳、洞巾钳、止血贴、消毒杯 2 只(1 只盛装消毒液,1 只盛装标本或做蛋白定性实验)、无菌纱布等。②介入专用器械,穿刺针(抽吸针、空心针或切割针)。③活检标本及辅助器械,载玻片、无菌空瓶、95% 无水乙醇或福尔马林固定液、5 mL 注射器。

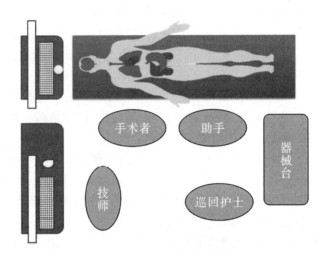

**图 21-3 手术人员的位置示意**

（8）麻醉 介入手术为微创手术,通常行局部麻醉,用五号针头和 5 mL 注射器,保持抽吸式进针,依次在皮下、皮下及血管鞘内或穿刺路径周围注射 2% 利多卡因 5 mL。

小儿、不合作者及危重患者则采用全身麻醉,需由麻醉科医师操作。

5. 超声介入的活检穿刺术

（1）模拟病灶的制作:可在模型材料内提前植入充满染色耦合剂(凝胶状)的薄膜球囊充当"靶细胞液"、植入充满染色生理盐水的薄膜球囊充当"囊液"或将水果果肉植入模型内充当"靶组织"。

（2）75% 乙醇消毒 2 次,铺消毒洞巾。

（3）助手协助,以示指和中指固定穿刺结节,推开重要器官、避免病变滑出穿刺区。

（4）术者用 2% 利多卡因,行局部麻醉。

（5）在超声引导下,左手握住探头扫描观察,准确定位穿刺点,沿着预定穿刺路径,右手持针行介入穿刺活检术。①细针细胞抽吸活检:右手持细针,针筒内留 5 mL 空气,经皮快速刺入"靶结节"内,抽吸(2~10 mL)负压,然后在结节的不同方向来回提拉 2~3 次,注意提拉时控制深度,切勿超出结节范围;如为囊液性病变,则将穿刺针置结节中央固定,缓慢抽吸吸尽囊液。活检完成,迅速消除负压,拔出针头。②组织活检:用锐利手术刀,刺破皮肤和皮下组织,确定活检针置于关闭状态,沿刺破处穿刺进入"靶结节"内,固定管套,推动针芯,固定针芯,推动管套切割组织,最后固定管套和针芯,一起拔出。如采用活检枪,针尖到达后固定位置,扣动开关取活检,整体拔出针管。

（6）及时制作送检标本:①细胞活检,根据取样量,将吸出物打于载玻片上,均匀推开涂片,涂片待干后用 95% 乙醇固定或干燥固定后送检,为确保样本充足,可制作 3~5 份;②组织活检,分层取出活检组织,置于 10% 福尔马林固定液瓶中,密封送检。③抽液活检,将抽出囊液,按量 2~10 mL,注入空瓶,密封直接送检。

（7）止血贴或局部覆盖敷料,纱布固定,压迫止血 10~30 min。

6. 图像及录像信息的采集 ①术前超声检查图像,重要数据的测量;②术中关键步骤的图像及动态录像;③术后改变的超声图像。

7.术后处理

(1)术后观察及交代患者:观察患者精神状态及穿刺点情况,监测各项体征,询问患者,完善术后检查及护理,交代患者预防并发症,做好随访工作。

(2)穿刺相关并发症及处理:学会正确有效的压迫止血与缝合止血等技术。采用多普勒超声检查,穿刺应避开重要血管和器官;穿刺抽吸及取活检组织操作时应注意固定穿刺针,防止穿刺针滑脱或划伤器官或组织;在临床中如穿刺部位的体内为负压时,必须谨慎操作,密闭穿刺口,防止出现气胸、空气栓塞等。

(3)术后做好清洁消毒,清点手术器械,妥善处理医疗垃圾。

8.术后讨论及分析

(1)活检成分为非"靶组织",可能由于穿刺定位不准确;穿刺方法不当导致"靶目标"游离;已经穿透"靶组织"达目标范围外。

(2)误伤血管,导致吸出血性成分过多,稀释"靶细胞",影响诊断结果。

(3)干抽,组织变性或纤维化,吸不出东西;或穿刺时,针管堵塞,吸不动。

(4)由于超声仪在空间三维方向上横向分辨力、纵向分辨率与声束厚度效应(局部容积效应)等因素的影响(图21-4),即使靶目标和针尖都显示并且针尖显示于靶目标内,但实际上有可能偏离数毫米。为了减小这种误差,使穿刺更为精确,操作中要力求使探头声束轴线通过被穿刺目标的轴心。具体方法是,扫查发现目标后再在小范围内移动和侧动探头,以寻找能显示目标的最大断面、最强回声和最清晰结构的位置与角度,从而避免穿刺失败。

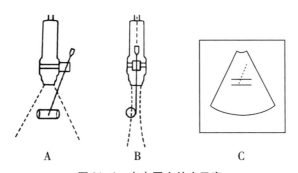

**图 21-4 声束厚度效应示意**

图 A.正位图 图 B.侧位图 图 C.声像图显示针尖位于管腔内的伪像

**【实训效果评价】**

1.理论考核(见实训三)。

2.学生上机操作,教师考核给分(表21-1)。

3.学生独立完成实训报告书写。

**表 21-1 超声介入基本技能及穿刺活检术考核与评分标准**

| 项目 | | 总分 | 内容要求 | 分值 | 得分 | 备注 |
|---|---|---|---|---|---|---|
| 术前检查 | 术者准备 | 10 | 服装整洁、仪表端庄 | 2 | | |
| | | | 人文关怀、无菌意识 | 2 | | |
| | | | 掌握手术适应证与禁忌证 | 2 | | |
| | | | 完善术前检查,信息核对有效 | 2 | | |
| | | | 仪器选择适当 | 2 | | |
| | 患者准备 | 5 | 体位选择正确 | 2 | | |
| | | | 术前沟通,患者理解并合作 | 3 | | |
| 术前准备 | 介入无菌技术 | 10 | 手术人员更衣,穿手术衣、戴无菌手套 | 2 | | |
| | | | 消毒技术及铺巾 | 2 | | |
| | | | 超声探头无菌外套的使用 | 4 | | |
| | | | 局部麻醉 | 2 | | |
| | 手术器械准备 | 5 | 常规外科手术器械、监护仪器、抢救设备及药品的准备及检查 | 3 | | |
| | | | 介入专用器械准备及检查 | 2 | | |

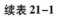

续表 21-1

| 项目 | | 总分 | 内容要求 | 分值 | 得分 | 备注 |
|---|---|---|---|---|---|---|
| 操作过程 | | 60 | 选择合适的探头频率,介入探头适配器使用得当,调节仪器至最佳状态,能熟练运用介入功能 | 5 | | |
| | | | 协作精神及爱伤意识。分工合作,配合熟练,患者体位安适 | 2 | | |
| | | | 穿刺部位定位准确,穿刺路径选择得当,能运用多普勒技术避开血管和重要器官 | 3 | | |
| | | | 术前评估记录图像,测量病灶大小和穿刺深度 | 2 | | |
| | | | 在超声引导下,完成介入穿刺活检术,进针角度准确,能快速到达"靶病灶",深度适宜,超声探测及显示良好,穿刺手法熟练,能够针对不同类型的病灶熟练运用各类活检针,能控制穿刺针深度,掌握要领,并成功取出"靶组织或靶细胞" | 20 | | |
| | | | 能熟练并正确处理不同类型的活检物,标本固定液使用得当。1.细胞活检;2.组织活检;3.抽液活检 | 8 | | |
| | | | 能够遵守无菌原则,压迫止血方法得当 | 3 | | |
| | | | 术中图像与录像保存,测量观察"靶病灶"术后变化情况,对术后声像图进行综合观察分析 | 5 | | |
| | | | 控制并发症措施得当 | 2 | | |
| | | | 术中实时监护,完善手术记录 | 2 | | |
| | | | 有探头保护意识、术中要防止手术器械划破探头外套 | 3 | | |
| | | | 术后做好探头及手术区清洁消毒,放置于专用位置 | 2 | | |
| | | | 正确处理医疗垃圾,术后认真清点核对手术器械数,设备复位 | 3 | | |
| 评价 | 效果 | 10 | 介入手术顺利,患者反应良好 | 3 | | |
| | 操作 | | 动作轻巧、稳重、准确 | 4 | | |
| | 沟通 | | 有效 | 3 | | |
| 总分 | | 100 | | | | |

## 实训二　超声造影谐波成像实训与考核

**【实训目标】**

1.知识目标　掌握超声谐波成像的基本原理、熟悉造影的检查前准备及探测方法；谐波成像的操作要点、声像图表现及观察方法。

2.能力目标　能够独立完成谐波成像的模拟实验及胃肠超声造影扫查，并对其声像图进行正确观察和分析。

3.素质目标　通过模拟实训集合临床见习，使学生完成书本知识到实践能力的转化。培养学生良好的团队协作精神，并能够正确灵活运用实际工作所必需的基础理论、基本知识和基本技能，具备独立从事本专业工作的实际能力。

**【实训器材】**

多种型号超声诊断仪、各种类型探头、检查床、耦合剂、卫生纸、超声造影剂（自制）、水槽模型或志愿者。

**【实训步骤】**

1.带教老师演示讲解谐波成像的基本原理、胃肠造影的声像图表现、超声造影检查的临床运用等。

2.自制超声造影剂在水槽中开展模拟验证性实验，分组上机操作。

（1）重复老师示教的内容。

（2）观察是否能达到仪器调节的最佳标准要求。

（3）感受未充分振荡的造影剂与充分振荡造影剂对增强效果的影响，认识谐波成像的注意事项。

3.使用速溶胃肠超声造影剂，做好检查前准备，分组开展临床实践。

（1）培训标准模特，空腹 8 h 以上，调制速溶胃肠超声造影剂，并足量饮用后进行胃肠超声造影检查。

（2）认识正常胃肠超声造影表现、尝试对正常胃腔及十二指肠进行超声造影观测。

4.教师巡回辅导并纠错，对学生提出的疑点、难点进行讲解。

5.安排开展临床见习，熟悉血管超声造影剂的检查方法及临床运用。

**【实训内容】**

1.仪器选择选用腹部实时超声诊断仪。探头多选用凸阵探头，频率 3.5～5.0 MHz；具备谐波成像功能的设备为宜。

2.水槽模拟验证实验（图 21-5）

（1）实验耗材：空青霉素西林瓶 2 个，水槽，10 cm 左右硅胶管 1 个，淀粉、产气粉、注射器。

（2）将水槽内装满水，将硅胶管置于水槽内。

（3）将空西林瓶子编号,1 号为对照组,2 号为实验组。

（4）分别将 1 g 淀粉+5 mL 水混合注入 1 号和 2 号西林瓶。

（5）1 号不加产气粉,2 号加入 1 g 产气粉,待西林瓶内粉剂溶解,充分手摇并振荡 3 ~ 5 min。

（6）调试超声设备,将超声探头置于水槽上方,充分显示水槽及硅胶管腔的形态,并固定好位置。

（7）用注射器,分别抽取经过充分振荡的 1 号与 2 号西林瓶内溶液,快速注射入硅胶管内,注意观察对照组与实验组管内液体的超声回声及表现。可见 2 号实验组加入产气粉并充分振荡的溶液,超声回声较对照组明显增强。

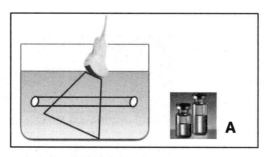

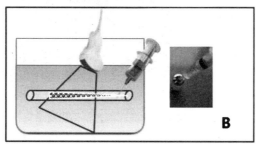

**图 21-5　水槽硅胶管超声造影实验示意**

A. 实验前超声探查及物品准备　B. 将自制气泡溶液快速注入硅胶管内并观察超声回声改变

**3. 胃肠超声造影检查方法**

（1）检查前准备:将学生分组,每组选择一位同学做标准模特,由老师实现对标准模特结合临床资料进行实验前培训,模拟真实患者,要求标准模特在检查前空腹 8 h 左右,被检者前一天忌吃容易产气或不易消化的食物。

（2）调制速溶胃肠造影剂,检查前将速溶胃肠造影剂粉末按说明书比例与温热饮用纯净水调制成混悬液,搅拌均匀,受检者空腹,成人每次口服 500 ~ 600 mL,同时进行超声扫查。

（3）扫查方法(图 21-6):受检者以坐位、仰卧位和右侧卧位为主,于左中上腹进行一系列纵横向和斜向扫查。按顺序依次从贲门、食管下段切面(1);探头斜置于左季肋下近剑突处,向左后方旋转扫查,可获食管下段和贲门长轴声像图(1、2);再进行十字交换扫查,即可获贲门及食管下段短轴切面声像图(1、3);探头斜置于左季肋部,向左后上方旋转扫查,角度范围0~80°,该切面可较完整显示胃底声像图(3);探头在左上腹纵置移扫,即可显示胃体长轴(4);探头于左上腹横置移扫,即可显示胃体短轴(5);探头横置腹部,在脐周上下各3~5 cm处连续横扫,可获得类似"∞"横八字的胃角切面声像图,称为"双环征"(6),"双环"连接处是胃角横断面,其左侧环是胃体部,右侧环是胃窦部;探头长轴斜置于脐部与右上腹间,以不同角度扫查获取该部胃腔最长的声像图,再以此方位进行左右或上下移扫,或进行十字交叉即可获得完整的胃窦长轴、短轴声像图(7、8);以胃窦长轴切面的探头位置,后连续扫查探头斜置于脐周与左上腹之间,向右前方做连续侧动扫查,可显示清晰的胃冠状斜切面;探头纵置于右上腹,其上端向右旋转60°,向左旋转30°,探头下端相对固定,在此范围可扫获较完整的十二指肠切面声像图。

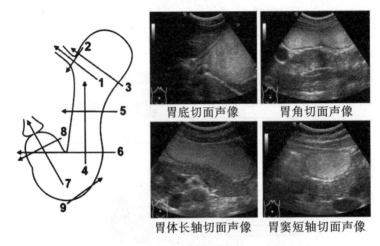

**图21-6　胃肠超声造影检查常用切面示意**

1.贲门长轴切面　2.贲门短轴切面　3.胃底切面　4.胃体长轴切面　5.胃体短轴切面,6.胃角切面　7.胃窦长轴切面　8.胃窦短轴切面　9.胃大弯斜切面

4.就检查结果,结合病案开展讨论,掌握胃肠超声造影的临床运用。

5.临床见习,重点掌握胃肠超声造影剂的基本原理及其临床运用。

(1)掌握胃肠的超声造影检查技术和检查前准备。

(2)熟悉胃肠造影剂的使用方法。

(3)了解胃肠造影比较医学内镜检查有哪些优势。

(4)掌握胃肠超声造影的适应证和禁忌证。

**【实训考核】**

1.理论考核(见实训三)。

2.学生上机操作,教师考核给分(表21-2)。

3.学生独立完成实训报告与见习报告的书写。

表 21-2 超声造影谐波成像实训与考核评分标准

| 项目 | | 总分 | 内容要求 | 分值 | 得分 | 备注 |
|---|---|---|---|---|---|---|
| 超声造影原理验证实验 | | 10 | 实验准备充分,试剂和耗材准备齐全 | 2 | | |
| | | | 人工制备造影剂方法得当,对照组与实验组试剂充分振荡,注射造影试剂方法得当,满足实验要求 | 4 | | |
| | | | 对比观察实验结果,超声仪器调节和使用方法正确 | 2 | | |
| | | | 理解并验证了超声造影谐波成像的基本原理,实验结果佳 | 2 | | |
| 检查前准备 | 检查者准备 | 10 | 服装整洁、仪表端庄 | 2 | | |
| | | | 人文关怀 | 3 | | |
| | | | 信息核对有效无误 | 3 | | |
| | | | 仪器选择适当 | 2 | | |
| | 受检者准备 | 10 | 被检者空腹准备,模拟病案较好 | 2 | | |
| | | | 造影剂调制和使用方法正确 | 4 | | |
| | | | 被检者体位选择正确 | 4 | | |
| 胃肠超声造影检查操作过程 | | 30 | 选择合适的探头频率,调节仪器至最佳状态 | 3 | | |
| | | | 选择适当体位,充分暴露被检查部位,涂以超声耦合剂 | 2 | | |
| | | | 按照顺序依次对胃及十二指肠各切面进行扫查,观察胃蠕动,显示胃角切面,测量并观察胃壁层次及胃壁厚度,显示十二指肠切面,观察十二指肠管腔及管壁的形态等 | 15 | | |
| | | | 对胃肠超声造影声像图进行综合观察分析 | 4 | | |
| | | | 探头不可碰撞,手持探头灵活牢固,手法正确 | 3 | | |
| | | | 检查完毕冻结探头,将探头清洁,放置于专用位置 | 3 | | |
| 诊断报告 | | 20 | 名号齐全、内容简洁 | 4 | | |
| | | | 层次分明、重点突出 | 4 | | |
| | | | 语言流畅、描述贴切 | 4 | | |
| | | | 测绘易懂、简明准确 | 4 | | |
| | | | 提示适当、鉴别诊断 | 4 | | |

续表 21-2

| 项目 | | 总分 | 内容要求 | 分值 | 得分 | 备注 |
|---|---|---|---|---|---|---|
| 见习报告 | | 20 | 病案采集规范 | 5 | | |
| | | | 简明准确、描述贴切 | 5 | | |
| | | | 临床操作过程记录翔实 | 5 | | |
| | | | 掌握临床适应证和禁忌证 | 5 | | |
| 评价 | 效果 | 10 | 检查顺利,患者反应良好 | 3 | | |
| | 操作 | | 动作轻巧、稳重、准确 | 4 | | |
| | 沟通 | | 有效 | 3 | | |
| 总分 | | 100 | | | | |

## 实训三　血管超声造影剂的临床使用实训与考核

**【实训目标】**

1. 知识目标　掌握血管超声造影剂的基本原理、探测方法及适用条件;血管超声造影剂的注射操作方法,主要临床运用;血管超声造影剂的禁忌证,了解超声造影剂的副作用及临床应对措施。

2. 能力目标　训练经外周静脉注射血管超声造影剂的操作方法,能够独立完成操作准备,能够熟练使用和调节超声设备在造影模式下完成显像,熟悉血管超声造影剂的适应证和禁忌证,并熟悉副作用的处理原则。

3. 素质目标　通过模拟实训和临床应用,使学生完成书本知识到实践能力的转化。培养学生良好的团队协作精神,并能够正确灵活运用实际工作所必需的基础理论、基本知识和基本技能,具备独立从事本专业工作的实际能力。

**【实训器材】**

多种型号超声诊断仪、各种类型探头、超声造影剂(SonoVue)、常规抢救设备及药品、消毒用品(75%乙醇等)、10 mL注射器2支(16G静脉留置针1个);检查床、耦合剂、卫生纸、无菌棉、消毒纱布、胶带等。

**【实训步骤】**

1. 带教老师演示并讲解超声造影剂的显像原理。

2. 带教老师简要介绍血管超声造影的主要临床运用。

3. 以病例为情景,在带教老师的指导下,经外周静脉注入超声造影剂,掌握常规使用途径和操作方法。

4. 掌握血管超声造影剂的禁忌证,了解超声造影剂的副作用及临床应对措施。

5. 能够熟练使用和调节超声设备在造影模式下完成显像与记录。

6. 检查完毕,注意随访及诊断。

**【实训内容】**

1. 强化基础理论

(1)带教老师简要回顾并介绍血管超声造影的基本原理:血管超声造影技术是利用超声造影剂与机体组织间较大的声特性阻抗的差异,人为地增大含造影剂的血液与相邻组织之间的声阻抗差,使获得的相关超声图像反差加大,从而清楚显示含造影剂的细小血流信号及微血管灌注。微泡类造影剂主要通过增强背向散射回声信号能量,以及气泡共振产生的谐波显像达到对比增强效果。

(2)超声造影剂的特点和分类:超声造影剂的基本结构和显效方式不同,可以分为微泡类造影剂和微粒类造影剂,其中临床应用的主要类型为微气泡类造影剂。目前临床应用的血管超声造影剂(如SonoVue、Optison)由微小的气泡组成,是一种血池造影剂,在气泡外加一层薄膜保证气体不弥散溶入血液,克服了自由气泡存活时间过短的局限性,直径小于 10 μm 左右的包膜气泡可通过肺循环,用于左心及外周器官造影。不能扩散到血管外区域,而是留存在血液中,直至气体溶解,并经呼气消除。

新型的包膜类造影剂是目前超声造影剂发展的主流,基于其同所含气体成分的不同,包膜类超声造影剂可分二代:第一代造影剂,即空气型微泡造影剂,以 Albunex、Levovist 为代表;第二代造影剂,即氟化气体型微泡造影剂,以 SonoVue、Optison 等为代表。与第一代造影剂相比,第一代造影剂最显著的变化就是微泡内气体变为高分子的氟化类稀有气体,另外其微泡包膜由脂质物质/或表面活性剂代替了蛋白类,使微泡稳定性更佳。这些变化使得第二代造影剂具有更优的稳定性与持久性,是目前应用于临床的主要超声造影剂,主要表现为非特异性的组织造影增强。SonoVue 药代动力学平均消除半衰期为 12 min,注射后 2 min 内有 80% 的 $SF_6$ 气体经呼吸排出,注射后 15 min 几乎所有的 $SF_6$ 气体均已排出(图 21-7)。

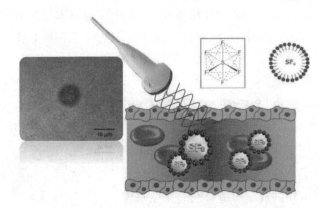

**图 21-7　氟化微泡造影剂谐波成像示意**

2.仪器选择　选择适用超声造影成像功能的超声诊断仪。根据探测部位不同选择适合的超声探头和检查模式。熟悉设备功能,在老师的指导下完成调试,重点学会低机械指数和高机械指数技术的运用,学会如何检索、存储和调用造影图像与视频。

3.检查前准备　严格掌握超声造影的适应证和禁忌证,完善相关临床检查,术前签署超声造影知情同意书,交代患者注意事项。学会运用相关知识分析、查阅患者检查结果及诊断,根据病例对检查部位进行造影前超声检查评估。预先检查超声仪器的内存情况(内存不足时应及时清理磁盘空间,或用移动硬盘保存),熟练超声设备的造影模式下探头的运用及操作,做好注射穿刺点体表定位与消毒。预先准备常用心电监护仪器,必要时准备急救设备和相关药品。

4.血管超声造影检查的适应证及禁忌证

(1)适应证　可用于心脏、全身血管及血管灌注器官(肝、肾、子宫、乳腺等)的造影检查,肿瘤、脓肿等占位病变的诊断与鉴别。

(2)禁忌证

1)下列情况应禁用:对六氟化硫、造影剂或其他成分已知过敏的患者;伴有右向左分流的心脏病,重度肺高压(肺动脉压>90 mmHg)、未控制的高血压和成人呼吸窘迫综合征患者;孕妇及哺乳期孕妇女、年龄 18 岁以下未成年人;使用药物镇静的患者。

2)对有下列情况者应慎用:严重的心功能衰竭(Ⅵ)级;严重的慢性阻塞性肺部疾患;严重的心律不齐;近期发生的心肌梗死并伴有进行性和(或)不稳守心绞痛;急性心内膜炎、瓣膜修复;急性全身感染和(或)败血症;高凝状态和(或)近期血栓栓塞;肝、肾疾病晚期,吸氧患者及不稳定的神经疾病患者;对于高危患者行超声造影检查时,应做心电图和(或)血压检测。

(3)注意事项　①注射前无须进行皮试。②抽吸药液时应倒置小瓶后抽取,切忌回推空气入瓶内,以免破坏微泡。如不慎抽吸过量亦不应再注回瓶内。③每次抽取前均须振摇 5 s,避免药液分层。④抽取药液后应尽快注射,故应提前做好仪器调节等准备工作。⑤穿刺静脉最好选择肘部粗大静脉,采用20 G 或 18 G 静脉套管针。⑥连接三通管时,应将含造影剂的注射器连接于平行血管的接口上,使药液通过直接通路进入血管,尽量减少微泡的破坏,而将含生理盐水的注射器连接于垂直血管的接口上。⑦制备好的药液未用完时应保存于原装密封瓶,在 6 h 内使用仍然有效。⑧在检查方法上,除注重早期动脉期及门脉期实时观察靶病灶的增强及动态化外,延迟期应对全肝进行搜索式扫查,确定病变的数目。⑨在进行疗效评价时,应特别重视早期动脉的观察、动脉期与延迟期黑洞大小的对比以及治疗范围安全的判断。

(4)副作用及并发症　超声造影剂具有很好的安全性和耐受性。不良反应的发生率低,1% ~ 10%,主要包括头痛、恶心、注射部位疼痛、青肿、灼热及感觉异常、潮红等。大部分不良反应程度轻微,不需要特殊处理,消退后无后遗症发生。极少病例出现较严重类过敏和(或)血管迷走神经不良反应,极罕见的病例出现死亡。超声造影的科室可常备必要的心电监护仪、急救仪器和药品。患者检查后出现副反应的可留院观察。

5.经外周静脉注入超声造影剂　经外周静脉注入造影剂为新型超声造影剂的常规使用途径。目前市售造影剂多为粉剂(如 SonoVue 每瓶含:$SF_6$ 气体 59 mg;冻干粉25 mg)。注入前按说明配制成造影剂溶液,使用时加入 5 mL 注射用生理盐水(0.9% NaCl)振摇后形成微泡混悬液。其浓度为每毫升微泡混悬液含 $SF_6$ 8 μL(相当于 45 μg),每次抽取注射前均要充分振摇,使用剂量一般在 0.01 ~ 0.1 mL/kg,经肘前浅静脉注入。注入方式可依不同检查要求而异,一般常规造影采用"团注"方式,即多在 5 ~ 30 s 内一次性推入,并用5 ~ 10 mL 生理盐水冲洗。针头直径不应该小于 20 G(临床上常使用静脉留置针),以避免注射时因机械冲击产生的微泡破裂。以肝超声造影成像为例,会产生明显的肝脏动脉期、门脉期及延迟期的动态变化增强效应,有利于对肝肿瘤的鉴别诊断及治疗效果的判断等。当需要利用延迟期重点观察肝内有无小病灶,或观察血管内造影剂流入及局部灌注等,也可以直接或借助于微量泵连续注入。造影剂的使用浓度、剂量及推注速度等对肝脏动态表现特征有影响,因此,对一组病例进行比较,或同一病例进行治疗前后对比时,应使用同一标准。需指出造影剂在使用时的浓度和注射速度各有不同的要求。

6.肝脏超声造影的时相划分(表 21-3)

表 21-3　肝脏超声造影的血管相（注射后时间：s）

| 时相 | 显影开始 | 显影结束 |
| --- | --- | --- |
| 动脉相 | 10～20 | 25～35 |
| 门脉相 | 30～45 | 120 |
| 延迟相 | >120 | 微泡消失（240～360） |

特定患者个体的血流动力学整体情况会影响三个血管相开始的时间,不同厂家生产的造影剂显影时间略有差别

以临床常见的肝超声造影检查为例,超声造影检查比较 CT 和 MRI 增强扫描,具有安全便捷、无电离辐射等优点。

不同形式的血管相增强,可以鉴别诊断肝病灶的恶性或良性,也能进一步判定病灶类型。动脉相提供了血管分布的数量和类型的信息。门脉相和延迟相提供了超声造影剂和正常组织相比从病变中清除的信息。动脉相在高灌注的局灶性肝病诊断具有重大价值(例如局灶性结节增生、肝细胞腺瘤、肝癌和肝转移癌)。门脉相和延迟相的增强可以提供有关病变特性的重要信息:大多数恶性病变是门脉相和延迟相是低增强的(例如低灌注的胃肠道的肝转移癌,可能是由于此类病变中缺少正常肝窦组织),而大多数实质性良性病变在门脉相或延迟相中是等增强或者高增强的。血管瘤中的渐进性充盈增强也可以在这些时相中观察到(图 21-8)。

肝内占位病变超声造影增强-动脉相快速强化"快进"

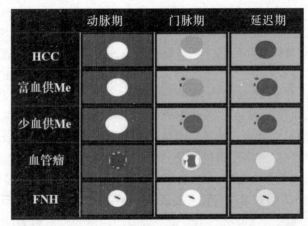

图 21-8　2004 年欧洲造影指南:肝局灶性病变超声造影增强时间及模式-典型

肝内占位病变超声造影增强-延迟相低强化"快出"

7. 显示与记录　应首先评估需要造影的病灶,将条件转换成造影模式,选用双幅模式,将超声仪器调至在成像最好的状态,获得足够的组织抑制并保持足够的深度穿透力,选用仪器预设的成像条件,视野大小适宜。注射超声造影剂时应该让计时钟开始计时,探头在造影全过程中不可以离开靶目标,此过程需连续动态保存不同时相的图像;进入延迟期后,动态扫查全肝,观察其余肝实质及病灶造影剂消退情况,此过程可间断保存或静态图片保存,直至造影剂廓清。

超声造影增强具有动态显示的特点,所以应该运用该模式下的录像功能,以数字视频的形式(DICOM、MP4、AVI等格式)记录检查结果并保存在硬盘上,以便检查后进行回顾分析诊断。

8.病案讨论和患者随访 结合临床病例,在带教老师的指导下,完成肝超声造影检查或心血管超声检查的病案讨论。在临床工作中,要注重患者的随访工作,完善患者相关信息,定期随访,对积累经验,提高诊断与研究水平具有重要意义。

**【实训考核】**

1.理论考核。

2.学生上机操作,教师考核给分(表21-4)。

3.学生独立完成实训报告书写。

**表21-4 血管超声造影剂的临床使用实训考核与评分标准**

| 项目 | | 总分 | 内容要求 | 分值 | 得分 | 备注 |
|---|---|---|---|---|---|---|
| 术前准备 | 术者准备 | 15 | 服装整洁、仪表端庄 | 1 | | |
| | | | 人文关怀、无菌意识 | 1 | | |
| | | | 掌握超声造影的适应证与禁忌证 | 3 | | |
| | | | 完善相关检查,信息核对有效 | 1 | | |
| | | | 设备调节选择适当,检查并清理硬盘空间 | 3 | | |
| | | | 熟悉操作设备流程,确保操作一次性完成 | 3 | | |
| | | | 确定检查部位,完成造影前扫查,记录图像 | 3 | | |
| | 患者准备 | 15 | 体位选择正确 | 3 | | |
| | | | 术前沟通,签署手术知情同意书,取得患者理解合作 | 2 | | |
| | | | 专用器械准备及检查,心电监护及急救设备准备到位 | 5 | | |
| | | | 配制造影剂,每次抽取药物前均振摇充分 | 5 | | |

续表 21-4

| 项目 | | 总分 | 内容要求 | 分值 | 得分 | 备注 |
|---|---|---|---|---|---|---|
| 操作过程 | | 60 | 调节技术参数适宜,选择合适的探头频率调节仪器至最佳状态,能熟练运用造影功能 | 5 | | |
| | | | 分工合作,配合熟练,患者体位安适 | 5 | | |
| | | | 配制造影剂,注射前摇匀,用量合理,血管穿刺定位准确,团注造影剂符合操作标准和基本要求,造影检查必须确保一次完成 | 20 | | |
| | | | 术前评估记录图像,及时计时,能够精准显示不同时相,正保存图像,能完成病例检索和回顾对比分析 | 10 | | |
| | | | 边扫查,边观察患者状态,术中实时监护,完善手术记录 | 5 | | |
| | | | 能够遵守无菌原则,压迫止血方法得当 | 3 | | |
| | | | 控制副作用、并发症措施得当 | 2 | | |
| | | | 有探头保护意识,术后做好探头清洁消毒,放置于专用位置 | 2 | | |
| | | | 正确处理医疗垃圾,设备复位 | 3 | | |
| 评价 | 效果 | 10 | 手术顺利,患者反应良好 | 3 | | |
| | 操作 | | 动作轻巧、稳重、准确 | 4 | | |
| | 沟通 | | 有效、术后随访到位 | 3 | | |
| 总分 | | 100 | | | | |

# 理论考核题

## (一)名词解释

1.声束厚度效应

2.超声谐波成像

3.血管超声造影剂

## (二)单选题

1.超声引导下肝囊肿穿刺引流术中,患者出现胸闷、虚汗、咳嗽、呼吸困难症状,正确的处理方式是( )

    A.继续穿刺快速抽吸囊液

    B.多普勒扫查是否有出血,若无则继续穿刺

    C.局部麻醉,继续穿刺

    D.立即停止穿刺,拔出穿刺针

    E.暂停穿刺,等待患者停止咳嗽再继续

2.细胞抽吸活检的标本固定液是( )

    A.75%乙醇        B.5%生理盐水        C.10%福尔马林

    D.95%无水乙醇    E.2%利多卡因

3.下列关于探头无菌薄膜外套,使用方法不正确的是( )

    A.无菌薄膜外套使超声探头与患者之间建立无菌屏障

    B.无菌外套为一次性使用,破损或污染应立即更换

    C.无菌外套内面与探头接触为污染面

    D.无菌外套外面与患者接触为污染面

    E.在探头表面拉紧探头无菌外套,为确保探头前端没有皱褶和气泡

4.外周血管超声造影,因造影剂必须通过肺泡滤过,所以造影剂气泡直径必须小于( )

    A.红细胞        B.10 μm        C.20 μm

    D.50 μm        E.100 μm

5.超声造影的反射源是( )

    A.$CO_2$气体        B.血液中的红细胞        C.血液中的蛋白质

    D.微气泡        E.血液中的氧

## (三)多选题

1.穿刺活检成分为"非靶组织",最可能的原因是( )

    A.穿刺定位不准确

    B.穿刺方法不当

C. 已经穿透靶组织达目标范围外

D. 声束厚度效应导致针尖未达穿刺部位

E. 针管折弯

2. 超声介入穿刺的禁忌证是( )

　　A. 严重心、肝、肾功能衰竭

　　B. 严重凝血功能障碍

　　C. 重度全身性感染或穿刺部位有炎症

　　D. 血管病变

　　E. 肝内占位性病变

3. 右心超声造影的原理是( )

　　A. 造影剂经静脉注射注入人体

　　B. 微气泡直径大于 $10~\mu m$

　　C. 造影剂从静脉回流至右心

　　D. 微气泡经过肺循环

　　E. 微气泡不经过肺循环

4. 超声造影二次谐波成像原理,下列说法正确的是( )

　　A. 超声作用下造影剂微气泡的振动频率反应呈非线性

　　B. 基波的回声强度最大

　　C. 二次谐波振动频率增大

　　D. 二次谐波的回声强度比基波低

　　E. 三次,四次……谐波反射回声强度逐渐减低

5. 血管内超声造影检查的禁忌证是( )

　　A. 对 $SF_6$、造影剂或其他成分已知过敏的患者

　　B. 伴有右向左分流的心脏病,重度肺高压(肺动脉压>90 mmHg)

　　C. 未控制的高血压和成人呼吸窘迫综合征患者

　　D. 孕妇及哺乳期孕妇女、年龄 18 岁以下未成年人

　　E. 使用药物镇静的患者

**(四)简答题**

1. 穿刺探头和介入器械的消毒灭菌方法是什么?

2. 以 SonoVue 为例,如何配制超声造影剂?

3. 使用血管超声造影剂的注意事项是什么?

**(五)识图题**

1. 如下图所示,胃肠超声造影声像图中,红色箭头所指的病变考虑的诊断是什么?

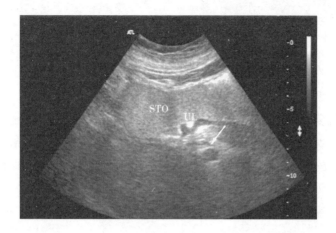

2. 如下图所示, 肝超声造影声像图显示为: 动脉早期病灶周边环状增强(箭头所示), 周边向内填充至完全, 门脉期呈高回声(箭头所示), 请问该患者考虑的诊断是什么?

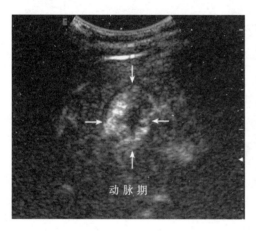

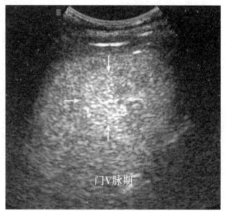

### (六)病例分析

患者, 男, 58 岁, 因腹部胀满, 纳差 1 个月余, 到医院就诊。门诊检查: 肝炎病原学检查: 乙肝阳性, 腹部超声: 肝右后叶下段实性低回声结节(大小约 21 mm×18 mm), 性质待查(建议超声造影)。既往史: 饮酒史 30 余年, 30 年前曾因胃穿孔行胃大部切除术。无药物过敏史。为进一步诊治, 超声造影提示: 肝右后叶下段实性低回声结节呈不均匀快进高增强, 早于周围肝实质消退呈快退, 增强后病灶范围扩大, 增强后范围约 30 mm× 25 mm, 边界不清, 病灶内可见充盈缺损。

1. 该患者考虑的诊断是什么? 诊断依据是什么?

2. 超声造影诊断肝局灶性病变的良恶性鉴别要点是什么?

# 理论考核题答案

**(一)名词解释**

1. 超声图像是一定厚度层内信息的叠加图像,声束厚度一般为4~6 mm,声束厚度效应可能把垂直于画面方向上接近肿块或管道的针尖,显示为位于肿块或管道内的伪象。

2. 指利用超声波回声(反射或散射)中的二次谐波所携带的人体信息形成的声像图。

3. 是一类能显著增强超声背向散射强度的化学制剂。其主要成分是微气泡,一般直径为2~10 μm,可以通过肺循环。

**(二)单选题**

1. D  2. D  3. D  4. B  5. D

**(三)多选题**

1. ABCD  2. ABC  3. ACE  4. ABDE  5. ABCDE

**(四)简答题**

1. 目前穿刺探头与手术器械的消毒采用液体浸泡、包裹隔离与气体熏蒸3种方法。附加的导向器应从探头上卸下另外消毒,金属导向器可用高压消毒;塑料制品可用消毒液浸泡;探头则用无菌薄膜外套包裹。

2. SonoVue每瓶含:$SF_6$气体59 mg;冻干粉25 mg。使用时加入5 mL注射用生理盐水(0.9% NaCl)振摇后形成微泡混悬液。其浓度为每毫升微泡混悬液含$SF_6$ 8 μL(相当于45 μg),每次抽取注射前均要充分振摇,使用剂量一般在0.01~0.1 mL/kg,经肘前浅静脉注入。

3. ①注射前无须进行皮试。②抽吸药液时应倒置小瓶后抽取,切忌回推空气入瓶内,以免破坏微泡。如不慎抽吸过量亦不应再注回瓶内。③每次抽取前均需振摇5 s,避免药液分层。④抽取药液后应尽快注射,故应提前做好仪器调节等准备工作。⑤穿刺静脉最好选择肘部粗大静脉,采用20 G或18 G静脉套管针。⑥连接三通管时,应将含造影剂的注射器连接于平行血管的接口上,使药液通过直接通路进入血管,尽量减少微泡的破坏,而将含生理盐水的注射器连接于垂直血管的接口上。⑦制备好的药液未用完时应保存于原装密封瓶,在6 h内使用仍然有效。

**(五)识图题**

1. 胃溃疡

2. 肝血管瘤

**(六)病例分析**

1. (1)原发性肝癌。

(2)诊断依据:58岁,因腹部胀满,纳差1个月余;饮酒史30余年;乙肝阳性;肝内占位性病变;超声造影显示为"快进快出"明显强化,增强后范围扩大,且边界不清。

2. 不同形式的血管相增强,可以鉴别诊断肝病灶的恶性或良性。动脉相在高灌注的局灶性肝病诊断具有重大价值(例如局灶性结节增生、肝细胞腺瘤、肝癌和肝转移癌)。门脉相和延迟相的增强可以提供有关病变特性的重要信息:大多数恶性病变是门脉相和延迟相是低增强的,多为"快退"表现。而大多数实质性良性病变在门脉相或延迟相中是等增强或者高增强的。血管瘤中的渐进性充盈增强也可以在这些时相中观察到。

（濮宏积　刘　扬）

# 参考文献

[1]周进祝,李彩娟. 超声诊断学[M]. 2 版. 北京:人民卫生出版社,2014.

[2]甲子乃人原著者. 超声设备使用入门[M]. 杨天斗,总主译. 北京:人民军医出版社,2012.

[3]张华斌. 华斌的超声笔记[M]. 北京:科学技术文献出版社,2017.

[4]姜玉新. 医学超声影像学[M]. 2 版. 北京:人民卫生出版社出版,2016.

[5]段宗文,王金锐. 临床超声医学[M]. 北京:科学技术文献出版社,2017.

[6]郭万学. 超声医学[M]. 6 版. 北京:人民军医出版社,2011.

[7]夏国园. 超声诊断学[M]. 2 版. 北京:人民卫生出版社,2012.

[8]陈越秀. 新编图文超声诊断测试题[M]. 3 版. 北京:人民军医出版社.2013.

[9]蒋蕾,刘宝治,李拓. 医学影像诊断实训与考核[M]. 郑州:郑州大学出版社,2014.

[10]中国医师协会超声医师分会. 腹部超声检查指南[M]. 北京:人民军医出版社,2013.

[11]中华医学会. 临床技术操作规范超声医学分册[M]. 北京:人民军医出版社,2012.

[12]林红军,杨斌. 腹部超声检查技巧与鉴别诊断[M]. 北京:科学技术文献出版社,2015.

[13]任卫东,常才. 超声诊断学[M]. 3 版. 北京:民卫生出版社,2013.

[14]李彩娟,周进祝. 超声诊断学实训与学习指导[M]. 北京:人民卫生出版社,2014.

[15]中华医学会. 临床技术操作规范超声医学分册[M]. 北京:人民军医出版社,2012.

[16]杨娅. 超声心动图指南[M]. 北京:人民军医出版社,2013.

[17]刘延玲,熊鉴然. 临床超声心动图学[M]. 北京:科学出版社,2014.

[18]朱天刚,霍勇,张运. 心血管专科医师超声心动图培训教材[M]. 北京:人民卫生出版社,2012.

[19]杜起军,崔立刚. 超声正常值测量备忘录[M]. 北京:人民军医出版社,2013.

[20]中国医师协会超声医师分会. 血管和浅表器官超声检查指南[M]. 北京:人民军医出版社,2011.

[21]张梅. 超声标准切面图解[M]. 北京:人民军医出版社,2013.

[22](美)宝莱克(Polak,P.)血管超声经典教程[M]. 温朝阳,童一砂,译. 6 版. 北京:科学出版社,2017.

[23]周永昌,郭万学,华扬. 颅颈及外周血管超声[M]. 北京:人民军医出版社,2010.

[24]中国医师协会超声医师分会. 中国肌骨超声检查指南[M]. 北京:人民卫生出版社,2017.

[25]陆文明. 临床胃肠疾病超声诊断学[M]. 第四军医大学出版社,2004.

[26]富京山,富玮. 胃肠疾病与常见急症超声诊断[M]. 北京:人民军医出版社,2012.

[27]周丛乐. 新生儿颅脑超声诊断学[M]. 北京:北京大学医学出版社,2007.

［28］刘林祥,夏瑞明.医学影像诊断学实训与学习指导［M］.北京:人民卫生出版社,2014.

［29］石继飞,王毅迪,曹允希.医学影像设备实训与考核［M］.北京:人民卫生出版社,2014.

［30］倪才方.介入放射学［M］.北京:科学出版社,2015.